O.W. BARTH

Ulrike Reiche

KUNDALINI-YOGA

Mit der universalen Lebenskraft
zum wahren Selbst

O.W. BARTH

Besuchen Sie uns im Internet:
www.ow-barth.de

FSC
www.fsc.org
MIX
Papier aus verantwortungsvollen Quellen
FSC® C083411

Ein Imprint der Verlagsgruppe Droemer Knaur GmbH & Co. KG, München

Illustrationen: Matthias Emde, www.emde-grafik.de
Umschlaggestaltung: ZERO Werbeagentur, München
Satz: Daniela Schulz, Puchheim
Druck und Bindung: CPI books GmbH, Leck
ISBN 978-3-426-29196-2

6 5 4 3

INHALT

Mul-Mantra

EK ONG KAR

Ich bin eins mit der schöpfenden Schöpfung.

SAT NAM

Das ist meine wahre Identität.

KARTA PURKH

Das Seiende zeigt sich in meinen Handlungen.

NIRBHAO

Ich habe keine Angst.

NIRVÄR

Ich kenne keine Feindschaft, keine Wut.

AKAAL MURAT

Mein Wesen ist unsterblich.

ADSCHUNI

Ich wurde niemals geboren.

SÄI BHANG

Ich bin vollkommen, alles ist in mir enthalten.

GURPRASAD

Alles, was ich weiß,
ist ein Geschenk der unendlichen Weisheit Gottes.

DSCHAP

Meditiere (sagt die Seele dem Menschen).

AAD SATSCH

Über die ursprüngliche Wahrheit.

DSCHUGAAD SATSCH

Über die Wahrheit aller Zeitalter.

HAEBHIE SATSCH

Über die Wahrheit der Gegenwart.

NANAK HOSIE BHIE SATSCH

Über die Wahrheit, die immer sein wird,
sagt Nanak.[1]

VORWORT

In der Tradition des Kundalini-Yoga, wie ihn Yogi Bhajan lehrte, gilt das *Mul-Mantra* als die Wurzel des ersten Samens, der die Essenz der kompletten Lehre in sich trägt. Es beschreibt die Seele selbst, die alle göttlichen Aspekte enthält. So ist das Mantra ein Puzzle, bei dem alle Teile perfekt zusammenpassen.

Das Mul-Mantra geht auf Guru Nanak zurück (1469–1539), den ersten Guru der Sikhs. Als Gegner des Kastensystems hatte er sich stets für die verbindenden Aspekte der verschiedenen Religionen eingesetzt und die Einheit Gottes jenseits aller religiösen Formen gelehrt. Eines seiner bekanntesten Zitate lautet: »Es gibt keine Hindus, es gibt keine Muslime, es gibt nur Geschöpfe Gottes.«

In diesem übergeordneten, neutralen Sinn ist auch der Gebrauch des Mul-Mantras im Rahmen der Yoga-Praxis zu verstehen. Da es sich direkt auf die Essenz der menschlichen Seele bezieht, steht es jenseits jeder religiösen Deutung. Die fortwährende Rezitation des Mantras kann die Erfahrung des »Eins-Seins« beim Meditierenden auslösen. Es kann wie ein Werkzeug genutzt werden, um alle Hindernisse aufzudecken, die den Menschen im Zustand des Getrennt-Seins halten.

So wie das Mul-Mantra auf poetische Weise die Reise der Seele durch das Leben mit dem Ziel der Einheit beschreibt, so weist jeder Teil des Mantras auf bestimmte Entwicklungsaspekte hin, denen ein Mensch auf dem spirituellen Pfad begegnen kann. Aus diesem Grund dient das Mul-Mantra in der Praxis des Kundalini-Yoga als assoziative Leitlinie, die es erlaubt, gezielte Übungen und spezielle Meditationen auszuwählen, um körperliche Blockaden oder geistige Begrenzungen zu überwinden und persönliches Wachstum zu ermöglichen.

Die bewusst zusammengestellte, tägliche Yoga-Praxis wird so zu einem heilenden Element für alle Ebenen des Seins –

Körper, Geist und Seele – und führt den Menschen seinem eigentlichen Ziel zu. Das kann man aus der Bedeutung des Wortes *Yoga* ableiten, denn Yoga heißt »verbinden«. Das heißt, Yoga ermöglicht die Erfahrung von Gesundheit und Einheit im Sinne von *ganz* = *heil* sein und vertieft unabhängig von der individuellen religiösen oder auch nicht religiösen Ausrichtung jede spirituelle Disziplin.

Der kulturelle und weltanschauliche Kontext hat einen Einfluss darauf, wie sich der Mensch die Welt erklärt und welchen Sinn er dem allgemeinen Geschehen zuweist. Orientierung hierfür findet er in den jeweiligen philosophischen, religiösen oder auch esoterischen Denk- und Erklärungsmodellen. In der westlichen Welt sind wir dank der Reformation und der Aufklärung darin geübt, uns unser eigenes Bild zu machen – um es mit Kant zu sagen: uns unseres Verstandes zu bedienen. Intellektuell gesehen haben wir wohl mehr als genug Möglichkeiten, unserem Leben Sinn und Inhalt zu geben.

Doch der Verstand ist nur eine von mehreren Erfahrungsebenen des Menschseins. Spiritualität ist weit mehr als eine intellektuelle Leistung, und sie weist über alles erlernbare, messbare und erfassbare Wissen hinaus. Sie verbindet das Denk- und Wertesystem des Menschen mit der erlebten Realität, indem sie die individuelle Wahrnehmung berücksichtigt. Diese wird jedoch von jedem Menschen in seinem Innersten erfahren und entzieht sich äußerer Kontrolle. Aus diesem Grunde nutzen viele Religionen oder Kulturen Praktiken, die allesamt sinnliche und/oder körperliche Aspekte ansprechen und dem Menschen ein ganzheitliches Erleben ermöglichen. Beispielhaft seien genannt: Segen und Gebet in vorgegebenen Hand- oder Körperhaltungen, (ritualisierte Sprech-)Gesänge, Klänge und Rhythmen, Tänze, Atemtechniken, Feuerrituale, Wassertaufe … aber auch Übungen zur Selbstversenkung wie Kontemplation oder Meditation.

Um zu einer vollständigen Erfahrung der Realität zu gelangen, ist es unabdingbar, neben dem geistigen auch das körperliche, emotionale und seelische Erleben gleichermaßen zuzulassen, einzuordnen und zu steuern. Wie kann dies gelingen?

An diesem Punkt knüpft Yoga an. Er ist eine ganzheitliche Übungspraxis, die Körper- und Atemübungen miteinander verbindet, um in einen entspannten und balancierten Zustand zu gelangen. Ein entspannter Körper lässt das Denken automatisch ruhig werden und ermöglicht eine meditative Erfahrung, die in dem Gefühl des Eins-Werdens mit der Welt münden kann und zu tiefer innerer Ruhe und mentaler Stärke führt.

Yoga ist bekannt für seine positive Wirkung auf die Gesundheit und eine allgemein anerkannte Methode zum Stressabbau. Im Mittelpunkt der zugrundeliegenden wissenschaftlichen Studien steht dabei meist die in der westlichen Welt übliche Sichtweise, die dem physischen Körper eine funktionale Struktur zuweist.

Der Yoga basiert jedoch auf anderen Erklärungsmodellen, die die Wirkungsweise von Körper- und Atemübungen bzw. Meditation veranschaulichen. Dabei dominiert stets die Vorstellung, dass alle Prozesse im Menschen von Energieströmen beeinflusst werden. Bislang sind diese energetischen Kräfte, anders als die Auswirkungen der Yoga-Praxis, mit den bekannten Methoden weder mess- noch sichtbar zu machen. Allerdings zeigt die moderne Quantenphysik mögliche Wirkungszusammenhänge zwischen physisch-materiellen Zuständen und geistigen Prozessen auf. Es scheint so, dass auf diesem Sektor noch Potenzial für zahlreiche Nobelpreise schlummert.

Losgelöst von diesen wissenschaftlichen Forschungen erfährt der Yoga Praktizierende direkt und unmittelbar die Effekte der Übungspraxis, und zwar auf allen Ebenen des Seins: Körper, Geist und Seele. Geübte Yogis bzw. Yoginis beobachten im Zuge der voranschreitenden Praxis eine zunehmend verfeinerte Wahrnehmung für die subtile Wirkung der Yoga-Übungen. Auf derartigen Erfahrungen gründen alle energetischen Erklärungsmodelle des Yoga. Sie beschreiben feinstoffliche Strukturen des menschlichen Systems, die von jedem Menschen in einer meditativen Praxis erfahren werden können, wenngleich sie mit den herkömmlichen Messmethoden physisch nicht auffindbar sind.

Der Yoga kennt verschiedene Energieformen, die im System »Körper-Geist-Seele« wirksam sind. Jeder Energieform werden verschiedene Aufgaben zugeschrieben. Der Begriff *Kundalini* beschreibt den Ursprung allen Bewusstseins und aller Erkenntnis. Sie drückt den ursprünglichen Kraftstrom des Universums aus und ist als zielgerichtete kreative Aktivität erfahrbar. Sie kann sich in den unterschiedlichsten Formen materialisieren: Bewusstsein, Erinnerung, Klang, Licht, Energie, Stoßkraft, Substanz und vieles mehr.[1] Insofern ist die Kundalini an jedwedem Schöpfungsprozess beteiligt und treibt die evolutionäre Entwicklung voran. Im Menschen bewirkt diese Energie sowohl physische Veränderungen als auch die Ausbildung der Psyche. Wenn man von einem Kundalini-Aufstieg spricht, so handelt es sich um einen Prozess, in dem sich der Mensch seiner geistigen Form bewusst wird und das dahinterliegende schöpferische Prinzip erkennt. Dies geht einher mit der intensiven Reinigung negativer Strukturen und dem Erlangen der Erkenntnis darüber, wie diese zustande gekommen sind.[2] Oder anders ausgedrückt: Eine aktive Kundalini setzt Selbstheilungsprozesse (im Sinne der Ganzwerdung von Körper-Geist-Seele) in Gang und fördert das persönliche Wachstum.

Eine Yoga-Praxis, die auf die Kundalini-Energie fokussiert ist, führt dazu, dass der Yogi bislang unbewusst ausgeführte Denkmuster erkennen und beeinflussen kann. Damit hält er den Schlüssel dafür in der Hand, schädliche Verhaltensweisen in eine positive Richtung zu verändern und seinen Lebensweg nach eigenem Ermessen zu gestalten. Eine Methodik, die dem Menschen ermöglicht, sich aus sich selbst heraus zu entwickeln und gezielt Einfluss auf das eigene Wohlbefinden zu nehmen, führt in die Unabhängigkeit von äußeren Gegebenheiten und ermächtigt ihn, zum Schöpfer des eigenen Lebens und seiner Umstände zu werden. Dies mag ein Grund dafür sein, dass in allen bekannten Yoga-Traditionen dem Weg des Kundalini-Yoga mit großem Respekt begegnet und ihm zuweilen eine gewisse Gefährlichkeit zugeschrieben wird.

Yogi Bhajan, der die diesem Buch zugrundeliegende Tradition des Kundalini-Yoga lehrte, sagte dazu sinngemäß: *Erhabenheit und innere Haltung werden durch Kundalini-Yoga vermittelt. Wenn die Kundalini aufsteigt, um alle Energiezentren zu durchdringen, dann weiß der Mensch, dass er eins mit allem ist. Darum wird gesagt, dass Kundalini-Yoga gefährlich sei. Er ist gefährlich, weil der Mensch nicht mehr dazu geeignet ist, von einem anderen Menschen ausgebeutet zu werden.*[3]

Yogi Bhajan hat die von ihm gelehrte Form des Kundalini-Yoga »den Yoga des Bewusstseins« genannt. Damit hat er der gängigen Fokussierung auf physische Effekte die Wirkung der Yoga-Praxis auf Geist und Seele zur Seite gestellt. So basiert der Kundalini-Yoga nach Yogi Bhajan auf denselben Übungsmethoden wie der Hatha-Yoga. Doch die spezifische Kombination von Körperhaltungen/-bewegungen und bewusster Atemführung sowie Meditation zielt stets auf die Freisetzung und Lenkung der Kundalini-Energie ab. Dies führt unmittelbar zu einer sensibleren Selbstwahrnehmung und ermöglicht dem Übenden erweiterte Erkenntnisprozesse. Die Kundalini-Yoga-Tradition gründet auf zwei energetischen Erklärungsmodellen:

1. Das Chakra-System, dem acht energetische Hauptzentren zugrunde liegen. Dieses Modell beschreibt Wirkungszusammenhänge zwischen Körper- und Organfunktionen und emotionalen sowie mentalen Aspekten. Auf dieser Basis lassen sich energetische Zustände physisch zuordnen und bewerten. So wird es möglich, unterstützende Yoga-

Übungen auszuwählen, die körperliche Selbstheilungskräfte aktivieren und in eine energetische Balance zurückführen.

2. Das System der zehn Energiekörper, mit dessen Hilfe vor allem geistig-seelische Zustände und die dahinterliegenden Lebensthemen aufgezeigt werden. Die Auseinandersetzung mit diesem System erlaubt es, Denk- und Verhaltensmuster direkt zu beeinflussen. Zielsetzung des tendenziell psychologischen Ansatzes ist es, dem Menschen Zugang zu der ihm innewohnenden seelischen Quelle zu verschaffen und ihm zu ermöglichen, aus eigener Kraft sein Potenzial zu entfalten.

Dieses Buch widmet sich dem System der zehn Energiekörper, wobei die enge Wechselbeziehung mit den Chakras berücksichtigt wird. Ein Grund dafür ist, dass es über alle Yoga-Traditionen hinweg bereits zahlreiche Publikationen über den Aufbau und die Funktionen der Chakras gibt. Hingegen werden die Energiekörper bislang zumeist in einer eher abstrakten Weise beschrieben, der vielfach Hinweise auf energetische Zusammenhänge und eine nützliche Yoga-Praxis fehlen. Aus diesem Grund konzentriere ich mich im Besonderen auf:

- Die Darstellung der zehn Energiekörper und der mit ihnen verbundenen Lebensthemen bzw. Entwicklungsaufgaben.
- Energetische Wirkungszusammenhänge mit dem Chakra-System und / oder anderen Energiekörpern.
- Lebensnahe Praxisbeispiele, anhand derer die Aspekte des jeweiligen Energiekörpers im Alltag beobachtet werden können.
- Reflexionshilfen, Metaphern und Assoziationen zur Anregung eines persönlichen Erkenntnisprozesses.
- Gezielte Auswahl von Yoga-Übungen und Meditationen sowie Empfehlungen für die Yoga-Praxis.

Nun ist es besonders herausfordernd, etwas zu beschreiben und in Worte zu fassen, das vom Menschen mehr innerlich erfahren wird, als dass es generell messbar wäre. Ich wage mich allein deshalb an diese Aufgabe heran, weil ich über Jahre hinweg das System der zehn Energiekörper studiert und eigene Erfahrungen damit gesammelt habe. Hierzu haben mich neben den Lehren von Yogi Bhajan einige seiner direkten Schüler maßgeblich inspiriert:

Auf meinem persönlichen Yoga-Weg begleitet mich seit dem Jahr 2000 Atma Singh, bei dem ich meine Ausbildung zur Yoga-Lehrerin durchlief. In seinem Unterricht habe ich erfahren, dass Yoga Kräfte freisetzen kann, die alle Begrenzungen aufheben und das persönliche Potenzial ans Licht heben. Atma Singh ist für mich vielfacher spiritueller Impulsgeber, dem ich in tiefer Dankbarkeit verbunden bin.

Im Jahr 2004 unternahm ich meine erste Reise nach Indien. Ich verzichtete damals auf meine tägliche Yoga-Praxis, machte aber ersatzweise ein Buch des Yoga-Lehrers Shiv Sharan Singh über die *tantrische Numerologie*[4] zu meiner täglichen Lektüre. Dieses Buch hat mich dazu angeregt, mich mit dem System der Energiekörper näher zu befassen.

Das Erlernen des *Sat Nam Rasayan,* einer meditativen Heiltechnik aus der Tradition des Kundalini-Yoga, hat meine Yoga-Praxis verfeinert und das Bewusstsein für energetische Prozesse geschärft. Der Meister des Sat Nam Rasayan ist Guru Dev Singh, dem ich viele tiefe und herausfordernde Meditationserfahrungen verdanke.

Wichtige Erkenntnisse für dieses Buch liefern neben meiner persönlichen Yoga-Praxis auch die Erfahrungen im Yoga-Unterricht in meinen Kursen und Einzelberatungen. Die Konzeption verschiedener Yoga-Fortbildungen hat mir geholfen, mein Wissen zu systematisieren, es in eigene Worte zu fassen und vermittelbar zu machen. Eine weitere wichtige Grundlage ist meine systemische Ausbildung. Der systemische Ansatz hat mir verdeutlicht, wie sehr das Verhalten des Menschen und seine Kommunikationskultur von seinen zwischenmenschlichen Beziehungen beeinflusst sind und in ständiger Wechselwirkung mit seinem Umfeld stehen. Letztlich liegt dieses »Denken in Beziehungen« erstaunlich nah bei der yogischen Sichtweise, die ebenfalls unterschiedliche Aspekte miteinander in Beziehung setzt und deren systemische Abhängigkeiten beschreibt: auf der individuellen Ebene Körper-Geist-Seele und auf der universellen Ebene Individuum-Gesellschaft-Universum.

Letztlich bleibt das System der zehn Energiekörper jedoch nur ein Versuch, das für den menschlichen Geist Unfassbare zu beschreiben und erklärbar zu machen. Sowenig wie die Kundalini-Energie für das menschliche Auge sichtbar oder (bis heute) wissenschaftlich messbar ist, so wenig sollte die Beschäftigung mit diesem Energiemodell dazu führen, die beobachteten Phänomene in Schemata zu pressen. Denn das Modell ist nicht das, worum es wirklich geht. Es ist lediglich ein hilfreiches Werkzeug, das man weglegt, sobald das Ziel erreicht ist.

Zur Erinnerung: Kundalini-Yoga ist eine Erfahrungswissenschaft, die den Menschen in die innere Unabhängigkeit und äußere Freiheit führt. Das bedingt, dass jeder Mensch das Recht auf seine eigene Erfahrung hat und zu seiner individuellen Form finden kann, jenseits aller Dogmen und Bewertungen.

In diesem Sinne wünsche ich mir, dass die Inhalte des Buchs das Verständnis für energetische Prozesse auf allen Ebenen des Seins vertiefen und dazu anregen, die eigene Yoga-Praxis gezielt für persönliches Wachstum zu nutzen.

EINFÜHRUNG

Yoga und Energie

In unserem Sprachgebrauch wird das Wort »Energie« üblicherweise in verschiedenen Kontexten benutzt: Es gibt nukleare Energie, elektrische Energie, Wind- und Sonnenenergie, physikalische Energie wie Magnetismus oder Schwerkraft usw. So, wie es dem Menschen gelungen ist, die auf natürlichen Ressourcen beruhenden Kräfte zu bündeln und nutzbar zu machen, so zielt die Yoga-Praxis darauf ab, die in ihm vorhandenen Kräfte zu erwecken, aufzubauen und so zu steuern, dass ein Gleichgewicht im »System Mensch« erreicht wird. Diese energetische Balance ermöglicht es dem Menschen, ein gesundes und erfülltes Leben zu führen.

Auf den Menschen angewandt versteht der Yoga unter »Energie« all jene Kräfte, die in unserem menschlichen System aktiv sind und körperliche sowie emotionale und mentale Prozesse beeinflussen. Die yogische Philosophie unterscheidet zwischen zwei grundlegenden Energien:

Prana

Dieser Begriff bezeichnet die allem zugrundeliegende Energie, die das Universum auf allen Ebenen durchdringt. Aus dem Prana-Reservoir speist sich jede existierende Daseinsform, sei sie ein Lebewesen, eine Pflanze oder ein Gegenstand, aber auch Gedanken, Klang und Licht. Im Grunde ist Prana die Ur-Ressource, aus der jedwede Existenz hervorgeht. Doch Prana an sich ist keine gestaltende Kraft, sondern lediglich eine latent vorhandene Energie, die einen Handlungs- bzw. Schöpfungsimpuls braucht, damit sich etwas durch sie materialisieren kann.

Der Sanskrit-Begriff *pranayama* bedeutet sinngemäß bewusste Atemlenkung. Dieser wesentliche Bestandteil jeder Yogapraxis hat das Ziel, den Anteil der persönlichen Lebensenergie zu erhöhen und nutzbar zu machen.

Kundalini

Die Bezeichnung *kundalini* beschreibt die schöpferischen Aspekte des universellen Kraftstroms. Alles, was existiert, ist Ausdruck der Kundalini und wird von Prana genährt. Prana bekommt erst im Zusammenwirken mit Kundalini eine Zielrichtung. Immer dann, wenn etwas seine Form verändert oder verliert, also von einem Zustand in einen anderen übergeht, ist die Kundalini als der ursprüngliche kreative Aspekt der Natur daran beteiligt. Die Kundalini ist aktiv bei allen natürlichen Wachstums- und Transformationsprozessen, beim Wachsen der Bäume genauso wie bei Naturkatastrophen. Im Lebensalltag des Menschen drückt sich die Kundalini in gestalterischen Handlungen aus. Kundalini kommt zum Einsatz, wenn wir kochen, ein Bild malen, ein Haus bauen, ein Projekt managen oder Sex haben. Ebenso beeinflusst die Kundalini die Körperfunktionen, emotionale Zustände und die Gedankenwelt.

Wie die uralte yogische Philosophie geht auch die Quantenphysik davon aus, dass unterhalb der atomaren Ebene nur Energie und Information (= Geist) existiert. Die moderne Wissenschaft beschreibt das Entstehen von Materie so, dass das Zusammenwirken von Energie und Geist zur Verdichtung von atomaren Teilchen und schließlich zur Materie führt, wobei die Struktur der Materie maßgeblich vom geistigen Input beeinflusst wird. Die moderne Wissenschaft legt also die gleichen ursprünglichen Schöpfungskomponenten zugrunde: Prana = Energie und Kundalini = Infomation / Geist.

Ist die Kundalini erst einmal aktiv, unterliegt sie einer gewissen Eigensteuerung.[1] Gleich Wasser, das sich über alle Hindernisse hinweg sein eigenes Flussbett sucht, bahnt sich der Strom der Kundalini unaufhaltsam seinen Weg im menschlichen

Energiesystem. Dabei löst sie Erkenntnisprozesse aus, zum Beispiel über das Zustandekommen des momentanen Gesundheitszustandes. Dies ermöglicht dem Menschen, die schädlichen Aspekte zu beseitigen und frei von äußeren Abhängigkeiten zu werden.[2]

Jede Yoga-Tradition hat letztlich die Erweckung der Kundalini zum Ziel. Im Ursprung geht es im Yoga darum, das eigene Dasein als Aspekt der gesamten Schöpfung zu erkennen. Der Mensch spürt, dass er eins ist mit allem, was IST, und erfährt die Unendlichkeit seiner Natur. Die Kundalini als kreativer Ausdruck der unendlichen Schöpfungsnatur kann nicht gebremst oder unterdrückt werden, wenn sie erst einmal aktiv ist. Vielmehr ist es notwendig, die Energie zu lenken und im menschlichen System nutzbar zu machen, um die von ihr ausgelösten Wachstumsprozesse bewältigen zu können. Der Yoga kennt viele Techniken (Körper-, Atemübungen und Meditationen), die den Praktizierenden dabei unterstützen, immer wieder aufs Neue ein energetisches Gleichgewicht herzustellen und die Erfahrung des Eins-Seins zu ermöglichen. Um gezielt die für jede Situation angemessene Methode auswählen zu können, bedient sich die yogische Philosophie zweier Erklärungsmodelle, die die energetische Wirkung von Übungen und Meditationen erklären: das System der Chakras (Energiezentren) und die Energiekörper (bzw. -Hüllen). Beide Modelle stehen miteinander eng in Beziehung und werden aus ein und derselben Energie gespeist.

Nun lassen sich, wie gesagt, diese menschlichen Energiesysteme bislang nicht sichtbar machen oder ihre Existenz anhand von wissenschaftlich anerkannten Methoden beweisen. Dennoch sind sie erfahrbar. In der Geschichte des Yoga (und anderer alter Traditionen) findet man eine Reihe von Darstellungen, die auf solche Erfahrungen zurückgehen. Sie stammen zumeist von Menschen, die im Rahmen der eigenen intensiven Yoga- und Meditationspraxis ihre Beobachtungen bzw. Wahrnehmungen in Worte fassten. Zumeist handelt es sich um die großen Yoga-Meister, die von einer Generation zur nächsten den Yoga weitergaben und ihn so über die Jahrtausende hinweg am Leben erhielten. Damit sind die beiden obenerwähnten Energiesysteme Kern einer jeden Yoga-Tradition. Sie zu verstehen bedeutet, den Yoga in seiner Essenz zu verstehen.

Energiesysteme des Yoga

Stellen wir uns ein Haus vor, das über mehrere Stockwerke verfügt. Wie kommt der Strom ins Haus? Die Stromzufuhr wird über eine Starkstromleitung gewährleistet, die am Stromnetz hängt und von dort kontinuierlich mit Energie versorgt wird. Innerhalb des Hauses verzweigen sich die Stromleitungen in alle Bereiche des Hauses. Auf jeder Etage befinden sich Stromverteilerkästen, in denen Sicherungen einen unkontrollierten Energiefluss verhindern und die Funktion der unterschiedlichsten Geräte ermöglichen. Die von ihnen verbrauchte Energie wird in einen neuen Zustand transformiert: Zum Beispiel erzeugt der Kühlschrank Kälte, oder Lampen verströmen Licht.

Und woher kommt die Energie, die im Stromnetz fließt? Sie entstammt unterschiedlichen Quellen, wird zum Beispiel in Kohle- oder Atomkraftwerken erzeugt oder durch erneuerbare Energie wie Sonne, Wind und Wasser. Lange Zeit war die Frage nach der Qualität der Stromquelle und vor allem die aus ihr resultierenden Folgekosten für die Gesellschaft eher nachrangig. Doch die politische Diskussion über den CO_2-Ausstoß, aber vor allem spürbare Auswirkungen wie erhöhte Strompreise und nicht zuletzt die Atomkatastrophen von Tschernobyl und Fukushima haben in den vergangenen Jahren ein Bewusstsein dafür geschaffen, wie eng der Verbrauch von Energie mit ihrer Herkunft verbunden ist und nicht von ihr isoliert betrachtet werden kann.

In der Regel verlassen wir uns bei der Stromversorgung unseres Haushalts auf die Kompetenz ausgewiesener Fachleute. Möglicherweise achten wir beim Neukauf elektrischer Geräte auf einen geringen Stromverbrauch und entscheiden uns bewusst für einen Energieversorger, der Strom aus natürlichen und regionalen Quellen erzeugt.

Die obige Analogie kann dabei helfen, sich den Aufbau und die Funktionsweise des – für das Auge unsichtbaren – menschlichen Energiesystems vorzustellen. Hierbei gleichen die Aufgabe des Chakra-Systems der häuslichen Stromversorgung und die Umwandlung der Energie den körperlichen Prozessen. Das Modell der Energiekörper beschreibt die verschiedenen Qualitäten der Energie, die den Gesamtzustand des Menschen beeinflussen und seine Verbindung zu den universellen Ressourcen bilden. Chakras und Energiekörper hängen miteinander zusammen und bilden einen energetischen Kreislauf. Energie, die von verschiedenen Quellen gespeist und von außen zugeführt wird, wandelt das menschliche System um und gibt sie in transformierter Form wieder ab.

Der Weg des Yoga ist die Lehre davon, wie die latent vorhandene Energie vom Menschen bewusst gesteuert und genutzt werden kann, um auf all seinen Erfahrungsebenen – Körper, Geist und Seele – immer wieder aufs Neue in Balance zu kommen und dabei im Einklang mit der Umwelt zu sein. Wer diesen Weg geht, wird ganz von allein zu Gesundheit und innerem Frieden finden.

Grundsätzlich empfiehlt es sich, bei der Arbeit am menschlichen Energiesystem auf die Fachkompetenz erfahrener Personen zurückzugreifen – so wie wir nur einen Elektroinstallateur an den Stromleitungen unseres Hauses arbeiten lassen würden (es sei denn, wir neigen zur Selbstüberschätzung). Nichts ist wertvoller als ein Yoga-Lehrer, der dem Menschen einen Erfahrungsraum öffnet, in dem er den Effekt der Übungen an sich selbst wahrnimmt.

Ein guter Yogalehrer wird es nicht bei der Anleitung zu Körperübungen und Meditationen belassen, sondern auch auf die Zielsetzung der ausgewählten Yoga-Praxis hinweisen. Denn nur, wenn der menschliche Geist ein Ziel hat, kann sich das gewünschte Ergebnis einstellen. Diese Haltung resultiert einerseits aus der yogischen Philosophie, die lehrt, dass die Lebensenergie Prana einen kreativen (geistigen) Schaffensimpuls benötigt, um etwas Neues zu materialisieren. Anderseits gleicht sie der grundlegenden Annahme der Quantenphysik: Aus Energie und Information wird Materie!

Jedwede Yoga-Praxis, die lediglich als eine Regel befolgt wird oder einseitig bleibt, ohne die Wirkungszusammenhänge zwischen Körper, Geist und Seele ins Bewusstsein zu heben, verfehlt menschliches Wachstum. Demnach kann also nur eine bewusste Handlung zu einem bestimmten Resultat führen. Das dem Yoga zugrundeliegende energetische Erklärungsmodell liefert die Basis hierfür. Wer die Wirkungsweise der Yoga-Übungen und Meditationen verstehen will und die eigene Praxis an den eigenen Bedürfnissen ausrichten möchte, kommt nicht umhin, sich eingehend damit zu beschäftigen.

Das Chakra-System

Weise Männer ergründeten
das Wesen der Chakras –
ihre Funktionsweise, Lotosblätter
und Klänge, ihre Unendlichkeit,
ihre wechselseitigen Beziehungen
und ihre Kraft.
Sie stellten fest, dass das gesamte
menschliche Leben auf ihnen basiert.
Daraus entstand die
Wissenschaft der Chakras:
Und dies war der Ursprung und
die Geburt von Kundalini-Yoga.
Yogi Bhajan[3]

Das Wort *Chakra* bedeutet sinngemäß Rad, Wirbel oder Lichtrad. Die Chakras werden als feinstoffliche Energiezentren beschrieben, die den physischen Körper permanent mit Energien der unterschiedlichsten Frequenz und Qualität versorgen. Diese verschiedenen Kräfte werden von den Chakras angezogen, umgewandelt und auch wieder abgegeben. Über die Chakras stehen wir energetisch ständig in Kontakt mit unserer Umwelt.

Der Hauptenergiestrom *(sushumna)* ist ein vertikaler Energiefluss, der entlang des Rückenmarks auf und ab pulsiert. Am Steißbein und am Scheitel reicht er über die Grenzen des physischen Körpers hinaus. Entlang dieses zentralen Energiekanals befinden sich sieben Hauptchakras. Die Chakras haben die Form eines Trichters, dessen Spitze im Hauptkraftstrom wurzelt. Ihre Öffnung reicht über den physischen Körper hinaus in das äußere Energiefeld hinein. Dieses wird nach Yogi Bhajan als eigenständiges Energiezentrum betrachtet: Es handelt sich um den *Aura-Körper,* der den physischen Körper als elektromagnetisches Feld umgibt.

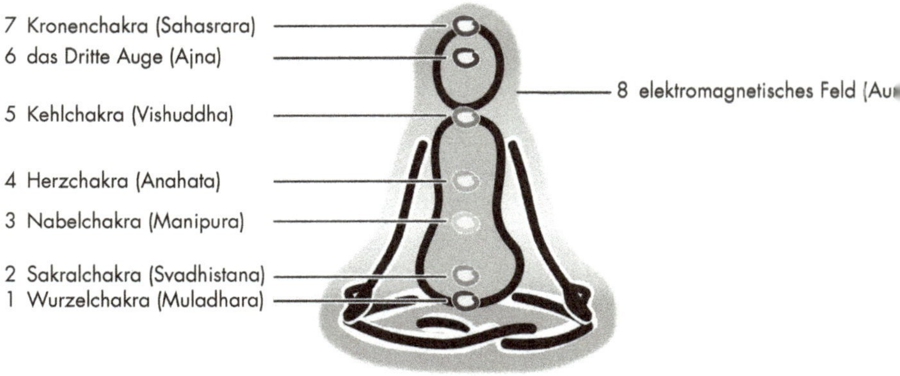

Das System der acht Chakras

Die Chakras fungieren als Schleusen, die den Energieaustausch zwischen der Aura und der jeweiligen Chakra-Ebene regulieren. Der Energiefluss im Chakra gleicht einem kreisförmigen Wasserwirbel. Je mehr Energie durch das Chakra fließen kann, desto besser wird das menschliche System mit Energie versorgt, und desto gesünder ist der Mensch. Grundsätzlich wird die Durchlässigkeit im Chakra verbessert, indem der Prana-Fluss angeregt wird. Prana beseitigt energetische Blockaden und sorgt dafür, dass das Chakra offen bleibt und die Energie fließt.

Die Lage der Chakras entlang der Wirbelsäule bildet eine anatomische Zuordnung ab. So versorgt jedes Chakra bestimmte Körperregionen bzw. beeinflusst die entsprechenden Organfunktionen. Jedes der Hauptchakras entspricht dabei bestimmten Bereichen des endokrinen Systems (des Drüsensystems) und/oder analogen Nervengeflechten im Körper.

Die physische Zuordnung erlaubt es zwar, durch bestimmte Methoden, zum Beispiel gezielt ausgewählte Yoga-Übungen, Einfluss auf den Energiefluss zu nehmen, um ihn zu aktivieren und zu harmonisieren oder auch Blockaden aufzulösen. Dabei ist jedoch die energetische Wechselwirkung im Gesamtsystem zu berücksichtigen. So stehen die unteren drei Chakras (1–3) für die Aspekte der Ausscheidung und Reduzierung. Auf physischer Ebene spiegeln sich diese in der Nahrungsaufnahme und -verwertung wider. Die am Verdauungsprozess beteiligten Organe werden energetisch von den unteren drei Chakras versorgt:

3. Chakra: Magen, Leber, Galle, Darm
2. Chakra: Nieren und Blase
1. Chakra: Rektum

Die unteren Chakren werden ausbalanciert von den drei oberen Chakras (5–7), die die geistigen Prozesse steuern. Hierzu zählen die Kommunikation (5. Chakra), das Erschaffen von Ideen und Lösungen mit Hilfe der Vorstellungskraft (6. Chakra) und das Speichern und Verfeinern von Informationen (7. Chakra). Vereinfacht ausgedrückt, steht das obere Chakra-System für die geistige Verdauung von Erfahrungen, während das untere Chakra-System die physische Verdauung reguliert.

Das Zentrum des energetischen Ausgleichs liegt im vierten Chakra, dem Herzzentrum. Dies mag der Grund dafür sein, dass in den meisten Traditionen der Entwicklung des Herzchakras eine so herausragende Bedeutung beigemessen wird.

Der energetische Zustand der Chakras beeinflusst jedoch nicht nur das körperliche Wohlbefinden, sondern auch unseren emotionalen und mentalen Zustand. Jedem Chakra lassen sich archetypische Aspekte zuordnen, die für bestimmte Lebensthemen und Aufgaben stehen.

Ist ein Chakra energetisch blockiert oder aus dem Gleichgewicht geraten, kann sich das neben körperlichen Beschwerdebildern eben auch in bestimmten Denk- und Verhaltensmustern oder emotionalen Schieflagen äußern. Die nachfolgende Tabelle gibt eine Übersicht über die möglichen Ausprägungen:

Chakra	körperliche Ebene	Sinn / Element	Aufgabe / Thema
8	Nervensystem		Ausstrahlung, Abgrenzung, Finden des Lebensauftrags
7	Gehirn, Zirbeldrüse		Denk- und Verhaltensmuster, Erfahrung von Sinn und Bewusstsein, Gottvertrauen
6	Augen, Nase und Stirnhöhlen, Hypophyse		Intuition und Projektion, Zielfindung, Vorstellungskraft, Konzentration
5	Nacken und Schultern, Stimme, Ohren, Zähne, Nebenhöhle, Schilddrüse	hören + sprechen / Äther	Selbstausdruck, Wortgewandtheit, zuhören können, Wahrhaftigkeit

Auswirkung bei Ungleichgewicht			
typische körperliche Beschwerdebilder	Verhalten	emotionale Störung	mentale Störung
mangelnde Stressresistenz, Nerven- und Hauterkrankungen	nervliche Daueranspannung, überempfindlich reagieren	Gefühl, nicht gesehen zu werden, sich nicht erfüllt fühlen	vom Pech verfolgt sein, problemorientiertes Denken
Stoffwechselstörungen im Gehirn (MS, Alzheimer, ADS)	Angst vor dem Tod, Kontrollverhalten, Dogmatismus	Gefühl der Sinnlosigkeit; Orientierungslosigkeit	fehlende Lernprozesse, nicht zwischen Illusion + Wirklichkeit unterscheiden können, keine Auseinandersetzung mit Leben und Tod / Sterben
Stirnhöhlenentzündungen, Kopfschmerzen, Augenerkrankungen	Verwirrung, fehlender Fokus und Zielorientierung	Demut; Bescheidenheit	irreale Ängste, Ablehnung des Spirituellen, nur materielle Bedürfnisse
Schilddrüsenfehlfunktion, Sprech- / Sprachstörungen, Schwerhörigkeit, Tinnitus, Hals- und Nackenschmerzen	Unfähigkeit, in Konflikte zu gehen: (Selbst-) Verleugnung, überzogene Anpassung; Selbstkontrolle	Gefühl, sich zu verbiegen, Angst, zu sprechen und zu hören	Vergangenheitsschmerz

Chakra	körperliche Ebene	Sinn / Element	Aufgabe / Thema
4	Herz, Lungen, Arme, Thymusdrüse	fühlen / Luft	(Selbst-)Liebe und Fürsorge, Mitgefühl, Empathie
3	Verdauungsorgane: Magen, Darm, Leber, Galle, Milz; Bauchspeicheldrüse	sehen / Feuer	Kraft und Wille, Mut, Ausdauer und Disziplin, Übernahme von Verantwortung, Lebensfreude
2	Geschlechtsorgane, Blase, Nieren; Nebennieren, Keimdrüse	schmecken / Wasser	Flexibilität, Beweglichkeit, Neugierde, Kreativität
1	Rektum, Wirbelsäule, Knochen, Zähne	riechen / Erde	Standfestigkeit, (Ur-)Vertrauen, Akzeptanz, Wille zur Existenz

Die acht Chakras mit ihren Aspekten und den Ausprägungen bei energetischem Ungleichgewicht

Auswirkung bei Ungleichgewicht			
typische körperliche Beschwerdebilder	Verhalten	emotionale Störung	mentale Störung
hoher Blutdruck, Herz-Kreislauf- und Atemwegserkrankungen	Abgrenzungsverhalten, Gefühlskälte, Harmoniesucht	Selbstwertgefühl, Toleranz	Verletzbarkeit, Angst vor Ablehnung, Gegenwartsangst
Magen-/Darmerkrankungen, Gallensteine, Sehschwäche, Bauchspeicheldrüsen- und Leberfehlfunktionen	Mangel an Struktur, Hang zum Chaotischen, Unpünktlichkeit	Ärgerbereitschaft, Hass, Zorn, Ohnmacht, nachtragend sein	mangelnder Selbstwert, Selbstsucht, Zukunftsangs-
Blasenentzündung, Nierensteine, Unterleibsbeschwerden, Migräne, Bandscheibenvorfall 3. + 4. Lendenwirbel	unverantwortliche Beziehungen, Probleme in der Sexualität, Rivalität, Abwertung	Gefühl der Einsamkeit, Neid, Eifersucht, Abwertung, Schuldgefühle, Traurigkeit	übertrieben negatives Denken, Selbstzweifel, Naivität, Pessimismus
Verstopfung, Fuß-/Knie-/Hüft-/Ischiasbeschwerden, Depression, Gewichtszunahme	Vorbehalte, Unmut, Missgunst, unausgewogener Umgang mit Geld	Existenzängste, innere Haltlosigkeit	Hemmungen, kein Vertrauen, Unsicherheit bezüglich der materiellen Existenz

Die vorangehende Betrachtungsweise mag hinsichtlich der körperlichen Zuordnung nachvollziehbar erscheinen. Doch die emotionalen und mentalen Aspekte der einzelnen Chakras lassen sich nicht allein durch das beobachtbare menschliche Verhalten erklären bzw. erscheinen willkürlich. Worauf beruht dann also die Annahme des Yoga, dass unsere Gefühle und Gedanken vorrangig durch bestimmte Energiezentren genährt werden und diese zusätzlich in direkter Wechselwirkung mit Organen und Körperfunktionen stehen?

An diesem Punkt ist es erforderlich, das zweidimensionale Denken (Chakra–Körperfunktion) um eine weitere Dimension zu erweitern. Wie eingangs erwähnt, reichen die trichterförmigen Chakras über den physischen Körper in das äußere energetische Feld, die Aura, hinein. Nach dem Verständnis der Yoga-Philosophie steht jeder Teil des menschlichen Körpers, also vom Knochen oder Organ über die Zelle bis hin zum Molekül, in Schwingung mit diesem äußeren Energiefeld.

Indem der Energiefluss in den Chakras erhöht wird, zum Beispiel durch bestimmte Yoga- oder Meditationspraktiken, kommt es zu einer Vitalisierung sowohl des physischen Körpers als auch der Aura. Nun strömt also Energie aus der Aura über die Chakras ein, was eine direkte Rückwirkung auf den physischen Körper hat. Durch den erhöhten Energiefluss in einem Chakra kann psychisches Material, das die Energie mit sich trägt, ins Bewusstsein gehoben werden. Dies sollte vom Menschen aufgenommen werden und zur Auseinandersetzung dienen. Denn die Beschaffenheit der Energie in der Aura – also welche Schwingung sie hat und was sie wiederum in unserem System auslöst – ist maßgeblich abhängig von unserer eigenen emotionalen, mentalen und seelischen Verfassung. Diese wiederum ist auch von externen Einflüssen bestimmt, zum Beispiel von der Qualität der Beziehungen, die wir zu anderen Menschen pflegen, oder aber von den Umweltbedingungen, unter denen wir leben.

Diese Betrachtungsweise geht also davon aus, dass Gesundheitsbeschwerden psychosomatisch bedingt sind und ihr Verlauf maßgeblich durch die Stimmungslage und äußere Gegebenheiten beeinflusst wird. Hiermit steht der Yoga der westlichen Schulmedizin gegenüber, die Erkrankungen weitgehend auf dem Menschen innewohnende organische bzw. genetisch bedingte, funktionale Ursachen zurückführt und die jeweilige Lebenssituation weitgehend unberücksichtigt lässt.

Die Energiearbeit an den Chakras hat etwas durchaus Konfrontatives an sich, zielt sie doch darauf ab, Blockaden zu beseitigen und den Energiefluss zu erhöhen. Aus diesem Grund ist es wichtig, die Chakras behutsam zu öffnen, damit die damit einhergehenden Themen sukzessive verarbeitet und in das Leben integriert werden können.

Dieser Ansatz erfordert ein Denken über alle Dimensionen hinweg. Letztlich steht der Mensch über sein eigenes Energiesystem zu jeder Zeit in Kontakt mit dem ihn umgebenden Energiefeld. Der einzige bekannte Weg, diese natürliche Beziehung zu erfahren, geht über den Körper. Denn die Basis der menschlichen Erfahrung bleibt zu jeder Zeit der physische Körper als Träger der Sinne und des Empfindens. Er ist damit unentbehrlich für die Entwicklung des menschlichen Bewusstseins und damit von wesentlicher Bedeutung jeder Yoga-Tradition. Doch eine Yoga-Praxis, die sich allein auf physische Aspekte fokussiert, bleibt lediglich ein fitnessorientiertes »Turnen auf der Matte«. Ohne Auseinandersetzung mit der eigenen Person geht jeder Yoga an der eigentlichen Aufgabe vorbei: der Verbindung von Körper, Geist und Seele.

Das Chakra-System liefert das verbindende Erklärungsmodell zwischen physischem Körper und dem Energiekörper, der über die Aura aus dem universellen Energiefeld gespeist wird. Es erlaubt die gezielte Auswahl von Körper- und Atemübungen, die eine spezielle Rückwirkung auf das Chakra-System haben. Gleichzeitig bildet es die Basis und das Bindeglied für die nächste energetische Dimension der menschlichen Entwicklung: die Energiekörper, die den Weg zur Entwicklung eines erwachten Bewusstseins beschreiben.

Kundalini-Aufstieg

Die Kundalini ist als grundlegender Schöpfungsimpuls vom Beginn bis zum Ende des Lebens im Menschen aktiv. In der gesamten Entwicklung des Menschen bis zum Erwachsenenalter hat die Kundalini abwechselnd aktive Phasen und Ruhepausen.

Während der Zeit des physischen und intellektuellen Wachstums des Menschen fließt die Kundalini von oben nach unten. Diese Entwicklung wird in der Tradition mit dem Begriff der *Involution* bezeichnet. Während dieser Zeit ist das Ich des Menschen tendenziell nach außen gerichtet.

Die Philosophie des Yoga geht davon aus, dass die Kundalini während der Ruhephasen im Wurzelchakra, dem Energiezentrum an der Basis der Wirbelsäule, schläft, bis sie aktiviert wird. Dies kann entweder aufgrund gezielter Yoga-Übungen oder anderer Techniken geschehen, aber auch durch besondere Ereignisse, die eine tiefgehende energetische Rückwirkung haben.

Im Fall der Aktivierung dreht sich die Bewegungsrichtung der Kundalini von unten nach oben um und steigt durch die Chakras entlang der Wirbelsäule auf. Diese genau umgekehrte Bewegung wird *Evolution* genannt. Der Kundalini-Aufstieg erhöht den Energiefluss in den Chakras und befreit auf seinem Weg den physischen sowie die feinstofflichen Körper von energetischen Blockaden.

Dies führt zu einem inneren Prozess des Erwachens, bei dem sich der Mensch seiner geistigen Form bewusst wird und das dahinterliegende schöpferische Prinzip erkennt. Dieser Transformationsprozess geht einher mit einer Erweiterung und Erhöhung des Bewusstseins. Ist die Kundalini erst einmal aufgestiegen, so ist dies keine Garantie dafür, dass sie dort auch dauerhaft verweilt. Die Herausforderung besteht darin, die Energiekanäle dauerhaft frei und sauber zu halten.

Grundsätzlich empfehlen alle Yoga-Traditionen, die auf einen Kundalini-Aufstieg abzielen, eine kontinuierliche, tägliche Übungspraxis. So kann eine gute Erdung erreicht und das Nervensystem gestärkt werden. Denn nur derjenige, der physisch gut verankert ist und über starke Nerven verfügt, kann die Kundalini-Bewegungen für das persönliche Wachstum nutzen.

Jeder Kundalini-Aufstieg ist ein einmaliger Prozess, der eine individuell abgestimmte Yoga-Praxis erfordert. Kundalini-Yoga, wie er von Yogi Bhajan gelehrt wurde, kennt zahlreiche spezifische Übungen und Meditationen, die das gesamte Energiesystem ansprechen und die Kundalini in ihrem Fluss lenken. Um die gewünschten Effekte zu erzielen, ist es notwendig, die entsprechenden Empfehlungen und Anweisungen zur Übungspraxis zu befolgen:

Prana ist die Lebenskraft des Atoms. Apana ist die ausscheidende Kraft. Dies sind die zwei Kräfte in uns, positiv und negativ … Wenn wir diese beiden Energien dank der Kraft und Wissenschaft von Kundalini-Yoga vereinigen, mischen wir Prana und Apana miteinander, und unter diesem Druck wird die Kundalini aufsteigen. Wenn sie durch den zentralen Energiekanal, die sushumna, *zu den höheren Chakras im Kopf aufsteigt, versteht der Mensch seine gesamte Umgebung und sein gesegnetes Wesen.*

Prana ist in den yogischen Schriften, den shastras, *als das beschrieben worden, was das Atom leben lässt. Die Stromspannung hier in der Steckdose beträgt 230 Volt. Fasst du sie ohne Isolierung an? Nein! Wie kannst du dann mit der pranischen Energie spielen? Die Isolierung, die du brauchst, ist eine angemessene Vorbereitung und das Befolgen der richtigen Technik.*[4]

Die Energiekörper im Yoga

Energiekörper sind – mit Ausnahme des physischen Körpers – immateriell und bestehen aus subtiler, feinstofflicher Substanz. Daher sind sie mit dem bloßen Auge nicht wahrnehmbar; man benötigt andere Sinne, um sie erfahren zu können. Um sich dem Phänomen der Energiekörper anzunähern und ein tieferes Verständnis für sie zu entwickeln, ist es hilfreich, zunächst die Begriffe »Energie« und »Körper« zu deuten.

Das Wort »Energie« hat griechische Wurzeln: Es setzt sich zusammen aus *en* = innen und *ergon* = wirken. Es beschreibt also eine innere Kraft, die Wirkung entfaltet. Im Allgemeinen verstehen wir unter »Energie« die Fähigkeit, eine Handlung zu vollziehen. Sie ist beispielsweise nötig, um einen Gegenstand zu bewegen, Essen zu erwärmen, Strom fließen zu lassen oder ein Wirtschaftsgut zu produzieren. Ohne Energie kann kein Lebewesen existieren. Energie kann viele Formen annehmen und ist wandelbar. In einem geschlossenen System kann die Energie durch Transformationsprozesse zwar ihre Form bzw. ihren Zustand verändern, aber hinsichtlich ihrer Menge weder vermehrt noch vermindert werden.

Das Wort »Körper« verwenden wir üblicherweise, um damit die Gestalt eines Lebewesens oder eines Gegenstandes zu beschreiben. In der Physik spricht man von einem Körper, wenn es sich um ein Objekt handelt, das Masse besitzt und Raum einnimmt. Die Geometrie meint damit eine dreidimensionale geometrische Figur, deren Form anhand ihrer Grenzflächen errechnet werden kann.

Einige Übersetzungen verwenden statt »Körper« den Begriff »Hülle«. Hiermit assoziieren wir etwas, das Gegenstände umfasst und die Grenze zwischen seinem Inneren und Äußeren darstellt, wie zum Beispiel die Haut die Hülle um den menschlichen Körper bildet. Die Funktion einer Hülle besteht darin, ihren Inhalt zu schützen oder zu verbergen. Des Weiteren hält sie unser Innerstes zusammen und grenzt es nach außen ab.

Durch das Zusammenfügen der Worte *Energie-Körper (-Hülle)* fassen wir auch ihre Bedeutungen zusammen: Ein Energiekörper ist demnach eine Form, die einen bestimmten Raum umfasst, sich nach außen abgrenzt und in deren Innerem Energie fließt und Wirkung entfaltet.

So einfach diese Definition hergeleitet ist, so uneindeutig ist die Wahrnehmung der Energiekörper in der Praxis. Einige Erklärungsansätze beschreiben die Energiekörper wie die übereinanderliegenden Schalen einer Zwiebel. Folgt man jedoch den seriösen Beschreibungen der großen Yoga-Meister oder feinfühliger Menschen, nehmen die Energiekörper keine so klaren, abgegrenzten Formen an. Vielmehr scheint jeder Energiekörper ständig in Bewegung zu sein und dementsprechend seinen Ausdruck zu verändern.

Barbara Ann Brennan[5], eine amerikanische Physikerin, entdeckte während ihrer wissenschaftlichen Forschungen über das menschliche Energiefeld ihre Hellsichtigkeit. Sie begann das Phänomen der Energieschichten, die den menschlichen Körper umgeben, zu untersuchen. Brennan beschreibt die Energiekörper als verschiedene Schichten unterschiedlicher Frequenz. In Stufen nimmt jede höhere Frequenzschicht einen größeren Raum ein, wobei sie zugleich die darunter befindlichen Schichten mit einschließt. Das heißt: Jede Schicht durchdringt alle Schichten mit niedrigerer Schwingungsfrequenz, auch den physischen Körper. Jeder Energiekörper ist eine ausgedehnte Form unseres Selbst, die die begrenzteren Formen in sich trägt.

Nach Brennan existiert eine Verbindung zwischen den Energiekörpern und den Chakras. Demnach fungieren die Chakras als Schleusen, die den Energieaustausch zwischen den verschiedenen Energiekörpern auf der Ebene des jeweiligen Chakras regulieren. Die Chakras sind mit dem energetischen Hauptkraftstrom verbunden: der Sushumna, dem besagten vertikalen Energiefluss, der entlang dem Rückenmark im menschlichen Energiefeld auf und ab pulsiert und am Steißbein und Scheitel über die Grenzen des physischen Köpers hinausgeht. Die Chakras sind Teil dieses Energiefeldes. Ihre Spitze (= Wurzel) reicht zum Hauptkraftstrom, ihre Trichter (= Herz) bis zum Rand des jeweiligen Energiekörpers. Damit die Energie von einem Körper zum anderen fließen kann, muss sie die Schleuse an der Wurzel des Chakras passieren. Dies setzt die Geöffnetheit des Chakras voraus:

1. Indem man den Energiefluss in einem Chakra erhöht (zum Beispiel durch gezielte Yoga-Übungen oder Meditation), findet ein Energietransfer zwischen dem universalen Energiefeld und dem Chakra statt. Dieser führt zu einer Vitalisierung aller feinstofflichen Körper und damit auch des physischen Körpers. Des Weiteren kommt es zu einer Energieübertragung zwischen den verschiedenen Ebenen des menschlichen Energiefeldes.
2. Die durch das Feld fließende Energie trägt bestimmte Informationen mit sich, die sich mit dem menschlichen Bewusstsein verbinden. Dies erfordert, die Chakras langsam zu öffnen, damit wir uns sukzessive mit der jeweiligen Thematik auseinandersetzen und sie in unser Leben integrieren können.

Grundsätzlich gilt: Je mehr Energie durch die Chakras und die Energiekörper fließt, desto gesünder sind wir. Es gibt eine Verbindung zwischen dem Energiefluss im Chakra, in den Energiekörpern und dem physischen Körper:

einströmende Energie aus dem universalen Energiefeld	>	Chakra	>	ausströmende Energie aus dem Chakra	>	Energiekanäle im me lichen Feld *(nadis)* Verbindung zu: • Nervensystem • endokrinem Systen • Blut

Der Energiefluss im Chakra-System

Dieser Erklärungsansatz beschreibt die Wechselbeziehung zwischen dem universalen Energiefeld und dem menschlichen Energiesystem. Darüber hinaus macht er die Wirkungszusammenhänge zwischen dem energetischen Fluss, der physischen Gesundheit und dem menschlichen Bewusstsein deutlich.

Yoga hat sich von jeher mit diesen energetischen Prozessen beschäftigt. Als uralte Wissenschaft lehrt er die Einheit von Körper, Geist und Seele. Der Yoga kennt eine Vielfalt von Übungen, Atemtechniken und Meditationsformen, die auf das menschliche Energiesystem einwirken und dessen Zustand auf allen Ebenen des Seins ausbalancieren, so dass der Mensch sich als Einheit erfahren und sein unsterbliches Selbst entdecken kann.

Die fünf Energiekörper in der Yoga-Philosophie

Die Lehre der *Koshas,* der feinstofflichen Energie- oder Körperhüllen, geht auf die *Upanishaden* zurück, die zu den ältesten Yoga-Schriften zählen. Diese Hüllen des Seins müssen vollständig integriert und miteinander im Einklang sein, damit der Mensch sich als Ganzes erlebt. Man unterscheidet zwischen drei Körpern und fünf Hüllen:

Körper:

- Physischer Körper, *sthula sharira;*
- Astralkörper, *sukshma sharira;*
- Kausalkörper, *karana sharira,* auch *anandamayakosha,* die Wonnehülle.

Diese drei Körper enthalten die fünf Hüllen:

1. *Annamayakosha,* den physischen Körper
2. *Pranamayakosha,* die Energiehülle
3. *Manomayakosha,* die Hülle der Emotionen und Gedanken
4. *Vijnanamayakosha,* die Hülle logischer Vernunft sowie intuitiver Erkenntnis und Willenskraft

   (3. und 4.:) Diese zwei Koshas zählen zum Astralkörper
5. *Anandamayakosha,* die Wonnehülle (Kausalkörper)

Annamayakosha wird auch als die »Nahrungshülle« bezeichnet. Das Wort *anna* bedeutet »Nahrung«, und *maya* bedeutet »gemacht aus«. Annamayakosha ist die aus Nahrung gemachte Hülle und entspricht dem physischen Körper. Neben Ernährung wird der physische Körper maßgeblich beeinflusst durch Praktiken aus dem Hatha-Yoga. Dieser umfasst die körperorientierten Praktiken: *Asanas,* Yoga-Stellungen; *Pranayama,* Atemübungen und Tiefenentspannungstechniken. Die Asana-Praxis wirkt über den physischen Körper auf Pranamaya- und Manomayakosha.

Pranamayakosha ist der ätherische Körper, auch Prana-Körper genannt. Der Prana-Körper selbst ist physiologisch nicht fassbar, aber seine Auswirkungen sind sichtbar, fühlbar und messbar. Prana ist das, was den physischen Körper lebendig macht und erhält. Wenn kein Prana mehr da ist, ist der Körper tot und verfällt innerhalb kürzester Zeit. Pranamayakosha ist die Hülle der Vitalkraft, die durch die Atemführung beeinflusst wird. Diese Hülle produziert die treibende Kraft für den physischen Aspekt der Sinne sowie für das Funktionieren des physischen Körpers. Der Prana-Körper transportiert die Lebensenergie in die Organe und stellt den subtilen Strom der messbaren Nervenimpulse dar, die Empfindungen wie Schmerz oder Wohlgefühl weiterleiten.

Der Astralkörper steht in enger Beziehung zum physischen Körper. Die beiden ihm zugeordneten Koshas beschreiben verschiedene mentale Aspekte bzw. intellektuelle Fähigkeiten, die durch den Energiefluss im Astralkörper beeinflusst werden.

Manomayakosha ist die Gedankenhülle. Zu ihr zählt die Welt der Gedanken und Emotionen, die durch die sinnliche Wahrnehmung und deren bewusste Verarbeitung wachgerufen werden. Die Sinnesorgane an sich zählen zwar zum physischen Körper, doch es wird Energie benötigt, damit sie ihre Aufgabe ausüben können. Prana ist die Energie, durch die eine Verbindung hergestellt wird zwischen der körperlichen Funktion und deren geistiger Verarbeitung.

Vijnanamayakosha ist die Erkenntnis- oder Weisheitshülle, die die verschiedenen Aspekte des menschlichen Bewusstseins und seine Intelligenz nährt: die Fähigkeit zur höheren Einsicht, der Intellekt im Sinne von Vernunft *(buddhi)* und Logik, aber auch von intuitiver Erkenntnis und Entscheidungs- und Willenskraft. Diese geistige Ebene ermöglicht dem Menschen Selbstreflexion und bildet die Grundlage dafür, die Denkmuster des Manomayakosha zu erkennen und zu beeinflussen. Dieser Kosha ist verbunden mit dem menschlichen Selbstbewusstsein, dem Ego. Hierin liegt die Fähigkeit, sich selbst als Person wahrzunehmen und ein Selbstbild zu entwickeln. Auch wenn das Ego zu allerlei Problemen auf dem spirituellen Weg führt, so hilft es uns dabei, uns als Individuum wahrzunehmen und uns in der Beziehung zu anderen Menschen oder Gruppen weiterzuentwickeln. Wir setzen den Buddhi-Aspekt des Bewusstseins ein, um aus unseren eigenen Fehlern oder denen anderer zu lernen.

Anandamayakosha wird auch Wonnehülle oder Kausalkörper genannt. Er existiert jenseits der noch räumlichen und zeitlichen Dimension des Astralkörpers und jenseits des gesprochenen oder gedachten Wortes und der Affekte und Emotionen. In dieser Hülle sind die Urprinzipien der menschlichen Existenz, zum Beispiel die Archetypen, verankert. Unter Archetypen versteht man symbolhafte Bilder der menschlichen Vorstellung, die über alle Kulturen hinweg bekannt sind und verstanden werden. So werden beispielsweise mit dem Symbol des Kreises archetypische Aspekte wie Geschlossenheit, Verbundenheit und Ganzheit assoziiert.

Neben diesen kollektiven Typologien beinhaltet der Anandamayakosha aber auch die individuellen karmischen Aufgaben, die der Mensch auf dem Weg zur Einheitserfahrung noch bewältigen muss. Aus dieser Tiefe speist sich die Stimme der inneren Führung, deren Ruf wir folgen, wenn wir unsere Bestimmung erfüllen. Der Kausalkörper beschreibt den Zustand der vollkommenen Glückseligkeit, wo wir einfach nur im Sein ruhen. Dies entspricht einer Dimension des Bewusstseins, die uns mit dem göttlichen Ursprung verbindet. Der Kausalkörper ist verbunden mit den anderen Hüllen und Körpern, beschreibt jedoch einen »Weder-noch-Zustand«: Er ist weder vollständige Einheit noch vollständige Dualität. Auf dieser Ebene liegt auch der Zugang zum *höchsten Selbst,* der höchsten Entwicklungsstufe des Menschen.

Die *Taittiriya Upanishad* beschreibt die Koshas als Verhüllungen des Selbst. Sie spiegeln sich im Menschen wider und verhüllen zugleich das Göttliche. Die fünf Koshas durchdringen und nähren sich gegenseitig. Der Energiefluss vollzieht sich in beide Richtungen: vom physischen Körper immer tiefer nach innen zum eigentlichen, menschlichen Wesen. Oder vom physischen Körper immer weiter nach außen in das menschliche Energiefeld hinein.

Die Harmonisierung der Koshas führt zu einem ausbalancierten Energiezustand und ermöglicht Gesundheit auf allen Ebenen. Dies geht einher mit einer Transformation des Bewusstseins, das eine Einheitserfahrung des menschlichen

Daseins mit dem universellen Umfeld ermöglicht und den Menschen mit seiner wahren Natur verbindet.

Der Atman ist die wahre Natur des Selbst. Es ist die Ebene, wo alles einfach (da) ist, existiert. Die Ebene des höchsten Selbst, das keinerlei Eigenschaften hat, kann dennoch beschrieben werden als:

- *Sat* – reines, absolutes Sein, grenzenlos.
- *Chit* – absolutes Wissen und reines Bewusstsein.
- *Ananda* – Glück, reine Wonne und Freude.

Auf dieser höchsten Ebene existieren keine Begrenzungen; es gibt weder räumliche noch zeitliche Grenzen. Das wahre Selbst ist absolut und unendlich; es ist Wissen und Bewusstheit. Die Antwort auf alle wichtigen Fragen liegt in uns und drückt sich als unmittelbare intuitive Erkenntnis aus. Und: Das wahre Selbst ist Glück, ganz und gar unabhängig davon, in welcher Lebenssituation wir uns gerade befinden. In unserem wahren Kern ist immer Wonne und Glück. Alle Freude und Glückseligkeit kommt letztlich aus unserem eigenen Selbst.

Glück ist dein Geburtsrecht.
Alles, was es braucht,
ist Verpflichtung gegenüber dir selbst.
Yogi Bhajan

Das eigentliche Ziel einer jeden Yoga-Praxis ist es, die Natur des Menschen für sein spirituelles Wachstum zu nutzen. Unwillkommene Eigenschaften wie Angst, Gier, Gewalttätigkeit, Faulheit, Begierde gelten als natürliches Verhalten, das nicht unterdrückt werden soll, sondern Anstoß für Entwicklungsprozesse bietet. Der energetische Ansatz des Yoga unterstützt den Praktizierenden dabei, seinen unliebsamen Denk- oder Verhaltensmustern offen zu begegnen, sich mit ihnen bewusst auseinanderzusetzen und sie durch neue hilfreiche Muster zu ersetzen. Diese innerliche Bewusstseinsevolution[6] ermöglicht dem Menschen persönliche Entwicklung.

Yoga erfordert die Bereitschaft, eigenständig zu denken, zu beobachten, Korrekturen vorzunehmen und sich von gelegentlichen Rückschlägen nicht unterkriegen zu lassen. Er verlangt Ehrlichkeit, Eifer und vor allem Liebe im Herzen. Wenn es Sie interessiert, zu verstehen, was es heißt ein Mensch zu sein, zwischen Himmel und Erde gestellt, wenn es Sie interessiert, zu erfahren, woher Sie kommen und wohin Sie zu gehen vermögen, wenn Sie sich das Glücklichsein wünschen und nach Freiheit sehnen, dann haben Sie bereits die ersten Schritte hin zur Reise nach innen getan.

B. K. S. Iyengar[7]

Die verschiedenen Yoga-Traditionen

In der westlichen Welt sind zahlreiche Yoga-Formen bekannt, die unterschiedliche Zugänge zur menschlichen Natur bieten. Sie alle gehen mehr oder weniger auf die großen Traditionen zurück, über deren Pfade über die Jahrtausende hinweg unzählige Yogis pilgerten und den Yoga von einer Generation zur anderen, vom Meister an den Schüler weitergaben. Die Verbreitung des Yoga seit Beginn des letzten Jahrhunderts hat zweifellos dazu geführt, dass die ursprünglichen Quellen teilweise verwässert und für den Yoga-Schüler von heute nicht mehr ohne weiteres erkennbar sind. Dies gilt vor allem für all jene Angebote, die Yoga unabhängig von einer durch einen bestimmten Meister geprägten Tradition vermitteln.

Heutzutage wird Yoga häufig als Fitness-Programm oder Wellness-Angebot verstanden. Im besten Falle erkennt man seine förderliche Wirkung zur Stressbewältigung an. Doch

Yoga bietet weit mehr als das: Er ist ein ganzheitliches Übungssystem, in dem alle menschlichen Erfahrungsebenen, manchmal innerhalb einer einzigen Übung, zusammengeführt werden. Hierin liegt die große Chance des Yoga. Viele Sportarten und Therapieformen kommen mit einem reinen Körperbezug aus und vernachlässigen die für eine gesunde Lebensweise notwendigen mentalen Einstellungen. Yoga liefert das verbindende Element: Die achtsam ausgeführten Übungen schulen die Wahrnehmung von Körpersignalen, aber auch derjenigen Denk- und Verhaltensmuster, die einer gesunden Selbststeuerung entgegenwirken und den Gesundungsprozess behindern. Hinzu kommt, dass die Reflexion über die eigene Geisteshaltung häufig mit Fragen nach dem Sinn des eigenen Handelns oder des Daseins einhergeht. Dies stößt eine persönliche Entwicklung an, die oft zu einer Wiederbelebung eines brachliegenden Glaubens oder zur Hinwendung an eine spirituelle Tradition führt. Unter diesem Gesichtspunkt geht eine regelmäßige Yoga-Praxis deutlich über ein Fitness-Programm hinaus. Vielmehr entspringt ihr eine lebensnahe Spiritualität, die durch die jeweilige Präferenz der Yoga praktizierenden Person eine religiöse Färbung erhalten kann.

Wer Yoga in diesem Sinne versteht, praktiziert und lehrt, muss sich notwendigerweise mit den dahinterliegenden philosophischen und energetischen Konzepten beschäftigen. Nur dann ist es möglich, zielgerichtet ein unterstützendes Yoga-Programm zusammenzustellen, das die aktuelle physische, mentale und emotionale Situation berücksichtigt und die persönliche Entwicklung nachhaltig fördert. Das Erklärungsmodell der Energiekörper bietet eine Orientierung für die Wahl der geeigneten Yoga-Übungen oder Meditationen. Die nachstehende Übersicht zeigt, welche Yoga-Traditionen auf die jeweiligen Energiekörper und -hüllen einwirken:

Atman = die wahre Natur des Selbst Der Atman ist die Ebene, wo alles einfach (da) ist, existiert. Dies ist die Ebene des höchsten Selbst, das keinerlei Eigenschaften hat. Dennoch kann es beschrieben werden als:					
Sat reines, unbegrenztes Sein		*Chit* absolutes Wissen, Bewusstheit		*Ananda* Glückseligkeit	
3 Körper *(sharira)*	**Physischer Körper** *sthula sharira*		**Astralkörper** *sukshma sharira*		**Kausalkörper** *karana sharira*
5 Koshas = Verhüllungen des Selbst	***Annamayakosha:*** die Nahrungshülle	***Pranamayakosha:*** die Energie- / Lebenshülle	***Manomayakosha:*** *die geistig-emotionale Hülle*	***Vijnanamayakosha:*** die intellektuelle Hülle	***Anandamayakosha:*** die Wonnehülle
	Materieller Ausdruck des Selbst 5 Dichtigkeitsstufen der Materie = 5 Tattvas / Elemente	Vitalkraft: die treibende Kraft für den physischen Aspekt der Sinne und der Körperfunktionen wo Prana fließt, ist Kraft / Macht wo kein Prana (mehr) fließt, ist Tod	Verarbeitung der Sinneswahrnehmung (physisch wie psychisch) Unterbewusstsein Wünsche Handlungstendenzen / -organe	Erkenntnis Weisheit Höhere Einsicht Intuition Ego – Selbstbewusstsein Buddhi-Vernunft: Urteilskraft Dinge hinterfragen können Logische Schlussfolgerungen	Glückseligkeit im Sein ruhen Urprinzipien Archetypen Karma Höhere Intelligenz Höheres Selbst Intuition Innere Führung Jenseits der Sprache, anderes Zeit-Raum-Gefüge als auf den Erfahrungsebenen der anderen Körper

<table>
<tr><td colspan="3">Hatha-Yoga:
Die Meisterschaft über die Polaritäten. Yoga-Praxis bestehend aus Asana, Pranayama und Tiefenentspannungstechniken. Die Asana-Praxis wirkt über den physischen Körper auf Pranamaya- und Manomayakosha.</td><td></td><td></td></tr>
<tr><td></td><td colspan="3">Kundalini-Yoga ist der Yoga der Energie. Kundalini-Yoga beschreibt den Astralkörper mit seinen Chakras (Energiezentren) und Nadis (Energiekanälen). Kundalini-Yoga gibt Übungen, die den Astralkörper reinigen, die die Lebensenergie (prana) stark erhöhen und die Chakras harmonisieren und öffnen.</td><td></td></tr>
<tr><td></td><td></td><td>Bhakti-Yoga: der Pfad der Hingabe und Liebe durch das Herz, Hingegebenheit des Ego an die Liebe.</td><td colspan="2">Raja-Yoga: kombinierte Yoga-Praxis von Mantra-Yoga, Laya-Yoga, Hatha-Yoga und Dhyana-Yoga (Konzentration, Meditation und Achtsamkeit). Stille erfahren, im Hier und Jetzt sein, in der eigenen Präsenz verweilen, Glückseligkeit erfahren.

Jnana-Yoga: Yoga des Intellekts, Frage nach dem (Lebens-)Sinn, kennt Techniken zur Klärung persönlichen Karmas des gegenwärtigen Lebens durch Meditation.</td></tr>
<tr><td></td><td></td><td colspan="2">Karma-Yoga: Yoga der Tat, Entscheidungen treffen, selbstloser Dienst mit dem Ziel, die Grenzen des Ego zu transzendieren und sich eins zu fühlen.</td><td></td></tr>
</table>

Die drei Körper und die funf Hullen (koshas)

Die Yoga-Hauptrichtungen

Hatha-Yoga –
die Meisterschaft über die physischen und energetischen Polaritäten. Er entwickelt den physischen Körper und wirkt auf den Astralkörper ein. Im Wesentlichen umfasst er die körperorientierten Praktiken wie Asanas, Pranayama und Tiefenentspannungstechniken.

Kundalini-Yoga –
der Yoga der Energie. Kundalini-Yoga beschreibt den Astralkörper mit seinen Chakras (Energiezentren) und Nadis (Energiekanälen). Kundalini-Yoga beinhaltet Praktiken, die pranaerhöhend wirken, den Astralkörper reinigen und die Chakras harmonisieren und öffnen. Eine regelmäßige Praxis führt im Laufe der Zeit zur Erweiterung des Bewusstseins und zur Entfaltung des menschlichen Potenzials.

Kundalini-Yoga, wie er von Yogi Bhajan gelehrt wurde, ist eine ganzheitliche Praxis, die die wesentlichen Yoga-Wege miteinander vereint. Er selbst hat es als eine Form des *Raja-Yoga,* des »Königs-Yoga«, bezeichnet, weil er einem »königliche Herrschaft« verleihe und zur Beherrschung königlicher Tugenden und Werte führe. Voraussetzungen dafür sind Selbstwertschätzung, Selbstvertrauen und Selbstdisziplin.

Raja-Yoga –
die vereinende Disziplin des *Maha-Yoga* (»höchster Yoga«). In den *Upanishaden* wird Raja-Yoga als kombinierte Praxis beschrieben von

- *Mantra-Yoga* – verwendet Klänge, die den Geist schützen und entwickeln; geht auf die Zeit der Veden zurück.
- *Laya-Yoga* – die Verwendung von Klang und Mantra mit Rhythmus und einem Verständnis für seine subtile Struktur.

- *Dhyana-Yoga* – der Yoga der Meditation; Konzentration und Achtsamkeit entwickeln, Stille erfahren, im Hier und Jetzt sein, in der eigenen Präsenz verweilen, Glückseligkeit erfahren.
- *Hatha-Yoga* (siehe oben).

Zum Raja-Yoga gehört die direkte Bewusstseinsverbindung mit dem Meister und dem *Shabd Guru*, der in Schwingung versetzte schöpferische Aspekt der unendlichen Seele, die eine Erfahrung macht. Die einzelnen Entwicklungsstufen, die der Mensch hierbei durchläuft, spiegeln sich im Mul-Mantra wider (siehe Vorwort). Raja-Yoga führt zur vollständigen Entwicklung der Identität, was der Vollendung des meditativen Geist-Aspektes, dem vierten Energiekörper, entspricht und den Menschen vollkommen in Einklang mit dem Dasein leben lässt. Dieser geistige Zustand ermöglicht es, auf die Ebene des höchsten, überpersönlichen Bewusstseins zu gelangen.

Bhakti-Yoga –

der Weg von Liebe und Hingabe. Das persönliche Ego mit seinen alten Mustern wird durch liebende Hingabe überschritten. Auf diese Weise begibt man sich in die Hand des höheren Bewusstseins. Eigene Wünsche und Begierden müssen in diesem Yoga letztlich vollkommen der Liebe untergeordnet werden.

Jnana-Yoga –

der Yoga des Intellekts und der Erkenntnis; Frage nach dem (Lebens-)Sinn. *Jnana-Yoga* kennt Techniken zur Klärung von Karma, mental ausgerichtete Meditationen und schafft einen intuitiven Zugang zur Wahrheit.

Karma-Yoga –

der Yoga der Handlung, der Tat. Die freie, nicht mehr durch Eigeninteresse motivierte Handlung ist hier das Ziel und auch einer der wesentlichen Hauptansätze der *Bhagavadgita. Karma-Yoga* bringt einen dazu, Entscheidungen zu treffen und sich in selbstlosem Dienst zu üben mit dem Ziel, die Grenzen des Ego zu transzendieren und sich eins zu fühlen. Dieser Yoga-Weg lehrt, das Schicksal als Chance zu begreifen und jeden Aspekt des Lebens für spirituelles Wachstum zu nutzen.

Diese kurze Charakterisierung der verschiedenen Yoga-Wege sollte vor allem erste Hinweise auf deren Bedeutung für die Energiekörper geben, auf die wir gleich ausführlich zu sprechen kommen. In der Yoga-Praxis sind die Grenzen zwischen den verschiedenen Traditionen fließend. So integrieren beispielsweise viele Hatha-Yoga-Lehrer in ihren Unterricht meditative Elemente ebenso wie Mantra-Yoga oder andere Techniken, die sich auch im Kundalini- oder Raja-Yoga widerspiegeln. Insgesamt lässt sich feststellen, dass die großen Meister, die im Laufe des letzten Jahrhunderts Yoga in die westliche Welt gebracht haben, tendenziell einen integralen Yoga unterrichteten. Zwar hat jeder Meister entsprechend seinen eigenen Erfahrungen und persönlichen Vorlieben unterschiedliche Schwerpunkte gewählt, doch in ihrer Haltung und Zielsetzung, die mit dem Yoga einhergeht, gleichen sie sich auffallend.

So gesehen erlaubt die Arbeit mit den Energiekörpern unabhängig von jeder Tradition ein tieferes Verständnis der Yoga-Praxis und ihrer Bedeutung für die physisch-geistige Gesundheit und das persönliche Wachstum.

Die zehn Energiekörper im Kundalini-Yoga

Das System der Energiekörper im Kundalini-Yoga, wie es von Yogi Bhajan vermittelt wurde, unterscheidet sich von der allgemein üblichen Darstellungsweise, die im vorangehenden Kapitel angedeutet wurde. Es differenziert *zehn Energiekör-*

per und spricht durchgehend von »Körpern« und nicht von »Hüllen«. Aber auch diesem System liegt das Verständnis zugrunde, dass die zehn Körper das menschliche Energiesystem umfassen und für verschiedene Aspekte des spirituellen Entwicklungsweges stehen. Im Detail werden die Energiekörper im nächsten Kapitel vorgestellt. Die folgende Einführung gibt einen Einblick in die Tradition und führt zu einem Grundverständnis der basalen Techniken.

Yogi Bhajan

Yogi Bhajans vollständiger Name ist Harbhajan Singh Puri. Er wurde am 26. August 1929 im Norden Indiens (damals Pakistan) geboren und verstarb am 7. Oktober 2004 in Espanola/USA.

Bereits im Alter von 16 Jahren wurde er von seinem Meister Sant Hazar Singh als Meister des Kundalini-Yoga anerkannt. Er brachte eine konventionelle Ausbildung zum Abschluss, schlug eine Beamtenlaufbahn beim indischen Staat ein und gründete eine Familie. In den 1960er Jahren folgte er Einladungen nach Kanada und in die USA, um Yoga zu unterrichten. Ihm lag nie daran, Schüler zu sammeln, sondern seine Lehre mit Menschen zu teilen und diese zur Weitergabe zu ermutigen. Er verstand Yoga vor allem als ein System, das neben Körper- und Meditationsübungen auch Heiltechniken wie *Sat Nam Rasayan* und yogische Massage, *Gatka* – eine Kampfkunst, die vor allem von den Sikhs in Indien entwickelt wurde –, Ernährungs- und Lebensführungslehren des *Ayurveda* sowie yogische Lebensweise umfasst.

1971 wurde Yogi Bhajan zum Meister des *Weißen Tantra*, das noch heute in der ganzen Welt in seinem Namen angeleitet wird. Beim weißen Tantra-Yoga kommen in der Regel Hunderte Menschen zusammen, um gemeinsam zu meditieren und ihre Selbsterfahrung zu vertiefen.

Da Yogi Bhajan von Hause aus Sikh war, flossen Elemente seiner religiösen Ausrichtung in dieses Yoga-System mit ein. Wie bereits im Vorwort erwähnt, bestehen zwischen Sikhismus und Yoga enge Verbindungen, da mindestens ein Teil der Sikh-Gurus Yoga-Meister waren.

Das mit dem Sikhismus verbundene Wertesystem spiegelt sich im Lebensweg Yogi Bhajans deutlich wider: So wie der erste Sikh-Guru Nanak bereits lehrte, dass der Pfad zu Gott aus produktiver Arbeit und dem weltlichen Leben eines »Haushälters« bestehe, so beschränkte sich Yogi Bhajan nicht darauf, Yoga zu unterrichten und ein spiritueller Lehrer zu sein. Vielmehr gründete er mehrere Unternehmen, die ihm selbst und seiner Familie sowie zahlreichen seiner Schüler eine unabhängige wirtschaftliche Existenz ermöglichten. In vielen seiner Vorträge hat er erklärt, dass Erfolg und Reichtum keineswegs im Widerspruch zu einer spirituellen Ausrichtung stehen. Vielmehr war für ihn die Entwicklung einer spirituellen Lebenspraxis eine unabdingbare Voraussetzung für all diejenigen, die in der Welt wirksam und erfolgreich sein wollen. Seine Intention war es, den Menschen im Westen eine Yoga-Form zu vermitteln, die in relativ kurzer Zeit Erkenntnisse und Bewusstheit zeitigt, damit sie den Herausforderungen des Alltags gewachsen sind und ihr Leben frei gestalten können. Er vermittelte Kundalini-Yoga als ein starkes und effizientes Übungssystem, das die Basis für einen Lebensweg bildet, auf dem der Mensch gleichermaßen irdisches als auch himmlisches Glück finden kann.

Die Tradition des Kundalini-Yoga (nach Yogi Bhajan)

Ebenso wie der Hatha-Yoga hat Kundalini-Yoga das Aufsteigen der Kundalini-Energie zum Ziel. Der Hatha-Yoga fokussiert darauf, die *Prana-* und *Apana-*Energie (Sonnen- und Mondenergie) zusammenzuführen, um durch das entstehende energetische Gleichgewicht das Bewusstsein zu erhöhen. Der Kundalini-Yoga hingegen kombiniert dem Hatha-Yoga ähnliche Körperhaltungen, dynamische Bewegungsabläufe und bewusste Atemführung mit speziellen Meditationen und Mantras. Damit vereint er in seiner Übungspraxis die wesentlichen Aspekte aller Yoga-Richtungen. Kundalini-Yoga wirkt direkt und effizient und bietet eine ideale Praxis für die moderne, schnelllebige Welt.

Durch die vielfältigen Facetten seiner Übungspraxis führt der Weg des Kundalini-Yoga, bildlich gesprochen, den Menschen von äußeren Anforderungen hin zu den eigenen Bedürfnissen und verschafft ihm damit in schwierigen Situationen mehr Spielraum, mit diesen umzugehen und die Balance zwischen Psyche und Körper zu erhalten. Er ist der goldene Schlüssel für all jene, die den Herausforderungen des Alltags gewachsen und dabei ganz im Einklang mit sich selbst bleiben wollen.

Kundalini-Yoga operiert im Rahmen eines ganzheitlichen Körpermodells: Körperhaltungen *(asana)* und Körperbewegungen auf der Ebene des physischen, materiellen Körpers, Atemübungen *(pranayama)* und Handhaltungen *(mudra)* auf den Ebenen des energetischen, feinstofflichen Körpers und die Meditation auf der mentalen Ebene. Die Übergänge zwischen diesen Ebenen sind fließend, ineinander verwoben und werden gleichzeitig angesprochen:

KÖRPERÜBUNGEN:	Gespür für sich selbst und die eigenen Grenzen entwickeln, Körpersignale wahrnehmen und zuordnen können
BEWUSSTES ATMEN:	Kraft tanken und verbrauchte Energie abgeben
TIEFEN-ENTSPANNUNG:	Stressbewältigung und Freisetzung von Spannung
MEDITATION:	Konzentration, Reflexion und Vorstellungskraft, innere Stille

Kundalini-Yoga ist darauf ausgerichtet, die Urteilsfähigkeit zu erhöhen und die Intuition zu entwickeln. Damit wird Selbstbestimmtheit im persönlichen Leben verankert. Es geht darum, den jeweils individuellen Weg zu mehr Gesundheit, Ausgeglichenheit und Selbstentfaltung zu finden.

Die Yoga-Übungen sprechen den gesamten Körper an. Bei nach innen gerichteter Aufmerksamkeit und einem konzentrierten Nachspüren einzelner Übungen werden die Empfindungen beobachtet, was zu einer verfeinerten Wahrnehmung führt. Unterstützt wird dies durch einen Rückzug der Sinne *(pratyahara)* und der Ausführung von Übungen mit geschlossenen Augen, was die Intensität äußerer Impulse mindert und es erleichtert, die Achtsamkeit bei sich selbst zu halten. Die Übungen selbst haben einen massageähnlichen Effekt und wirken stimulierend auf bestimmte Körperzonen, die als Reflexpunkte für verschiedene Organe fungieren. So ist es möglich, mit spezifischen Yoga-Übungen gezielt auf Organfunktionen einzuwirken. Der meditative Aspekt vieler Übungen und die Meditationen selbst führen zu einem Zustand der Betrachtung, der frei ist vom Denken und zu einer ganzheitlichen Wahrnehmung hinführt, in der Körpersignale und Gefühle gleichzeitig verarbeitet werden.

Kundalini-Yoga kennt zahlreiche feststehende Übungsreihen, *Kriya* genannt, die jeweils eine ganz bestimmte Wirkungsweise haben. So ist es möglich, gezielt Körperfunktionen zu stärken oder auf- und auszubauen und mentale Prozesse zu beeinflussen. In diesem Buch geht es darum, das Bewusstsein für einen ausgewogenen Umgang mit den eigenen Ressourcen zu schärfen und diese für das persönliche Wachstum einzusetzen. Die Effekte des Kundalini-Yoga variieren bei jedem Ausübenden; doch jede Person wird bezüglich ihrer Bedürfnisse und Erwartungen einen Nutzen feststellen können. Generell kann Folgendes durch konstantes Üben von Kundalini-Yoga erreicht werden:

- Schärfere Wahrnehmung und verbessertes Konzentrations- und Auffassungsvermögen führen zu einer größeren Kreativität, was Problemlösungen und den Umgang mit Menschen erleichtert.
- Erhöhte Sensibilität für das eigene Wohlbefinden und ein verbessertes Körpergefühl ermöglichen die realistische Einschätzung der eigenen Kapazität und ein frühzeitiges Gegensteuern bei drohender Überlastung.
- Aktivierung und Stärkung aller Körpersysteme (Herz-Kreislauf-, Nerven-, Immun-, Lymph- und Drüsensystem).
- Stärke im Sinne von Muskelaufbau, Durchhaltevermögen, Flexibilität und Willenskraft.
- Emotionale Ausgeglichenheit und gelassener Umgang mit den alltäglichen Herausforderungen.

Neben diesen beobachtbaren oder messbaren Wirkungen hat Kundalini-Yoga vor allem auch eine energetische Wirkung. Er ist eine Wissenschaft, die an den *sieben Chakras*, der *Bogenlinie* (dem sechsten Energiekörper) und der *Aura* (dem achten Chakra) arbeitet und den Energiefluss im gesamten System nutzt. Wer Kundalini-Yoga praktiziert, lernt diese Energie zu erfahren, zu steuern und in jeder Situation in Balance zu halten. Die Kraft dieser Yoga-Form liegt in der eigenen Erfahrung:

»Die Erfahrung geht direkt in dein Herz und dehnt dein Bewusstsein aus, womit sich auch dein Verständnis von Gnade und Wissen um die Wahrheit erweitert. Schließlich verstehst du dein Dasein in Beziehung zum Universum und erkennst, dass du bereit bist, was wiederum zur praktischen Erfahrung der Unendlichkeit führt. Dann kannst du Kreativität und Unendlichkeit in allen Aspekten deines Lebens ausstrahlen.«[8]

Diesem spezifischen Übungssystem hat Yogi Bhajan noch eine weitere Facette hinzugefügt: Der Yogalehrer hat die Aufgabe, selbst beständig auf einer bestimmten Bewusstseinsebene verankert zu sein, um seinen Schülern eine Orientierung zu bieten und sie auf diese Ebene anheben zu können. Dies erreicht er durch eine konsequente, regelmäßige Yoga-Praxis, die Basis seiner persönlichen Anbindung ist. Yogi Bhajan hat Kundalini-Yoga als »die höchste Wissenschaft der Erfahrung und Bewusstheit« bezeichnet, mit der eine Bewusstseinsübertragung von Mensch zu Mensch einhergeht. Aus diesem Grunde ist Kundalini-Yoga Raja-Yoga, der das Innerste des Schülers erweckt. Auch hierin liegt ein wesentlicher Unterschied zum Hatha-Yoga.

Aufgabe und Funktion der Energiekörper

Nach traditioneller yogischer Auffassung ist der physische Körper nur eine materielle Ausprägung der Energiekörper. Die anderen Körper werden als feinstoffliche Energiekörper beschrieben, die mit dem physischen Körper verbunden sind und über ihn hinausreichen.

Der Kundalini-Yoga nach Yogi Bhajan kennt zehn Körper, die kraftvolle Fähigkeiten der Psyche darstellen. Die Kraft des menschlichen Wesens wird durch das Verhältnis dieser zehn Körper bestimmt.

Jeder Körper wird mit verschiedenen Formen der Körperenergie, mit Emotionen und Gedanken in Verbindung gebracht. Jeder einzelne Körper hat spezielle Aufgaben und kann energetisch gestört sein. Die Vorstellung von zehn verschiedenen, aber zusammengehörenden Körpern erklärt die tieferen, emotionalen Auswirkungen, die Yoga-Übungen haben können.

Die Wurzel jeder Krankheit existiert zuerst in einem dieser Energiekörper, bevor sie sich manifestiert. Aus diesem Grunde kann durch die Stärkung und den Ausgleich der zehn Körper auch die Gesundheit positiv beeinflusst werden. Geht man davon aus, dass Blockierungen, die auf einer subtilen, zum Beispiel der emotionalen, Ebene entstanden sind, Auswirkungen auf den physischen Körper haben, so wirken umgekehrt Übungen aus dem Kundalini-Yoga über den Körper auf die subtilen Ebenen zurück. Die Voraussetzung für eine unterstützende Yoga-Praxis ist die Fähigkeit, zu erkennen, welcher Körper aus dem energetischen Gleichgewicht geraten ist, und dann die entsprechende Technik auszuwählen, um ihn zu stärken.

Es besteht eine Verbindung zwischen den Chakras und den Energiekörpern, beide Systeme gehen fließend ineinander über. Die Chakras werden über die Energiekörper versorgt und geben diese Energie weiter in feinstoffliche Kanäle, die wiederum mit dem physischen Körper verbunden sind. Jedes Chakra ist mit bestimmten Energiekörpern verbunden und kann über sie aktiviert werden.

Yogi Bhajan hat das System der Energiekörper dafür genutzt, spezifische Übungsfolgen zusammenzustellen oder Meditationen auszuwählen, die eine balancierende Rückwirkung auf das menschliche Energiesystem haben. Aufgrund der Komplexität der Wirkungszusammenhänge ist es unabdingbar, die Anleitungen hinsichtlich Dauer und Ausführung einzuhalten, um entsprechende Effekte zu erzielen.

Wenn du diese zehn Körper verstehst und
du dir der zehn Körper bewusst bist, und wenn
du sie in Balance hältst, dann ist das
ganze Universum mit dir im Einklang.
Yogi Bhajan

Eine erste Übersicht der Energiekörper und ihrer wesentlichen Funktionen und Aspekte:[9]

	Körper	Bedeutung	Organ	Chakra	Kosha	Mul-Mantra	Sikh Guru / Tugend
11	**Paralleler Einklang**	Ermöglicht es, alle 10 Körper willentlich zu lenken.			Kausalkörper (karana sharira) Anandamayakosha	GURPRASAD Alles, was ich weiß, ist ein Geschenk der unendlichen Weisheit Gottes.	Siri Guru Granth Sahib (das heilige Buch der Sikhs) unendliche Flexibilität
10	**Ausstrahlungskörper**	Stärke, Mut, spirituelle Erhabenheit und Ausstrahlung.	Gallenblase		Astralkörper (sukshma sharira) Vijnanamayakosha	SAIBANG Ich bin vollkommen, alles ist in mir enthalten.	Guru Gobind Singh Königlicher Mut
9	**Subtilkörper**	Ermöglicht, über die unmittelbaren Realitäten des Lebens hinauszuschauen.	Milz; Knochen			ADSCHUNI Ich wurde niemals geboren.	Guru Teg Bahadur Ruhe
8	**Prana-Körper**	Über die Atmung transportiert der Prana-Körper Lebenskraft und Energie ins System.	Nieren; Körperflüssigkeiten	8. Chakra elektromagnetisches Feld	Pranamayakosha	AKAAL MURAT Mein Wesen ist unsterblich.	Guru Har Krishan Reinheit
7	**Aura-Körper**	Das elektromagnetische Feld, das wie ein Gefäß für die Lebenskraft funktioniert.	Herz; Muskeln	7. Chakra Sahasrara		NIRVVAIR Ich kenne keine Feindschaft, keine Wut.	Guru Har Rai Barmherzigkeit
6	**Bogenlinie**	Zugang zur Projektion und Intuition, befähigt zu Konzentration und Meditation.	Lunge; Haut; Drüsen	6. Chakra Ajna	Astralkörper (sukshma sharira) Vijnanamayakosha	NIRBAUH Ich habe keine Angst.	Guru Har Gobind Gerechtigkeit

	Körper	Bedeutung	Organ	Chakra	Kosha	Mul-Mantra	Sikh Guru / Tugend
5	**Physischer Körper**	Balance: gibt die Fähigkeit, alle Teile des Lebens ins Gleichgewicht zu bringen.	Leber; Nervensystem	5. Chakra Vishuddha	Physischer Körper (sthula sharira) Annamaya-kosha	KARTAR PURKH Das Seiende zeigt sich in meinen Handlungen.	Guru Arjun Selbstaufopferung
4	**Neutraler Geist**	Schenkt Mitgefühl und Zugang zur Seele, Verbindung zur Intuition.	Dickdarm	4. Chakra Anahata	Astralkörper (sukshma sharira) Manomaya-kosha	SAT NAM Das ist meine wahre Identität.	Guru Ram Das Dienen
3	**Positiver Geist**	Stellt die Verbindung zu den Ressourcen und Möglichkeiten einer Situation her; schenkt Ausdauer und einen starken Willen.	Dünndarm	3. Chakra Manipura		KAR Schöpfung	Guru Amar Das Gleichheit
2	**Negativer Geist**	Verleiht die Geduld, der inneren Führung zu folgen.	Blase	2. Chakra Savadhistana		ONG Ausdehnung	Guru Angad Gehorsam Selbstbeherrschung
1	**Seele**	Stellt den Kontakt zur Seele her, die Seele als individueller Ausdruck des Geistes.	Magen	1. Chakra Muladhara	Atman = die wahre Natur des Selbst	EK Ich bin eins.	Guru Nanak Demut

Die zehn Energiekörper und die elfte Dimension

Tantrische Numerologie

Die Tradition des Kundalini-Yoga verknüpft das System der zehn Energiekörper mit einer speziellen Form der Numerologie: der *tantrischen Numerologie.*

Die tantrische Numerologie ermöglicht es, mit Hilfe von Zahlen bestimmte Beziehungen zwischen den Energiekörpern zu verdeutlichen. Die Zahlen 1 bis 12 selbst dienen als Symbole und liefern Interpretationsmöglichkeiten für die mit den jeweiligen Körpern verbundenen Aspekte.

Des Weiteren werden neben den Zahlen die zehn Gurus der Sikhs jeweils einem Energiekörper zugeordnet. Die Gurus verkörpern bestimmte menschliche Tugenden und liefern Inspiration für den spirituellen Entwicklungsweg.

Diese abstrakte, auf Zahlen und Archetypen beruhende Systematik wird durch Zugrundelegung des Geburtsdatums personalisiert. Indem das Geburtsdatum in einzelne Positionen zerlegt wird und diese wiederum zu Quersummen zusammengefasst werden, lassen sich die individuellen Fähigkeiten und Herausforderungen herausarbeiten, denen der Mensch auf dem spirituellen Entwicklungsweg begegnen wird. Dieser Zusammenhang wird damit begründet, dass das Geburtsdatum für einen bestimmten energetischen Zustand im Raum-Zeit-Gefüge steht. Es liefert einen Hinweis auf das energetische Erbe, mit dem der Mensch diese Welt betreten hat.

Die Basis für eine derartige Analyse bildet die Verdichtung der verschiedenen Positionen des Geburtsdatums durch Addition und Bildung von Quersummen. So verdichtet sich jede Position zu einer Zahl des Körpersystems und bildet die Basis für eine weitergehende Betrachtung. Nachfolgend wird diese Vorgehensweise an einem Beispiel verdeutlicht: Geburtsdatum 26. 1. 1965.

	Geburtstag TT	Geburtsmonat MM	Geburtsjahr JJ	Geburtsjahr JJJJ	Geburtsdatum TTMMJJJJ
Bedeutung für die Analyse des Geburtsdatums	Seelenzahl: steht dafür, wie sich der Mensch selbst wahrnimmt. Sie repräsentiert sein inneres Erleben sowie die Beziehung, die der Mensch zu sich selbst pflegt.	Karmazahl: steht für das äußere Erleben, also wie sich der Mensch in Beziehungen zeigt und wie er von anderen wahrgenommen wird.	Geschenkzahl: definiert alle Talente und Fähigkeiten, die dem Menschen zu eigen sind und die er zur Bewältigung des Lebens einsetzen kann – sofern er die Geschenke des Lebens annimmt.	Schicksalszahl: verweist auf latente Fähigkeiten, die der Mensch in diesem Leben zur Meisterschaft bringen kann.	Lebenswegzahl: liefert Hinweise darauf, auf welche Art und Weise der Mensch auf dem Lebenspfad wandelt, um seiner Bestimmung zu folgen.
	Beide Positionen repräsentieren die Herausforderungen, denen der Mensch in diesem Leben gegenübersteht.		Diese Position beschreibt die Mitgift, die der Mensch in diesem Leben erhalten hat.	Die Schicksalszahl steht für das Potenzial, das der Mensch in diesem Leben entfalten soll.	Die Zahl des Weges gibt an, wie die Lebensaufgabe erfüllt wird.
Beispiel: 26. 1. 1965	2 + 6 = **8**	1	6 + 5 = **11**	1 + 9 + 6 + 5 = 21 = 2 + 1 = **3**	2 + 6 + 1 + 1 + 9 + 6 + 5 = 30 = 3 + 0 = **3**

	Geburtstag TT	Geburtsmonat MM	Geburtsjahr JJ	Geburtsjahr JJJJ	Geburtsdatum TTMMJJJJ
Energiekörper	8. Energiekörper = Prana-Körper	1. Energiekörper = Seelenkörper	11 = paralleler Einklang	3. Energiekörper = positiver Geist	3. Energiekörper = positiver Geist
Kurzauswertung des Beispiels	Die Selbstwahrnehmung wird über den Zustand des Prana-Körpers gesteuert.	Die Qualität der Beziehungen wird durch den energetischen Zustand des Seelenkörpers beeinflusst.	Um die zur Verfügung stehenden Ressourcen zu nutzen, muss der Mensch die Aspekte der 11. Verkörperung zum Leben erwecken.	Es besteht ein direkter Zugang zu den Qualitäten des 3. Energiekörpers, die zur Bewältigung des Lebens nutzbar gemacht werden können.	Die Vollendung der Aspekte des 3. Energiekörpers ist maßgeblich für ein erfolgreiches Leben.
Daraus resultierende Aufgaben:	energetische Stärkung des Prana-Körpers	energetische Stärkung des Seelenkörpers	Entwicklung und Integration der Facetten der 11. Verkörperung	Entwicklung der Stärken des 3. Energiekörpers und praktische Umsetzung in der Lebensführung	

Die Numerologie des Geburtsdatums

Die einzelnen Ergebnisse verweisen auf die jeweiligen Energiekörper (in diesem Beispiel auf 8 = Prana-Körper, 1 = Seelenkörper, 11 = paralleler Einklang, 3 = positiver Geist). Das bedeutet, dass sich auf der Basis des Geburtsdatums analysieren lässt, welche Energiekörper gestärkt bzw. nutzbar gemacht werden können. Dies ist zum Beispiel hilfreich, wenn man ein konstitutionsstärkendes Yoga-Programm zusammenstellen möchte oder in herausfordernden Lebenssituationen nach einer Möglichkeit sucht, sich energetisch aufzubauen und die eigenen Ressourcen auszuschöpfen.

Die Kombination von mathematischer Logik mit dem menschlichen Potenzial und dem individuellen Geburtsdatum hilft dabei, das komplexe Energiesystem verstehbarer zu machen und für den eigenen Lebensweg spezifische Handlungsansätze abzuleiten.

Diese Systematik ist in dieses Buch insofern eingeflossen, als dass die Zahlen und die Tugenden der Gurus – neben anderen hilfreichen Symbolen – Assoziationshilfen für die Ausprägung der einzelnen Energiekörper liefern und sie damit leichter erkennbar bzw. wahrnehmbar machen.

Als Einstieg für die Arbeit mit den Energiekörpern, so wie sie im nächsten Kapitel ausführlich beschrieben wird, empfehle ich Ihnen, zunächst einmal Ihr eigenes Geburtsdatum wie oben beschrieben zu analysieren und anschließend die jeweiligen Energiekörper nachzulesen. So nähern Sie sich dem Körper-Energie-System auf persönliche Weise und erhalten möglicherweise sofort Ideen für die praktische Bedeutung.

DIE ZEHN ENERGIEKÖRPER

In diesem Kapitel finden Sie eine ausführliche Beschreibung der einzelnen Energiekörper:

1. Seelenkörper

(die drei Aspekte des Geistes)
2. Negativer Geist
3. Positiver Geist
4. Neutraler Geist

5. Physischer Körper

6. Bogenlinie (Halo)
7. Aura-Körper
8. Prana-Körper
9. Subtilkörper
10. Ausstrahlungskörper

Während seiner Existenz bewegt sich der Mensch durch Zeit und Raum. Aus diesem Grunde ist es wichtig, bei der Arbeit mit den Energiekörpern die Bedeutung dieser beiden Dimensionen einzubeziehen:

11. Dimension – paralleler Einklang
12. Dimension – Zeit

Im Folgenden wird jeder dieser zwölf Aspekte ausführlich beschrieben. Sie erhalten konkrete Anregungen dafür, wie Sie den jeweiligen Energiekörper und die beiden Dimensionen Zeit und Raum durch Ihre Yoga-Praxis, aber auch darüber hinausgehend, stärken können.

Im zweiten Teil dieses Buches finden Sie weitere Erklärungen dazu, wie Sie im Zusammenspiel der Energiekörper Ihre Selbstheilungskräfte aktivieren und Ihren persönlichen Entwicklungsweg gestalten können.

1. ENERGIEKÖRPER
Der Seelenkörper

Meine Seele ist
mein bester Freund.
Yogi Bhajan[1]

Definition und Aufgaben

Der erste Energiekörper stellt den Kontakt zur Seele her. Aus diesem Grund wird er auch als Seelenkörper bezeichnet. Die Seele kann beschrieben werden als die wahre Natur des Selbst *(atman)*. Sie wird häufig assoziiert mit dem göttlichen Funken im Menschen.

Der Seelenkörper stellt den Zugang zum unendlichen Aspekt unseres Daseins her und ermöglicht es, das Fließen des Geistes wahrzunehmen. Das Schlüsselthema dieses Energiekörpers ist es, die Balance zwischen Herz und Verstand herzustellen bzw. zu halten. Was scheint auf, wenn der Geist unter Kontrolle ist? – Die Seele.

Das Herz und seine Empfindsamkeit verkörpern das Tor zur Seele. Dieses Tor lässt sich nur im gegenwärtigen Moment durchschreiten. Wer mit den Gedanken ständig in der Vergangenheit verweilt oder andauernd an die Zukunft denkt, wird nur schwerlich den Zugang zur Seele finden. Es geht also darum, mit der Achtsamkeit immer wieder ins Hier und Jetzt zu kommen. In diesem Zustand kann es gelingen, das gewohnheitsmäßige intellektuelle Abwägen mit den Emotionen in Einklang zu bringen und dabei weder das eine noch das andere zu betonen. Gefühle sind wertvolle Signale, die zu einem besseren Verständnis des Selbst führen, sofern sie beachtet und nicht verdrängt werden. Eine Metapher hierfür ist die Empfehlung, »Herz über Kopf« zu leben. Körperlich gesehen verbinden wir damit eine Bewegung, mit der wir den Kopf so weit vor- und nach unten beugen, dass er sich unter dem Herzen befindet. In diesem Moment tritt der Verstand zurück, und das Herz übernimmt die Führung.

Tugenden und Archetyp

Derartige Körperhaltungen werden über alle Kulturen hinweg als Ausdruck der Demut verstanden, sei es die Verbeugung vor einer Respektsperson oder die andächtige Haltung, die Menschen in Kirchen, Moscheen oder Tempeln einnehmen, indem sie auf die Knie gehen, die Stirn zu Boden bringen und sich vor dem Göttlichen verneigen. Die Ergebenheit gegenüber einer übergeordneten Autorität, aber auch Bescheidenheit und Mitmenschlichkeit gehören zu den Kerntugenden des Seelenkörpers.

Der Archetyp des ersten Seelenkörpers ist der Weise oder die Heilige: ein Mensch, der anderen durch seinen Lebenswandel Beispiel gibt, in jeder Situation der Weisheit des Herzens folgt und seinen Werten treu bleibt.

Guru Nanak galt als ein solcher Mensch. Er verkörperte den Geist der Liebe und des Mitgefühls für alle Lebewesen. Sein Beispiel hat viele Menschen inspiriert, so dass sich basierend auf seinen Lehren die Sikh-Religion entwickelte.

Symbolik

Die Eins ist die Zahl des Seelenkörpers. Sie ist die einzige Zahl, die sich in alle anderen einfügt. Damit repräsentiert sie die Fähigkeit zur Integrität und die Aspekte der Einheit bzw. Einigkeit.

Die Eins fordert uns dazu auf, uns über die Trennung und das Getrenntsein hinauszubewegen. Das bringt den Anfang vom Ende der Einsamkeit mit sich.[2]

Ein anderes Symbol des ersten Energiekörpers ist die Essenz. So wie ein Same alle Informationen der Pflanze in sich trägt, zu der er heranwachsen kann, so beinhaltet der Seelenkörper das menschliche Potenzial, das es zu entfalten gilt. Damit repräsentiert die Eins den ersten kreativen Schöpfungsimpuls. Sie ist wie der Stein, der ins Wasser fällt und Wellen schlägt.

Damit steht die Eins auch für den Beginn von etwas Neuem. Ein Anfang kann immer nur in einem bestimmten Moment vollzogen werden, und doch geht ihm stets ein Ende bzw. ein anderer Zustand voraus.

Diese Assoziation weist auf den Bezug des Seelenkörpers zum menschlichen Zeiterleben hin. Wenngleich die Geburt der Ursprung des menschlichen Lebens ist, bildet unsere familiäre Herkunft den Bezugspunkt zu unserer Vergangenheit. Auch wenn wir uns mit jedem Schritt auf unsere Zukunft zubewegen, so tragen wir doch unsere Vergangenheit immer als Gepäck mit uns herum. Die Eins als Zahl der Einheit fordert uns dazu auf, alle zeitlichen Facetten zu integrieren, damit wir voll und ganz aus der Gegenwart heraus leben können.

Mul-Mantra

Dem Seelenkörper wird das Mantra EK zugeordnet. Es ist die erste Silbe des Mul-Mantras und bedeutet sinngemäß: Ich bin eins. Sein Klang erinnert an das Geräusch eines Steins, der ins Wasser fällt.

Element

Der erste Energiekörper wird durch das Element ERDE beeinflusst. Die Seele selbst assoziieren wir mit Licht und feinstofflichen Qualitäten. Im Gegensatz dazu steht das erdige Element, das den Energiefluss im Seelenkörper ausgleicht und die Seele in der physischen Realität verankert.

Beobachtungskriterien

Über den Seelenkörper drückt sich der Wille zur Existenz aus – er ist eine Quelle und ein Schatz zugleich: Eine Person mit einem energetisch gut versorgten Seelenkörper verfügt über ein sonniges Gemüt und strahlt Geduld und Vertrauen aus. Sie ist feinfühlig und daher in der Lage, mitfühlend auf andere Menschen einzugehen. Darüber hinaus ist sie psychisch und körperlich belastbar, sie spürt ihre Kraft und Vitalität.

Das bedeutet: Wenn Sie in Kontakt mit Ihrer Seele sind, sind Sie ein freundlicher Zeitgenosse, der in sich selbst ruht und herausfordernde Situationen gelassen meistert. Sie haben einen guten Zugang zu Ihrer Kreativität und finden leicht Lösungen für auftretende Probleme. Auch wenn Sie ein umgänglicher Zeitgenosse sind, der gut mit anderen Menschen zurechtkommt und sich in Gruppen einfügen kann, so schätzen Sie dennoch Ihre Unabhängigkeit.

Menschen mit der Karma-Zahl (der Zahl des Geburtsmonats) Eins erleben häufig, dass sie innerhalb einer Gruppe oder Organisation für alle anderen Beteiligten zum Ansprechpartner werden, ohne dies explizit anzustreben. Sie sind die geborenen Moderatoren und Mediatoren: Es fällt ihnen leicht, unterschiedliche Meinungen und Positionen auszugleichen und zu einer verbindenden Position zusammenzuführen. Sie agieren wie eine Vorhut: Sie haben keinerlei Probleme damit, einen ersten entscheidenden Schritt zu machen und sich in Neuland vorzuwagen. Aufgrund der Integrität, die durch den Seelenkörper ausgestrahlt wird, werden sie von anderen problemlos als Führungspersönlichkeit anerkannt.

Symptome bei energetischem Ungleichgewicht

Es hat Auswirkungen auf Ihre Lebensführung, wenn Ihnen die Energie des Seelenkörpers nur eingeschränkt zur Verfügung steht. Im Alltag lassen sich die Folgen besonders bei leistungsorientierten Menschen beobachten. Diese neigen dazu, sich nur wenige Arbeitspausen zu gönnen. Wenn jedoch die Ruhezeiten ausbleiben, die für die körperliche und geistige Regeneration notwendig sind, sorgt die »Hamsterrad-Dynamik« dafür, dass die Impulse der inneren Stimme nicht wahrgenommen werden und der Kontakt zur Seele verlorengeht. Die damit einhergehende Entfremdung von den eigenen Gefühlen führt dazu, dass Überlastungssignale übergangen werden.

Je länger dieser Prozess andauert, desto wahrscheinlicher ist es, dass psychische oder körperliche Gesundheitsbeschwerden auftreten. Der Grad der Leiden wird bestimmt durch die Entfernung von den Seelenimpulsen und der Missachtung gegenüber dem, was im Leben tatsächlich geschieht.

Weitere typische Anzeichen für einen gestörten Energiefluss im Seelenkörper sind zum Beispiel:

- Das Gefühl einer latenten, ständigen Anstrengung, so, als wenn Sie sich mit angezogener Handbremse durch das Leben bewegen würden.
- Schwierigkeiten, vergangene Erfahrungen hinter sich zu lassen. Das Gefühl, in der Vergangenheit steckengeblieben zu sein.
- Das Bedürfnis und die beständige Suche nach Selbst-Ausdruck.
- Ständig kreisende Gedanken. Häufig über Dinge zu sprechen, die man vorhat, ohne sie in die Tat umzusetzen. Fehlende Kreativität.
- Ruhelosigkeit. Mangel an Selbstfürsorge.
- Das Gefühl von Einsamkeit und Angst vor dem Verlassenwerden oder dem Alleinsein.

- Man empfindet gewisse Erlebnisse mit Menschen bzw. innerhalb einer Gruppe als unangenehm. Frustration über die Unvollkommenheit anderer Menschen.
- Die energetische Unterversorgung des Seelenkörpers kann mit bestimmten Krankheitsbildern einhergehen, zum Beispiel mit Depressionen, Burnout, sexueller Dysfunktion und Verstopfung.
- Finanzielle Schwierigkeiten und latenter Geldmangel deuten auf ein energetisches Ungleichgewicht im Seelenkörper in Verbindung mit dem ersten Chakra hin.

Energetische Wirkungszusammenhänge

Der Seelenkörper ist der Bezugspunkt für alle anderen neun Energiekörper: Sie alle dienen der Seele und haben die Aufgabe, sie auf der Reise durch das Leben zu unterstützen.

Es gibt allerdings einige besondere Wirkungszusammenhänge mit anderen Aspekten des menschlichen Energiesystems:

1. mit dem fünften Energiekörper, dem physischen Körper:
Der Seelenkörper ist auf organischer Ebene mit dem Magen verbunden, der psychosomatisch mit dem Wunsch nach Geborgenheit und Einssein assoziiert wird.

2. mit dem neunten Energiekörper, dem Subtilkörper:
Der erste und der neunte Energiekörper stehen in einer Art energetischer Wechselbeziehung. Sie werden beide vom Element ERDE regiert. Der Energiezustand des Subtilkörpers wirkt auf den des Seelenkörpers ein und bestimmt den Grad, in dem es möglich ist, dem Ruf der Seele durch das Leben hindurch zu folgen.

3. mit dem parallelen Einklang, der Dimension des Raums:
In der tantrischen Numerologie setzt sich die Zahl 11 aus der

Gesamtheit der zehn Energiekörper und der Eins als Symbol für die Seele zusammen. Die Elf beschreibt den spirituellen Entwicklungsweg der Seele, auf dem die zehn Energiekörper entwickelt werden, um sich mit der Seele zu verbinden.

Vor diesem Hintergrund erklärt sich die Verbindung zwischen dem Seelenkörper als Atman, der wahren Natur des Selbst, zu *Anandamayakosha*, dem Kausalkörper *(karana shayari)*. Aus der Tiefe des Kausalkörpers speist sich die Stimme der inneren Führung, deren Ruf wir folgen, wenn wir unsere Bestimmung erfüllen.

4. mit dem Zeiterleben, der zwölften Dimension:
Es erfordert Ruhe und Achtsamkeit, um die Impulse des Seelenkörpers wahrnehmen zu können. So, wie uns die elfte Dimension hierfür den notwendigen Raum gibt, finden wir in der zwölften Dimension die ausreichende Zeit, um der Stimme unseres höchsten Selbst zu lauschen.

Der Seelenkörper steht weiterhin in einem energetischen Wirkungszusammenhang mit dem Chakra-System, vor allem:

5. mit dem ersten Chakra:
Das erste Chakra spiegelt die Themen des Seelenkörpers auf der physischen Ebene: Im ersten Chakra ruht der ursprüngliche Lebensimpuls. Durch die Aktivierung der Kundalini-Energie wird die Geburt der Seele in die materielle Welt hinein eingeleitet. Das erste Chakra steht in Verbindung mit den psychischen Themen Urvertrauen und Standfestigkeit. Auf körperlicher Ebene reguliert es die Ausscheidung über das Rektum und versorgt den Bewegungsapparat, insbesondere die Wirbelsäule und die Gelenke der Beine. Damit assoziiert sind die Themen des Loslassens und des Voranschreitens; beide sind ebenfalls Entwicklungsaspekte des Seelenkörpers.

6. mit dem zweiten Chakra:
Das zweite Chakra ist über die Welt der Empfindungen und Gefühle energetisch mit dem Seelenkörper verbunden.

7. mit dem vierten Chakra:
Das vierte Chakra wird auch das energetische Herzzentrum genannt. Es reguliert die Funktion des Herzens und der Atemorgane. Der Energiezustand beeinflusst die Fähigkeit zu Empathie, Fürsorge und (Selbst-)Liebe. Die Geöffnetheit des Herzzentrums ist die Voraussetzung dafür, dass die Kundalini-Energie von den unteren Chakras zu den oberen Chakras aufsteigen kann und der seelische Wachstumsprozess angeregt wird.

Den Seelenkörper stärken und entwickeln

Die Herausforderung bei diesem Energiekörper liegt darin, Kopf und Herz miteinander in Harmonie zu bringen. Es geht darum, eine Balance zu finden zwischen der Intelligenz und dem, was das Herz will. Dies gelingt dann, wenn der Geist dafür benutzt wird, dem Ruf der Seele zu folgen und die eigene Wahrheit zu leben.

Die Seele ist essenzieller Bestandteil des menschlichen Energiesystems, jeder Mensch kann Zugang zu ihr finden. Die Seele fragt stets danach, was ihr dient. Hieran misst sie alle Gegebenheiten des Lebens. Sie kennt nur die Klassifizierungen »richtig« oder »falsch«; sie ist weder manipulierbar noch steuerbar. Ihre Stimme ist nur wahrzunehmen, wenn der Mensch nach innen lauscht. Hierfür braucht man lediglich einen Moment der Ruhe und des meditativen Rückzugs.

Diese seelische Wahrheit wird im Zustand der geistigen Stille erfahren, die in tiefer Meditation erreicht wird. In der Meditation blickt das Bewusstsein auf die Seele selbst.[3] Aus diesem Grunde ist eine kontinuierliche Yoga- und Meditationspraxis wesentliche Voraussetzung dafür, den Kontakt zur

Seele aufrechtzuerhalten und ein ausgewogenes und erfülltes Leben zu führen.

Wenn Sie jenseits des Yoga den Seelenkörper gezielt stärken wollen, ist es wichtig, an der Bewusstheit der Seele zu arbeiten. Dies erreichen Sie zum Beispiel, indem Sie Texte lesen, die Ihre spirituelle Entwicklung anregen. Eine weitere Möglichkeit ist es, sich mit der eigenen Herkunft zu beschäftigen. Im Rahmen der Biographie-Arbeit können Sie die verdrängten Aspekte der Vergangenheit bewältigen und schlummernde Ressourcen aufdecken, so dass Ihre persönliche Geschichte zu einer Kraftquelle wird.

Entwicklungsfragen zur Selbstreflexion:

1. Wie schätze ich den energetischen Zustand meines Seelenkörpers ein? Welche Zeichen eines Ungleichgewichts beobachte ich an mir?
2. Wie oft nehme ich mir Zeit und Raum für meditative Selbstversenkung?
3. Was könnte dazu beitragen, meine Meditationspraxis aufzubauen bzw. zu intensivieren?
4. Bin ich mit meiner Vergangenheit im Reinen? Welche Ereignisse sind unverarbeitet und warten darauf, abgeschlossen zu werden?
5. Bin ich eher ein Kopf- oder ein Bauch-Mensch? Wie leicht bzw. schwer fällt es mir, der Stimme meines Herzens zu folgen?

Der körperorientierte Yoga wird zur spirituellen Praxis in Aktion, sofern es gelingt, die Übungen aus dem Herzen heraus zu praktizieren. Gönnen Sie sich nach jeder Asana oder Meditation einen Moment nach innen gerichteter Achtsamkeit, um die Effekte der Yoga-Praxis wahrzunehmen und Ihre Feinfühligkeit zu schulen.

Yoga kennt verschiedene Übungen und Techniken, um den Energiefluss im Seelenkörper und den mit ihm in direkter Wechselbeziehung stehenden Energiezentren bzw. -körpern anzuregen:

Allgemeine Empfehlungen für eine unterstützende Yoga-Praxis:

- Übungen, die den Beckenboden stärken.
- Erdende Übungen, zum Beispiel Spürübungen in die Beine und Füße.
- Asanas, die den Brustraum öffnen und eine vertiefte Atmung ermöglichen.

Spezifische Meditationen aus dem Kundalini-Yoga nach Yogi Bhajan:

- Meditationen »Kirtan Kriya« und »Der Meister«, siehe Praxisteil in diesem Buch.
- Unterstützende Mantras:
  - Mul-Mantra
  - ONG NAMO GURU DEV NAMO
  - SA TA NA MA
  - WAHE GURU WAHE DSCHIO
  - OM, AUM

Die drei Aspekte des Geistes

Die Beziehung zwischen der Seele und dem universalen Feld wird über den menschlichen Geist hergestellt: Der individuelle Geist ist ein Teil des universalen Feldes oder Bewusstseins *(chitta)*. Er ermöglicht dem Menschen, sich sowohl äußerlich als auch innerlich gewahr zu sein. Das Licht, das vom individuellen Geist ausgeht, wird aus dem Seelenkörper gespeist. Während die Seele für die Dauer der Inkarnation an den physischen Körper gebunden ist, kann sich der Geist frei bewegen. Er sollte der Seele dienen, indem er ihre Impulse aufnimmt und diese befolgt. Dies geschieht dadurch, dass der Geist in Kontakt mit der Seele und dem Körper gebracht wird und deren Signale bewusst verarbeitet. So gesehen hat der Geist quasi eine Filterfunktion für all unsere Erfahrungen und für die Impulse der Seele.

Der Geist ist unabhängig von Zeit und Raum und produziert normalerweise unablässig Gedanken. Die Yogis sagen, dass der Geist tausend Gedanken während eines Augenzwinkerns erzeugt. Diese speisen sich nicht allein aus der Seele oder der körperlichen Wahrnehmung, sondern vermischen sich auch mit Impulsen aus der allgemeinen Umgebung, zum Beispiel aus der uns umgebenden Landschaft oder den Gedankenwelten und Psychen anderer Menschen in unserem Umfeld.

In der Offenheit des Geistes, dem »Point of Stillness«, der auch als leer *(shuniya)* beschrieben wird, ist es möglich, die Seelenimpulse von den äußeren Einflüssen zu unterscheiden. Aus yogischer Sicht hat auch der Geist eine eigene Struktur, ähnlich dem physischen Körper, nur sehr viel subtiler; und er hat einen eigenen Energiefluss. Beides kann durch gezielte Atemübungen, Asanas, Mudras und Mantras beeinflusst werden. Aus diesem Grund kommt der Meditation eine so große Bedeutung zu, denn sie trainiert den Geist darin, zur Ruhe zu kommen. Die Meditationen, die Yogi Bhajan vermittelt hat, haben die Beruhigung des Geistes zum Ziel. Dabei wird dem Geist – je nach Meditationsform – eine eigene Erfahrungswelt angeboten, etwa indem er auf den Atemrhythmus oder auf das Dritte Auge gerichtet wird oder indem man ihn ausschließlich von einem Mantra erfüllt sein lässt. Dadurch wird dem Geist für die Meditationsdauer der Boden für ständige Bewegungen entzogen, der fortwährende Gedankenstrom wird unterbrochen, und der Geist kann sich schließlich beruhigen.

Jeder Mensch hat seinen ganz speziellen Zugang zum Geist, den andere nicht besitzen. Wenn der Geist in irgendeiner Weise verzerrt bzw. sein Energiefluss unterbrochen ist, beeinflusst dies alles, was wir tun, oder es hemmt uns in dem, was wir tun könnten. Um mit dem Geist zu arbeiten, benötigen wir ein praktisches Wissen über seine Struktur und seine Funktionen, das uns erlaubt, den Gedankenstrom zu dirigieren.

Die yogische Philosophie lehrt, dass der menschliche Geist maßgeblich durch die drei *Gunas*, die Grundeigenschaften *Tamas, Rajas* und *Sattva* sowie die *fünf Elemente* beeinflusst wird. Tamas verhält sich analog zu Masse, die schwer ist, langsam reagiert und eher passiv ist. Rajas steht für Energie, ist aktiv und feurig und ermöglicht Transformation. Sattva als der Licht-Aspekt ist fein, erhaben, klar und neutral. Diese drei Prinzipien (Masse – Energie – Licht) sind die Grundlage der Schöpfung und regieren alle natürlichen Prozesse. Sie spiegeln sich im menschlichen Geist wider und werden hierbei zu *Manas* (die Reflexion von Tamas / Masse), *Ahamkara* (die Reflexion von Rajas / Energie) und *Buddhi* (die Reflexion von Sattva / Licht). Zusammen verbinden sie sich zum universalen Geist, der *Chitta* genannt wird.

Manas entspricht der äußeren Schicht des individuellen Geistes, dem Verstand, der die Daten der Sinneseindrücke verarbeitet. Ahamkara nennt man die innere Schicht, welche die Persönlichkeit oder Ich-Gestalt des wahren Selbst repräsentiert. Der Buddhi-Aspekt steht für die menschliche Intelligenz, für die Vernunft, die uns ermöglicht, Bewertungen vorzunehmen und Entscheidungen zu treffen. Die jeweils aktive Schicht des Bewusstseins dehnt sich aus und bewirkt, dass sich die anderen beiden Schichten zusammenziehen.

Die Gunas bewirken, dass sich die Seele und der menschliche Geist mit dem irdischen Reich verbinden, das heißt, sie sorgen dafür, dass aus Gedanken und Ideen konkrete Vorhaben werden, die zu Handlungen führen und sich in der materiellen Welt manifestieren. Die Seele durchläuft dabei einen Prozess, in dem sie mit den dichtesten materiellen Zuständen, den fünf Elementen, verschmilzt. Die fünf Elemente Erde, Wasser, Feuer, Luft und Äther/Raum stellen ein Erfahrungsfeld für den menschlichen Geist dar, und mit Hilfe des Geistes können die Elemente zu einem harmonischen Ausgleich gebracht werden. Dieser Prozess wird im Kapitel »Die zehn Energiekörper und die fünf Elemente« näher beschrieben.

Im Geist existiert eine Kluft zwischen den Gunas, den unpersönlichen, natürlichen Eigenschaften, und der Ausprägung des einzelnen Gedankens durch den individuellen Geist. Der Schlüssel, mit dem sich der menschliche Geist steuern und ausbalancieren lässt, liegt in dem Wissen darüber, wie unsere persönlichen Reaktionen und Gefühle auf die Gedankenwelt einwirken. Auf dieser Basis können wir gezielte Yoga-Techniken und Meditationen üben, um den geistigen Zustand so weit unter Kontrolle zu bringen, dass der Gedankenstrom zur Ruhe kommt.

Die Tradition des Kundalini-Yoga kennt drei funktionale Aspekte des Geistes – *negativ, positiv* und *neutral* –, die mit den drei unpersönlichen Eigenschaften der Natur interagieren.

Yogi Bhajan hat dieser Thematik zahlreiche Yoga-Klassen gewidmet und spezifische Meditationen gelehrt, die er in einem umfangreichen Buch zusammengefasst hat.[4] Diese drei Aspekte, die sich wiederum in weitere geistige Facetten verzweigen, regieren den menschlichen Geist.

Aus energetischer Sicht zählt der Geist auf dieser Ebene zum Astralkörper, dem *Manomayakosha.* In dessen subtilem Feld werden die Sinneswahrnehmungen verarbeitet. Des Weiteren beeinflusst der Astralkörper das Unterbewusstsein, unsere Wünsche und Handlungstendenzen. Auch die Fähigkeit zu verstandesmäßiger Erkenntnis und das Bewusstsein, ein individuelles Selbst zu sein, fußen auf der Erfahrung im Astralkörper.

Im System der zehn Energiekörper nach Yogi Bhajan repräsentieren die drei geistigen Hauptaspekte jeweils einen eigenen Energiekörper, der wiederum mit dem Subtilkörper, dem neunten Energiekörper, verbunden ist. Der positive, negative oder neutrale Geist ist vergleichbar mit einer individuellen Handschrift, die unsere Reaktionen auf Dinge, Gedanken und Gefühle zum Ausdruck bringt. Die drei geistigen Aspekte und ihre jeweilige energetische Bedeutung werden auf den nachfolgenden Seiten ausführlich beschrieben. An dieser Stelle soll lediglich ihre besondere Bedeutung für den menschlichen Entwicklungsprozess hervorgehoben werden. Hierfür kommt dem neutralen Geist eine zentrale Aufgabe zu. Er wertet sowohl die höheren seelischen Impulse als auch die Sinneswahrnehmungen für das Ego, für die individuelle Identität aus.

Bei einem erleuchteten Menschen sind alle drei geistigen Aspekte stark und ausgewogen. Dann agiert der Geist flexibel, kreativ und ist in der Lage, die Einzigartigkeit der Seele zu reflektieren. Der Yoga lehrt, dass dieser Zustand nur durch eine kontinuierliche Yoga-Praxis erreicht werden kann, die insbesondere intensive Meditation umfasst. Die Erfahrungen, die dabei gemacht werden, sind Kundalini-Erfahrungen sehr ähnlich.[5] Die Techniken des Yoga wirken über den Energiefluss harmonisierend auf den geistigen Zustand ein, erweitern das Bewusstsein und ermöglichen es dem Yogi schließlich, den Gedankenstrom immer öfter anzuhalten und mental still zu werden. So wie es Patanjali am Anfang des *Yoga-Sutra* formuliert hat: *yogas citta-vritti nirodhah* – Yoga ist der innere Zustand, in dem die seelisch-geistigen Vorgänge zur Ruhe kommen.[6]

Wenn jedoch einer der drei geistigen Aspekte stärker als der andere ist bzw. sie nicht ausgewogen miteinander interagieren, bleiben die Gedanken in einer geistigen Facette hängen und können nicht neutralisiert werden. Die Folge sind bestimmte Denk- oder Verhaltensmuster, aus denen wir uns nicht zurückziehen können und die unser Wachstum blockieren.

Der erfahrene Yogi kann mit Hilfe der Praxis seinen Bewusstseinszustand gezielt beeinflussen, indem er bestimmte Meditationen auswählt, die die energetische Balance wiederherstellen. Dabei ist die Kundalini-Erfahrung dem Zustand der Stille *(shuniya)* verwandt.[7] In den meisten Fällen ist es der neutrale Geist, den es zu stärken gilt. Aber lesen Sie zunächst, welche energetischen Auswirkungen folgen, wenn die drei geistigen Aspekte im Ungleichgewicht sind, und wählen Sie einen aus, bei dem Sie aktuell den größten Handlungsbedarf vermuten.

2. ENERGIEKÖRPER
Der negative Geist

Wenn der physische Körper nicht mit der Energie der Seele fließen kann, kann die Seele nicht den Körper regieren. Dann ist das menschliche Leben verloren. Die Beziehung zwischen dem menschlichen Körper und der Seele ist wie die Beziehung zwischen einem Liebenden und einer Geliebten. …
Die Seele ist Teil des gesamten Lebens, so wie die Geliebte Teil des Liebenden ist.

Yogi Bhajan[8]

Definition und Aufgaben

Der negative Geist ist eine der drei Facetten des Geistes. Mit ihm ist die Fähigkeit verbunden, Risiken wahrzunehmen und richtig einzuschätzen. Daraus ergibt sich die Notwendigkeit, all jenes abzulehnen, was Schaden anrichten könnte oder den Menschen daran hindert, dem ihm bestimmten Lebensweg zu folgen. Aus dem Aspekt des Nein-Sagens leitet sich die Bezeichnung des zweiten Energiekörpers als der »negative« Geist ab. In diesem Sinne meint der Begriff »negativ« nicht schlecht oder falsch. Vielmehr verweist er auf die Schutzfunktion eines wachen Bewusstseins. Daher wird der negative Geist in diesem Kontext häufig auch als »protective mind« bezeichnet.

Der zweite Energiekörper nimmt die seelischen Impulse des ersten Körpers auf. Dies weist auf das innige Verhältnis von Körper, Geist und Seele hin. Wenn Körpersignale und Gefühle bewusst wahrgenommen werden und daraus entsprechende Handlungen folgen (bzw. schädliches Verhalten unterlassen wird), kann die Trennung zwischen der körperlichen und der geistig-seelischen Ebene überwunden werden. Auf diese Weise wird das menschliche System immer wieder aufs Neue ausbalanciert. Dieser Zustand ist der fruchtbare Boden, aus dem schließlich persönliches Wachstum entsteht.

Tugenden und Archetyp

Der negative Geist verkörpert die Tugenden der Standfestigkeit und des Gehorsams. Dabei geht es weniger um Befehlstreue gegenüber anderen Menschen oder um Unterordnung unter irgendeine äußere Autorität. Vielmehr fordert der Bereich des zweiten Energiekörpers dazu auf, dem Ruf der eigenen Seele zu folgen! Diese Folgsamkeit gegenüber dem höchsten Selbst *(atman)* führt zur Überwindung des Ego und bringt uns in Kontakt mit der Stimme des Herzens. Das Ego repräsentiert den geistigen Aspekt, der alles berechnen und kontrollieren will und uns dazu veranlasst, ausschließlich auf den eigenen Willen zu hören, ohne Rücksicht auf die Belange anderer Menschen zu nehmen.

Der Bereich des negativen Geistes verbindet uns mit unserer kreativen Schöpfungskraft und birgt ein klares Urteilsvermögen. Er wird von der Fähigkeit repräsentiert, sich selbst wie auch die Sinne zu beherrschen. Alle diese Aspekte werden benötigt, wenn der Mensch einer von seiner Seele bestimmten Aufgabe dient und den daraus resultierenden Anforderungen gerecht werden möchte.

Diese Form der selbstgewählten Folgsamkeit entspringt einer Regung des Herzens. Aus diesem Grund ist dem negativen Geist der Archetyp des Liebenden zugeordnet – einem Menschen, der aus Liebe zur gesamten Schöpfung und der Sehnsucht nach Vereinigung mit dem höchsten Selbst dem Ruf seiner Seele folgt. Dieser Akt des egofreien, selbstlosen Dienens wird typischerweise mit dem Archetyp der Mutter assoziiert, die in der Schwangerschaft ihre kreative Schöpfungskraft ausdrückt. Zugleich ist die Mutter diejenige, die ihr Kind vor Gefahren schützt und ihm beibringt, wie es Gefahren erkennt und sich selbst schützen kann.

In der tantrischen Numerologie werden die Tugenden des negativen Geistes vom zweiten Guru der Sikhs verkörpert. Guru Angad folgte 1539 auf Guru Nanak. Seine Lebensweise stand für Disziplin, Ausdauer und Standhaftigkeit. Durch sein Beispiel zeigte er die Würde ehrlicher Arbeit und die Bedeutung, erst anderen zu geben, bevor man selber nimmt.

Symbolik

Die Zahl des negativen Geistes ist die Zwei. Auf körperlicher Ebene wird sie symbolisiert durch die paarigen Organe: Nieren und Keimdrüsen bzw. Geschlechtsorgane, die im energetischen Einflussbereich des zweiten Energiekörpers liegen.

Die Zwei verweist auf die Aspekte der Dualität, Polarität oder Trennung. Es braucht mindestens zwei Teile (1 + 1), um Unterschiede und Grenzen zu erkennen oder um etwas zueinander in Beziehung zu setzen.

Die am häufigsten dem zweiten Energiekörper zugeordnete Assoziation ist das Bild des Wassers, auf dessen Oberfläche sich Ringe abzeichnen, die sich bilden, wenn der Stein ins Wasser gefallen ist. Diese Metapher ist demnach die Fortführung des ins Wasser fallenden Steins, der den Seelenkörper symbolisiert.

So vielfältig wie die Menschheit sind auch die unterschiedlichen Erscheinungsformen und Aggregatzustände des Wassers. Es reagiert auf jeden äußeren Impuls, bleibt dabei flexibel und beweglich und passt sich perfekt den jeweiligen Gegebenheiten an. Doch trotz dieser unglaublichen Anpassungsfähigkeit verweist die Symbolik des Wassers auch auf die bestehenden Unterschiede, indem es die es umgebenden Gegenstände widerspiegelt oder zwei Ufer voneinander abgrenzt. Hierin drücken sich die trennenden Aspekte aus, denen wir im Bereich des zweiten Energiekörpers begegnen: Dualität, Ungleichheit, Polarität und Entscheidung (ja oder nein sagen).

Ein weiteres Symbol des negativen Geistes ist der Mond, der häufig auch mit den weiblich-mütterlichen Qualitäten assoziiert wird. Der Mond steht für die geistige Fähigkeit zur Reflexion: Er strahlt nicht aus sich selbst heraus, sondern reflektiert das Licht der Sonne so, wie sich im negativen Geist das Licht der Seele widerspiegelt. Die Mondenergie bringt uns in Verbindung mit unseren Gefühlen und den Instinkten, die uns auf mögliche Gefahren hinweisen.

Mul-Mantra

Mit dem negativen Geist ist das Mantra ONG verbunden, das sinngemäß mit den Begriffen der Expansion und Ausdehnung übersetzt wird. Seine Klangschwingung ähnelt dem Nachhall und der Vibration eines angeschlagenen Gongs.

Element

Der negative Geist wird energetisch durch das Element WASSER regiert. So wie das Wasser fließt und sich dabei jeder äußeren Form anpasst, so regt es die mit dem zweiten Energiekörper einhergehenden Fähigkeiten an, die ein hohes Maß an Flexibilität verlangen: Anpassung in der Beziehung zu anderen Menschen, kreative Gestaltung und Problemlösung usw.

Beobachtungskriterien

Ein Mensch mit einem ausbalancierten zweiten Energiekörper hat einen guten Zugang zu anderen Menschen: Er ist fähig, anderen auf der jeweiligen Ebene zu begegnen, auf der sie zugänglich sind. Der negative Geist bringt auch ein umsichtiges und fürsorgliches Verhalten mit sich. Dieser mitmenschliche Umgang erfordert Empathie, also ein gutes Einfühlungsvermögen bzw. Mitgefühl, sowie ein gewisses Maß an (Selbst-)Reflexion.

Zudem ist der negative Geist der energetische Träger der menschlichen Kreativität.

Diese kann sich ebenso in künstlerischen Aktivitäten ausdrücken wie auch in einer guten Alltagsbewältigung oder in beruflichem Erfolg.

Wer all diese Qualitäten entwickelt hat, wird leicht mit seinen Mitmenschen in Kontakt kommen und in Konfliktfällen schnell Lösungsansätze aufzeigen können. Jemand, der über einen ausgewogenen negativen Geist verfügt und seine Funktion im Leben zu nutzen weiß, wird weitgehend gesund und ausgeglichen sein.

Symptome bei energetischem Ungleichgewicht

Wenn Sie auf einen Nörgler treffen, einen Menschen, der stets das Haar in der Suppe sucht, oder jemanden, der im Jammertal sitzt, dann haben Sie es mit Menschen zu tun, deren negativer Geist unausgeglichen ist. Ein typisches Verhalten solcher Menschen ist es auch, entweder alle Schuld konsequent von sich zu weisen und anderen hinzuschieben oder aber sich selbst alle Schuld der Welt aufzuladen. Darüber hinausgehend kann ein blockierter oder unausgeglichener Energiefluss im Körper des negativen Geistes folgende Ausprägungen annehmen:

- Aus dem psychosomatischen Blickwinkel wird andauernde Negativität als wesentliche Ursache für Gesundheitsbeschwerden angesehen. Folgende Erkrankungen weisen auf einen unausgeglichenen Energiehaushalt des negativen Geistes hin: Infektionen der Nieren, Blasenentzündung, Menstruationsbeschwerden, Erkrankungen der Geschlechtsorgane, sexuelle Störungen, Bandscheibenvorfälle im Bereich des 3./4. Lendenwirbels, Migräne.
- Schmerz kann wie ein Fingerzeig des Körpers verstanden werden: Wenn wir Schmerz erfahren, kommen wir mit dem Bereich in uns in Kontakt, der schmerzt. Etwas in uns ist aus der Balance geraten oder von unserem Bewusstsein

abgetrennt. Wir sind bestrebt, notwendige Anpassungen vorzunehmen, um den Schmerz zu lindern. B. K. S. Iyengar beschreibt Schmerz als »… einen großen Philosophen, weil er ständig daran denkt, wie er sich selbst abschaffen kann, und weil er Disziplin verlangt«.[9]

- Kontaktschwierigkeiten: Dem Menschen fehlt es an Einfühlungsvermögen; er hat kein Bewusstsein für die Grenzen anderer Menschen und ist unfähig, sich auf andere einzustellen. Möglicherweise fühlt er sich schnell von anderen getrennt oder ausgegrenzt.
- Es besteht eine unerfüllte Sehnsucht nach der Gesellschaft anderer Menschen. Dieser »Hunger« kann zu übertriebener Anpassung führen: Man ist leicht durch andere beeinflussbar, folgt der Meinung anderer statt der eigenen inneren Stimme.
- Es mangelt an Bewusstsein für den eigenen »blinden Fleck« und / oder die Absichten anderer. Die damit einhergehende Naivität ermöglicht es anderen Menschen, die gezeigte Treue zu missbrauchen. Im schlimmsten Fall kann das Bedürfnis des Dazugehören-Wollens in schlechte Gesellschaft oder missbrauchende Beziehungen führen.
- Überbetonung der Intuition unter Außer-Acht-Lassen von offensichtlichen Gefahren und Risiken. Oder im anderen Extrem: Angststörungen; jemand denkt ständig darüber nach, was schiefgehen könnte, hat irreale Ängste.
- Schuld- und Schamgefühle.
- Diskriminierendes Denken; Abwertung anderer.

Energetische Wirkungszusammenhänge

Der negative Geist ist energetisch

1. eng mit dem achten Energiekörper, dem Prana-Körper, verbunden:

Während der zweite Körper die Sehnsucht ausdrückt, irgendwo dazuzugehören, ist der Prana-Körper der persönliche

Energiehaushalt. Energie wird benötigt, um sich bzw. etwas in Bewegung zu setzen, kreative Prozesse anzustoßen oder um mit anderen Menschen in Kontakt zu treten. Prana als die ursprüngliche Lebensenergie reguliert zudem alle organischen Prozesse und den Gesundheitszustand.

Darüber hinaus gibt es weitere Wirkungszusammenhänge mit anderen Aspekten des menschlichen Energiesystems:

2. mit dem ersten Energiekörper, dem Seelenkörper:
Jede Aktivität im Leben hat ihren Ursprung im Seelenkörper. Der zweite Energiekörper erschafft und formt aus dieser ursprünglichen Lebenskraft bleibende Kreationen.

3. mit dem dritten Energiekörper, dem positiven Geist, bzw.
4. mit dem vierten Energiekörper, dem neutralen Geist:
Der negative Geist steht mit den beiden anderen Facetten des Geistes, dem positiven und dem neutralen Geist, in einer energetischen Wechselbeziehung. Wenn alle drei Energiekörper miteinander arbeiten, ist der Mensch in der Lage, die Risiken und Chancen einer Situation abzuwägen und die eigene Position zu bestimmen bzw. die richtigen Entscheidungen zu treffen.

5. mit dem fünften Energiekörper, dem physischen Körper:
Das mit dem negativen Geist energetisch verbundene Organ ist die Blase, die auch einen Bezug zum zweiten Chakra hat (siehe unten).

6. mit dem zweiten Chakra:
Das zweite Chakra spiegelt auf der körperlichen Ebene die Themen des negativen Geistes wider:

- Es besteht ein energetischer Wirkungszusammenhang mit den »Wasserorganen« des Körpers: Blase, Nieren und den Keimdrüsen bzw. den Geschlechtsorganen.

- Bei Männern wird das Element Wasser durch den Samen repräsentiert, bei Frauen ist es die Flüssigkeit, die den sexuellen Akt möglich macht.
- Der Aspekt der Sexualität als biologischer Schöpfungsimpuls und Ausdruck der ursprünglichen kreativen Energie sowie als Symbol der Vereinigung der zwei entgegengesetzten Pole: Mann und Frau. Yogis und Yoginis benutzen die sexuelle Energie bewusst für kreative Prozesse, zum Beispiel in Projekten, Kommunikation, künstlerischem Schaffen etc. und um in tantrisch gelebter Sexualität eine große Einheitserfahrung zu erleben.

Den negativen Geist stärken und entwickeln

- Nein sagen (üben): das, was letztendlich unbefriedigend ist, verneinen. Kehren Sie Dingen oder Beziehungen, die nicht mehr auf einem hohen Niveau befriedigend sind, den Rücken.
- Risiken kalkulieren und sich selbst schützen: zum Beispiel Business- / Finanzpläne aufstellen, sich einen Überblick über die finanzielle Situation und die zu erwartende Entwicklung verschaffen.
- Realistische Einschätzung: Voraussicht und Geduld entwickeln, um den richtigen Moment für eine erfolgreiche Handlung abzupassen.
- Körperliche und emotionale Balance: sich bewusstmachen, dass der Körper stets den Zustand der Psyche widerspiegelt. Die eigene Kreativität ins Fließen bringen und ausdrücken. Viel trinken; den Flüssigkeitshaushalt im Gleichgewicht halten.
- Bewusst unterstützende und befriedigende Beziehungen zu anderen Menschen pflegen: sich mitteilen; Dinge und Erfahrungen miteinander teilen.
- Das Leben genießen: Lernen Sie, mit dem Leben zu fließen, und haben Sie Spaß daran! Vertrauen Sie Ihrer Fähig-

keit, sich selbst zu schützen und mit jeder herausfordernden Situation angemessen umzugehen.

Entwicklungsfragen zur Selbstreflexion:

1. Was kann ich tun, um mich selbst zu schützen, wenn sich Dinge anders zeigen, als sie zu sein scheinen?
2. Bin ich in der Lage, mich gegen Übergriffe anderer abzugrenzen? Kann ich in solchen Fällen nein sagen? Falls nicht – was könnte mir helfen, meinerseits Grenzen zu ziehen?
3. Welche Beziehungen erlebe ich schon länger als unbefriedigend? Möchte ich sie verändern oder beenden?
4. Wie steht es um meine Einstellung zu Disziplin und Gehorsam? Bin ich bereit dazu, wenn es sich positiv auf meine persönliche Entwicklung auswirkt?
5. In welchen Situationen fällt es mir schwer, das Leben zu genießen? Was wäre nötig, damit ich mich in solchen Fällen entspannen kann?

Allgemeine Empfehlungen für eine unterstützende Yoga-Praxis:

Aufgrund der engen Beziehung des negativen Geistes zum Seelenkörper gilt dasselbe, was dort bereits zur Stärkung empfohlen wurde. Grundsätzlich wirkt sich eine kontinuierliche Yoga- und Meditationspraxis positiv darauf aus, den Kontakt zur Seele herzustellen.

- Die Fähigkeit zu Disziplin trainiert den Aspekt des Gehorsams. Dafür kann es hilfreich sein, sich einem spirituellen Lehrer zuzuwenden, um beides zu kultivieren.
- Asanas bzw. Übungsfolgen, die am Einflussbereich des zweiten Chakras arbeiten: zum Beispiel Beckenboden-Übungen wie »Wurzelschleuse« *(mulabandha)*, »Kobra« *(bhujangasana)*, »Bogen« *(dhanurasana)*.

- Pranayamas: insbesondere Atemtechniken, die den Energielevel anheben oder ausgleichen, zum Beispiel wechselnde Nasenlochatmung.

Spezifische Meditationen aus dem Kundalini-Yoga nach Yogi Bhajan:

- »Meditation für den negativen Geist« und »Pranayama gegen Negativität und Krankheit« (siehe Praxisteil).
- Alle Meditationen, die die Aspekte bzw. Projektionen des negativen Geistes ausgleichen (siehe Buch und Lectures zu »The Mind« von Yogi Bhajan).
- Unterstützende Mantras:
  - ONG
  - ADI SHAKTI
  - WAHE GURU WAHE DSCHIO

3. ENERGIEKÖRPER
Der positive Geist

Dummköpfe diskutieren. Heilige handeln.
Yogi Bhajan[10]

Definition und Aufgaben

Der positive Geist ist eine der drei Facetten des Geistes. Der dritte Energiekörper ist immer dann aktiv, wenn wir nach Chancen und Möglichkeiten suchen, um unsere Ziele zu erreichen und Probleme zu lösen. Wenn sein Energiefluss ausbalanciert ist, finden wir auch in scheinbar ausweglosen Situationen Hoffnung und Ermutigung. Der positive Geist ist die Quelle unserer Zuversicht und des Humors, mit dessen Hilfe wir uns auch unter Druck entspannen und Leichtigkeit in unser Leben bringen können. Dieser Energiekörper stimuliert uns zum Handeln und bringt uns auch dazu, uns physisch in Bewegung zu setzen.

Die Bezeichnung »positiv« hat ebenso wie »negativ« beim vorangegangenen Energiekörper nicht die Bildung eines Gegensatzes im Auge. Der positive Geist ermöglicht es aber, über die Warnhinweise und Schutzschilde des negativen Geistes hinauszuschauen und die positive Essenz aller Situationen und Menschen zu erkennen. Diese Geisteshaltung geht mit den Impulsen der Schöpfung und Expansion einher. Damit verbunden ist die Fähigkeit, aufkommende Emotionen (insbesondere Wut und Ärger) zunächst wahrzunehmen, dann zu regulieren und schließlich angemessen auszudrücken.

Tugenden und Archetyp

Die Entwicklung des dritten Energiekörpers bringt eine positive Lebenseinstellung mit sich. Diese ermöglicht, auch in tiefster Dunkelheit noch Licht zu sehen und sich für Leidtragende einzusetzen. Häufig treten Menschen, die über einen starken positiven Geist verfügen, für die Gleichheit aller Menschen, ein würdevolles Leben und für die Erfüllung universeller Prinzipien ein.

Somit liegt es nahe, im Archetyp des dritten Energiekörpers den Heiligen zu sehen. Ein heiliger Mensch erkennt in jedem Menschen und jedem Wesen das Göttliche – die wahre Essenz und Seele. Die Kraft hierfür entspringt dem Nabelzentrum, dem dritten Chakra, das über den dritten Energiekörper versorgt wird. Wenn die Energie in diesem Chakra frei fließt, spürt der Mensch, dass alle Kraft aus dem universellen Energiefeld entspringt und er jederzeit auf diese unbegrenzte Fülle zurückgreifen kann. Dieses Wissen und sein Mitgefühl beflügeln ihn, seine Kraft zum Wohle aller einzusetzen und seine Stärke mit anderen Wesen zu teilen.

Den Sikhs gilt Guru Amar Das, der dritte Guru, als Idealbild eines Menschen mit dem Lebenswandel eines Heiligen und als Meister des dritten Energiekörpers. Er zeichnete sich durch hingebungs- und demutsvollen Dienst an der Gemeinschaft aus. Unter seiner Regentschaft entstanden im 15. Jahrhundert freie Suppenküchen und Obdachlosenheime. Zudem stand er für die Würde, Gleichberechtigung und Gleichbehandlung von Frauen ein. Er wurde für damalige Verhältnisse sehr alt, er starb mit 95 Jahren und erfreute sich bis dahin bester Gesundheit – ein Spiegel seiner geistig-seelischen Stärke.

Symbolik

Der positive Geist macht die Schöpfung sichtbar. Der dritte Energiekörper drückt sich in allen Handlungen aus, die dazu führen, dass etwas Form bekommt und Gestalt annimmt. Das ist immer auch ein Akt des Willens und eine Entfaltung von Macht, auf die symbolisch vielfältige Insignien verweisen: in früheren Zeiten zum Beispiel Schwert, Zepter, Schmuck oder besonders würdevolle Kleidung. In der modernen Welt assoziieren wir PS-starke und teure Autos, Designerkleidung, Luxusgüter wie teure Armbanduhren und Yachten oder exklusive Wohnlagen als Statussymbole von Macht.

Aufgrund des aktiven, handelnden Aspektes wird die mit dem positiven Geist verbundene Energie auch mit dem Attribut »männlich« assoziiert, wobei diese Kraft gleichwohl Männern wie Frauen zur Verfügung steht.

In Fortsetzung unseres Bildes vom zweiten Energiekörper beschreibt der Energiefluss des positiven Geistes die sich ausdehnende Bewegung der Ringe auf dem Wasser, die sich durch den ins Wasser fallenden Stein bildet und dabei Wellen schlägt.

Der positive Geist ist mit der Zahl Drei verbunden. Das Paar wird durch die Zwei verkörpert. So symbolisiert die Drei ein Paar mit Kind, insbesondere das Kind als den Teil, der durch die Einheit des Paares entsteht. Die Zahl Drei steht für alles, was eine Polarität ausbalanciert und über sie hinausweist. Diese Facette der Drei ist zugleich der Hinweis auf die menschliche Gemeinschaft, auf die das selbstlose Handeln des positiven Geistes gerichtet ist. In diesem Zusammenhang mag man auch an die heilige Dreifaltigkeit denken, auf die sich zahlreiche Religionen beziehen.

Mul-Mantra

Mit dem positiven Geist ist das Mantra KAR verbunden, das ähnlich wie das Mantra ONG des zweiten Energiekörpers sinngemäß Expansion bedeutet. Während ONG jedoch den Bewegungsimpuls beschreibt, drückt KAR die manifeste, sichtbare Ausdehnung der Schöpfung aus.

Element

Der positive Geist wird energetisch durch das Element FEUER regiert. Dieses Element hat eine starke, transformatorische Kraft; seine Hitze verbrennt etwas Bestehendes und führt es in einen neuen Zustand über. Ebenso löst jede Handlung, die dem positiven Geist entspringt, etwas Altes auf und kreiert etwas Neues.

Beobachtungskriterien

Jemand, der aus dem positiven Geist heraus denkt und handelt, erscheint uns als ein aktiver Mensch, der offensiv an seine Projekte herangeht. Wer aus dieser Geistesfacette heraus lebt, versprüht Lebendigkeit, Begeisterung und Freude, die andere mitreißen kann. Eine solche Person verzaubert uns mit ihrem warmherzigen Verhalten und zieht automatisch alle Blicke auf sich, sobald sie den Raum betritt. Ihre Kommunikation ist direkt, effektiv und humorvoll.

Dieses Charisma spiegelt sich auch auf physischer Ebene wider, etwa in der Reinheit seiner Haut. Ein gut entwickelter dritter Energiekörper führt zu physischer Gesundheit und Kraft.

Die mit dem positiven Geist verbundene Lebenseinstellung zeigt sich in der Stärke, die jemand auch dann ausdrückt, wenn alles um ihn herum dunkel wird.

Symptome bei energetischem Ungleichgewicht

Positivität ist dann nicht positiv, wenn sie lediglich eine Flucht vor der Negativität darstellt. Dies geschieht dann, wenn jemand die kraftspendenden Aspekte des negativen Geistes, wie zum Beispiel die Fähigkeit des Nein-Sagens, ablehnt bzw. nicht in ausreichendem Maße nutzt.

Ein unausgewogener positiver Geist führt häufig zu einem Täter- oder Opfer-Verhalten mit den entsprechenden Abhängigkeiten von anderen. Dies wird offensichtlich, wenn sich jemand egoistisch, rücksichtslos und aggressiv verhält oder aber sich unterdrücken und ausnutzen lässt. Egoistisches und rücksichtsloses Verhalten entspringt einer mangelnden Verbindung zur Seele und zum Herzzentrum und wird aus dem dritten Energiekörper genährt. Ärger kann als Hinweis gedeutet werden, dass etwas im Leben nicht stimmt, zu dem es also *nein* zu sagen gilt. Wird dieser Impuls unterdrückt oder aber zu stark betont, sucht sich die emotionale Energie andere Wege und führt zu unkontrollierbarem Verhalten. Dies kann sich in cholerischen Wutausbrüchen äußern und zu Grenzüberschreitungen im Umgang mit anderen Menschen führen. Wenn die Aggression nicht nach außen, sondern nach innen gerichtet wird, kann sie ebenso großen Schaden anrichten:

- Ein geschwächter dritter Energiekörper geht mit der Angst vor der eigenen aggressiven Kraft und dem mangelnden Mut einher, sie angemessen auszuleben. Dies hindert einen daran, eine abgrenzende oder unterstützende

Handlung auszuführen – es setzt sich das Gefühl fest, »ein Opfer zu sein«.

- Die Handlungsunfähigkeit macht es schwer, sich gegen schädliches Verhalten zu schützen und Grenzen zu ziehen. Möglicherweise bleibt man in Abhängigkeit von einer aggressiven Person, die die Täter-Rolle und damit die andere Seite des unausgeglichenen positiven Geistes auslebt.
- Wenn der positive Geist zu wenig ausgeprägt ist, kann es zu einer Überbetonung negativer Denkweisen kommen. Kreist der Mensch dauerhaft in (selbst)abwertenden Gedanken, führt die andauernde Negativität zur Schwächung des Prana-Körpers (siehe zweiter und achter Energiekörper) und in der Folge zu verschiedenen Gesundheitsbeschwerden:
  - Erkrankungen aus dem energetischen Einflussbereich des dritten Chakras: Verdauungsbeschwerden, Funktionsstörungen der Leber, Gallensteine (als Symbol für versteinerte Aggression).
  - Sehschwäche bzw. -störungen.
  - Schmerzen im unteren Rücken und Probleme mit den Füßen und Knöcheln, aber auch an den Händen (in Assoziation zur *Hand*lungsfähigkeit).
  - Autoaggressionserkrankungen: Allergien (als psychosomatischer Spiegel des Themenkreises Toleranz und Respekt, infolgedessen auch Hautprobleme), Depression, Rheuma.
  - Autoimmunerkrankungen, Krebs (siehe auch siebter Energiekörper).
- Ein energetisches Ungleichgewicht im positiven Geist zeigt sich zudem durch die Unfähigkeit zur Fokussierung, fehlende innere Strukturiertheit sowie durch mangelnde Disziplin. Dies führt zu chaotischen Lebensumständen und gegebenenfalls zu neurotischen Verhaltenszügen.

Energetische Wirkungszusammenhänge

Der positive Geist hat verschiedene Wirkungszusammenhänge mit anderen Aspekten des menschlichen Energiesystems:

1. mit dem zweiten Energiekörper, dem negativen Geist, und
2. mit dem vierten Energiekörper, dem neutralen Geist:
Der positive Geist steht mit den beiden anderen Facetten des Geistes, dem negativen und dem neutralen Geist, in einer energetischen Wechselbeziehung. Wenn alle drei Energiekörper miteinander arbeiten, ist der Mensch in der Lage, die Risiken und Chancen einer Situation abzuwägen und die eigene Position zu bestimmen bzw. die richtigen Entscheidungen zu treffen.

3. mit dem fünften Energiekörper, dem physischen Körper:
Die mit dem positiven Geist energetisch verbundenen Organe befinden sich im Einflussbereich des dritten Chakras, dies sind insbesondere die Verdauungsorgane und der untere Rücken.

4. mit dem sechsten Energiekörper, der Bogenlinie *(Halo):*
Die Bogenlinie steht in energetischer Korrespondenz mit dem positiven Geist. Dieser nährt Ideen, die über die Vorstellungskraft des sechsten Energiekörpers projiziert werden und im Geiste Form annehmen – die Voraussetzung dafür, dass aus Visionen Ziele werden, die entsprechende Handlungen nach sich ziehen.

5. mit dem siebten Energiekörper, dem Aura-Körper:
Der positive Geist ist darauf ausgerichtet, Chancen und Möglichkeiten zu suchen. Er gibt auch in scheinbar ausweglosen Situationen Hoffnung und Ermutigung. Wird diese geistige Ausrichtung über den sechsten Energiekörper in die Aura, den siebten Energiekörper, projiziert, erzeugt sie ein »Feuer der Vision« und zieht alle notwendigen Ressourcen magnetisch an, die für das Erreichen des Zieles wichtig sind.

6. mit dem dritten Chakra:
Das dritte Chakra spiegelt auf der körperlichen Ebene die Themen des positiven Geistes wider. Das energetische Kraftzentrum ermöglicht schöpferische Handlungen in der materiellen Welt. Voraussetzung hierfür sind Vorstellungen und Ideen, die dem positiven Geist entspringen.

Den positiven Geist stärken und entwickeln

Der dritte Energiekörper steht für die aktivierenden Impulse im menschlichen System. Die Voraussetzung, diese Kraft im Leben nutzbar zu machen, ist eine positive Einstellung zur eigenen Gestaltungs- und Handlungsmacht. Hilfreich hierfür sind die nachfolgenden Maßnahmen:

- Selbstachtung entwickeln: bewusst positiv (über sich selbst) denken; positive Affirmationen nutzen. Sich selbst Raum nehmen – und anderen Raum geben.
- Ja sagen zu den eigenen Maßstäben, Bedürfnissen und Zielen; dementsprechend leben und hierfür Verantwortung übernehmen.
- Sehen, was schon da ist bzw. was gut ist – anstatt auf die Mängel zu schauen.
- Lachen: Indem wir über eine Situation lachen, eröffnen wir das Potenzial, uns und andere aus der bedrückenden Umgebung zu erheben. Humor ist ein perfekter Weg, uns von einer leidvollen Vergangenheit zu befreien.
- Sinn für Fairness und Unfairness entwickeln. Konsequenzen ziehen und selbstbewusst handeln.
- Qualität ins Leben holen: Dem positiven Geist entspringt die Fürsorge-Qualität und der Enthusiasmus zur Ermutigung jener, welche sich auf der leidtragenden Seite des Lebens befinden. Bringen Sie Qualität in Ihr eigenes Leben und inspirieren Sie damit jene, die sich zu hoffnungslos dazu fühlen, Selbstachtung zu haben und ihren Selbstwert erkennen zu können.

- Bewusst dem Leben Struktur und Routine geben: Beides schafft einen stabilen Bezugspunkt, von dem aus wir arbeiten können. Wichtig ist es, dabei keine Fesseln zu entwickeln, sondern so viel Spielraum zu lassen, dass noch Raum für kreative Handlungen bleibt.

Entwicklungsfragen zur Selbstreflexion:

1. Schaue ich tendenziell auf das halbvolle oder das halbleere Glas in meinem Leben? In welchen Bereichen erlebe ich Zufriedenheit und Erfüllung?
2. Bin ich in der Lage, mich in geeigneter Weise gegenüber anderen Menschen abzugrenzen, wenn sie sich unangemessen verhalten oder mir schaden?
3. Wie steht es um meinen Humor? Wie könnte ich ihn noch mehr kultivieren?
4. Habe ich einen Hang zum Chaos? Wenn ja, was könnte der erste Schritt zu mehr Ordnung in meinem Leben sein?
5. In welchen Lebenssituationen leide ich unter Verdauungsbeschwerden? Mit welchen Gedanken und/oder Gefühlen geht dies einher? Kann ich einen Zusammenhang mit den Entwicklungsbereichen des positiven Geistes erkennen?

Allgemeine Empfehlungen für eine unterstützende Yoga-Praxis:

- Die Fähigkeit zu Disziplin ist dazu hilfreich, eine intensive, den Körper stärkende Yoga-Praxis aufzubauen. Dies ist die Voraussetzung dafür, das Energiesystem mit Prana aufzuladen. Da, wo Prana fließt, manifestiert sich die physische Kraft, die erforderlich ist, um in Bewegung zu kommen und die Vorstellungen des positiven Geistes umzusetzen.

- Praktizieren Sie Asanas bzw. Übungsfolgen, die am Einflussbereich des dritten Chakras arbeiten, zum Beispiel Übungen, die den Unterleib ansprechen oder den unteren Rücken stärken. All diese Übungen laden auch den Aura-Körper energetisch auf.

Spezifische Meditationen aus dem Kundalini-Yoga nach Yogi Bhajan:

- »Nabhi-Kriyas« bzw. alle Übungsfolgen, die das dritte Chakra ansprechen.
- »Feueratem« und alle Übungen, bei denen der Nabel »gepumpt« wird, zum Beispiel »Sat Kriya«.
- Alle Meditationen, die die Aspekte bzw. Projektionen des positiven Geistes ausgleichen (siehe Buch und Lectures zu »The Mind« von Yogi Bhajan).
- »Meditation für den positiven Geist« (siehe Praxisteil).
- Unterstützende Mantras:
  - HAR (KAR)
  - ARDAS BAHEE AMAR DAS GURU

4. ENERGIEKÖRPER
Der neutrale Geist

Die höchste Form der Liebe
ist die Liebe zu deinem
höchsten Selbst.
Yogi Bhajan[11]

Definition und Aufgaben

Der neutrale Geist steuert das (Auf-)Fassungsvermögen und das (Entwicklungs-)Potenzial des Menschen. Er repräsentiert die Fähigkeiten, zu beobachten und zu entscheiden, und übernimmt die Aufgabe, die Erkenntnisse, die aus dem negativen und dem positiven Geist stammen, sowohl mit unserer Identität (innen) als auch der uns umgebenden Realität (außen) abzugleichen. Wenn wir die Welt aus der neutralen Geisteshaltung heraus betrachten, können wir Entscheidungen treffen, die im Einklang mit unseren eigenen Interessen und Bedürfnissen stehen und zugleich unsere Umgebung zufriedenstellen. Der Yoga-Philosophie zufolge erzeugt eine Handlung, die dieser Bewusstseinsquelle entspringt, keinerlei Karma. Das heißt, sie hat weder jetzt noch zu einem späteren Zeitpunkt negative Rückwirkungen für uns, da sie ausgleichend und integrierend wirkt und der Schöpfung dient.

Der neutrale Geist ist eng mit unserer Intuition verbunden und befähigt, über falsche Identifikationen und Urteile hinweg die wahre Realität zu sehen. Er bringt den Menschen in Kontakt mit seinem wahren Selbst und ermöglicht es, die anstehenden Entscheidungen im Einklang mit dem Ruf der Seele zu treffen. Diese Geistesfacette arbeitet bei aller Komplexität sehr schnell: Yogi Bhajan hat gelehrt, dass es nur neun Sekunden braucht, zwischen negativem und positivem Geist abzuwägen und zu einem Ergebnis zu kommen. Dieses Tempo und die damit einhergehende, umfassende Klarheit bilden die Voraussetzungen dafür, vorausschauend zu handeln statt bloß reaktiv zu sein.

Der neutrale Geist bildet einen herausgehobenen Raum und erlaubt dem Menschen, quasi von einem Aussichtspunkt aus, das Spiel des Lebens zu überblicken. Diese Geistesebene kennen wir zum Beispiel in therapeutischen Kontexten oder in Beratungssituationen, wenn man sich darum bemüht, die Gesamtheit einer Situation zu erfassen und Wechselwirkungen innerhalb von Beziehungen zu erkennen. Dann spricht man davon, auf die »Metaebene« zu gehen und von außen, aus möglichst neutraler Position, auf die jeweilige Problemsituation zu blicken und von diesem Standpunkt aus nach Lösungsansätzen zu suchen, die allen Seiten nützlich sind.

Die Kernaufgabe des neutralen Geistes ist die Integration der inneren und äußeren Gegebenheiten:

- Der vierte Körper ist die leitende Kraft aller anderen Energiekörper, vorausgesetzt, der Mensch hört auf die Stimme des Herzens – auf die Stimme seiner Seele.
- Der neutrale Geist führt den Menschen in die innere Haltung der Akzeptanz: Alles ist perfekt, so wie es ist. Diese Haltung führt dazu, das Leben geschehen zu lassen, so wie es sich einstellt, ohne gegen etwas ankämpfen zu müssen.

Tugenden und Archetyp

Die Tugenden des neutralen Geistes sind Integration aller Aspekte des Lebens, Mitgefühl mit allen Lebewesen und selbstloser Dienst. Mit dieser Lebenseinstellung und dem entsprechenden Verhalten assoziieren wir im weltlichen Kontext Menschen, die beratende oder pflegende Berufe ausüben, aber auch Seelsorger oder Menschen, die eine natürliche Weisheit ausstrahlen.

Der neutrale Geist wird auch als der Geist des Yogis bezeichnet. Da er durch eine kontinuierliche, intensive Meditationspraxis kultiviert wird, kennen ihn manche Traditionen als den meditativen Geist. Dies ist der Bewusstseinszustand, in dem der Meditierende vollkommen in sich selbst ruht und sich gleichzeitig mit der irdischen und der himmlischen Welt im Einklang befindet.

Es gab und gibt immer wieder Menschen mit einem Lebenswandel, der der Haltung des neutralen Geistes entspringt. Wir finden solche Ideale vor allem in religiösen Kontexten, als Beispiele seien Jesus Christus oder Buddha genannt. Von beiden nimmt man an, dass sie ihre Geisteshaltung durch Meditationspraktiken und Gebet kultiviert haben.

Als weitere Personifizierung für den neutralen Geist gilt Guru Ram Das, der vierte Guru der Sikhs. Von ihm ist überliefert, dass er Yoga und Meditation praktiziert hat und seine Schüler darin unterwies, ihre weltliche Arbeit zu verrichten, die Reichtümer des Lebens zu genießen und dabei Gott in ihren Herzen zu tragen. Er selbst gilt als die Verkörperung des Raj-Yogi: Er kultivierte die spirituelle Disziplin des Yoga in Kombination mit einem weltlichen Leben und der Haltung von königlicher Noblesse.

Er ist auch derjenige Guru, der mit dem Bau des Goldenen Tempels in Amritsar begann, dem Heiligtum der Sikhs.

Symbolik

Typische Symbole des vierten Energiekörpers sind alle Bilder, mit denen wir ein Wohlgefühl, Harmonie und Ruhe verbinden. Dazu zählt das Herz ebenso wie der Kreis. Aber auch Kirchen, Tempel oder andere Stätten der Andacht sind Symbole des neutralen Geistes.

Wenn wir unser Leben mit einem Haus (oder einer Wohnung) assoziieren und die einzelnen Zimmer mit den verschiedenen Lebensbereichen, dann wird der neutrale Geist durch den Empfangsraum oder das Wohnzimmer repräsentiert. Das ist der Ort, an dem wir Menschen willkommen heißen, in dem wir die Arme weit ausbreiten und ihnen das Gefühl des Zuhauseseins vermitteln, so, wie auch wir selbst dort zu Hause sind. Natürlich könnte der neutrale Geist sich auch in einem Meditations- und Ruheraum niederlassen ... wenn es den in Ihrem Leben bereits gibt?!

Mul-Mantra

Das Mantra des neutralen Geistes lautet SAT NAM und steht für das wahre Selbst und das menschliche Potenzial, das es in diesem Leben zu entfalten gilt. Das Mantra beinhaltet die fünf Klänge S, T, N, M, A, die nach der Lehre Yogi Bhajans die fünf Elemente ausbalancieren. Aus diesem Grund hat das Mantra im Kundalini-Yoga eine herausgehobene Bedeutung: Es wird am Ende jeder Yoga-Klasse gesungen und fließt in zahlreiche Übungen oder Meditationen ein.

Element

Der neutrale Geist ist mit dem Element LUFT verbunden. Luft ist in uns und um uns herum, gleich dem Yogi, der im meditativen Zustand zugleich vollkommen mit sich selbst und der ihn umgebenden Welt verbunden ist.

Beobachtungskriterien

Der ausbalancierte Zustand dieses Energiekörpers zeigt sich in Reinheit ohne Dualität. Jemand, der aus dem vierten Energiekörper heraus denkt und handelt, ist in der Lage, über die Gegensätze des Lebens hinauszuschauen, statt in »Entweder-oder«-Kategorien zu verharren. Vielmehr ist es ihm aufgrund der integrierenden Funktion des neutralen Geistes möglich, die offensichtlichen Widersprüche im Leben hinzunehmen, ohne kategorisieren zu müssen. Jemand mit einem ausgeprägten neutralen Geist ist zum Beispiel in der Lage, in Gruppen verschiedenartige Meinungen anzuhören und zu Kompromisslösungen zusammenzuführen, ohne dabei die eine oder andere Seite vorzuziehen.

Außerdem ist es einer solchen Person möglich, Illusionen zu durchdringen und die Realität richtig einzuschätzen. So bewahrt sie sich selbst und andere Personen davor, Irrwege einzuschlagen. Dazu gehört auch, »die Wahrheit zu verteidigen«, also zum Beispiel Fehleinschätzungen oder Missstände offen anzusprechen, ohne Angst vor möglichen Konsequenzen für die eigene Person.

Dominiert der neutrale Geist, nimmt man zwar die ganze Bandbreite seiner Gefühle wahr, aber man lässt sich von seinen Emotionen nicht mitreißen, sondern handelt besonnen.

Menschen mit einem Zugang zu der Geisteshaltung des vierten Energiekörpers engagieren sich häufig für andere – beispielsweise in Ehrenämtern –, ohne nach persönlichem Nutzen und Vorteil zu streben. Dabei halten sie die Balance zwischen ihrem Engagement und ihren Kräften – sie dienen selbstlos, ohne sich aufzuopfern.

Symptome bei energetischem Ungleichgewicht

Wenn der neutrale Geist energetisch unterversorgt oder nicht ausbalanciert ist, fällt es schwer, die Erfahrungen des Lebens richtig einzuschätzen und einen Sinn darin zu finden. Die damit einhergehende Haltung drückt sich in der Aussage aus: »Warum musste mir das passieren? Das habe ich doch nicht verdient!«

Wenn der integrative Aspekt des vierten Energiekörpers nicht zur Verfügung steht, ist es so, als ob man in jeder Hand ein Ende desselben Bandes hält und es doch nicht miteinander verknoten kann – der Kreis lässt sich nicht schließen. Dann ist es dem Menschen unmöglich, aus seiner Erfahrung zu lernen bzw. die richtige Erkenntnis zu ziehen. Dies äußert sich in Denk- und Verhaltensweisen, aber auch in physischen Symptomen, die dieses Getrenntsein bzw. die Dualität widerspiegeln:

- Schwarz-Weiß-Denken: Die Person kann nur in Gegensätzen denken; sie neigt dazu, alles zu kategorisieren oder zwischen verschiedenen Parteien zu polarisieren. »Sowohl-als-auch«-Lösungen erscheinen unmöglich. Gleichzeitig fällt es ihr schwer, sich eine eigene Meinung zu bilden bzw. eine Entscheidung zu treffen.
- Opferhaltung: Die Person fühlt sich (von anderen Menschen, vom Leben) ungerecht behandelt. Diese Haltung resultiert daraus, dass die Person unfähig ist, ihren Erfahrungen eine Bedeutung zu geben und Lehren für die Zukunft daraus zu ziehen.
- Schwere oder unregelmäßige Atmung aufgrund eines angespannten Zwerchfells (siehe auch Aura-Körper und Prana-Körper). Mögliche Gründe hierfür können Bewegungsmangel oder auch Ängste sein. Mit Letzteren gehen häufig Herzbeschwerden, zum Beispiel Herzrhythmusstörungen, einher.
- Unausbalancierte Hemisphären: Sie zeigen sich etwa in Form von unausgeglichenen Gesichtszügen oder Asymmetrien im Körper. In diesem Zusammenhang können sich auch Legasthenie und Lernschwierigkeiten einstellen.
- Reaktives Verhalten statt Selbststeuerung; Eigensinn und Rechthaberei.

Energetische Wirkungszusammenhänge

1. mit dem ersten Energiekörper, dem Seelenkörper:

Die Herausforderung des Seelenkörpers liegt darin, Kopf und Herz miteinander in Harmonie zu bringen. Es geht darum, eine Balance zu finden zwischen der Intelligenz und dem, was das Herz will. Dies gelingt dann, wenn der neutrale Geist dafür benutzt wird, dem Ruf der Seele zu folgen und die eigene Wahrheit zu leben.

2. mit dem zweiten Energiekörper, dem negativen Geist, und
3. mit dem dritten Energiekörper, dem positiven Geist:
Der neutrale Geist steht mit den beiden anderen Facetten des Geistes, dem negativen und dem neutralen Geist, in einer energetischen Wechselbeziehung. Wenn alle drei Energiekörper miteinander arbeiten, ist der Mensch in der Lage, die Risiken und Chancen einer Situation abzuwägen und die eigene Position zu bestimmen bzw. die richtigen Entscheidungen zu treffen.

4. mit dem fünften Energiekörper, dem physischen Körper:
Das mit dem neutralen Geist energetisch verbundene Organ ist der Dickdarm.

5. mit dem sechsten Energiekörper, der Bogenlinie (Halo):
Über die Themen »Gebet« und »Wahrheit« besteht eine direkte Verbindung zwischen dem energetischen Wirkungskreis des vierten und sechsten Energiekörpers: Eine starke Bogenlinie schützt das Herz, so wie andersherum ein »beherztes« Vorgehen dabei hilft, Ängste zu überwinden.

Die positive Kraft des dritten und sechsten Energiekörpers bedarf der Korrektur durch den neutralen Geist. Dadurch bleibt gewährleistet, dass Risiken angemessen berücksichtigt und vorhandene Ressourcen sinnvoll eingesetzt werden.

6. mit dem siebten Energiekörper, dem Aura-Körper,
7. mit dem achten Energiekörper, dem Prana-Körper,
8. mit dem neunten Energiekörper, dem Subtilkörper, und
9. mit dem zehnten Energiekörper, dem Ausstrahlungskörper:
Der neutrale Geist steht in Verbindung mit allen anderen Energiekörpern. Er nimmt ihre energetischen Zustände auf und wertet sie aus. Er fällt seine Entscheidungen nach dem Prinzip der Energiebalance im menschlichen System. Im Aura-Körper und Prana-Körper spiegelt sich der gesamte Ener-

giehaushalt wider. Eine realistische Einschätzung ist wichtig, damit Handlungen im Einklang mit dem Kräftehaushalt vollzogen werden.

Der Subtilkörper enthält die gespeicherten Erfahrungen der Vergangenheit, während der Ausstrahlungskörper die Beziehung zwischen der individuellen Identität und dem universellen Umfeld herstellt. Beide Aspekte sind wichtig, damit Ereignisse in Zusammenhang sowohl mit den vergangenen Erfahrungen als auch mit den aktuellen Umfeldbedingungen gesetzt werden – und Einsicht möglich wird.

10. mit dem vierten Chakra:
Das vierte Chakra spiegelt die Themen des vierten Energiekörpers auf der physischen Ebene wider, insbesondere Atem- und Herzbeschwerden.

Der neutrale Geist schützt das energetische Herzzentrum. Dieses arbeitet so, dass es alle anderen Energiekörper integriert und analysiert. Auf dieser Basis ist der neutrale Geist in der Lage, innerhalb von neun Sekunden die richtige Einschätzung vorzunehmen.

Den neutralen Geist stärken und entwickeln

Die Balance des vierten Energiekörpers lässt sich durch verschiedene Maßnahmen oder Verhaltensweisen unterstützen:

- Kontakt zu sich selbst pflegen: Yoga-Praxis zur Verbesserung der (körperlichen, sinnlichen) Wahrnehmung. Intensive Meditationspraxis, um den neutralen Geist zu entwickeln.
- Mitgefühl mit sich selbst: Mit sich selbst zu hadern oder sich zu verurteilen, trennt den Menschen von seinem wahren Selbst. Es ist hilfreich, Gedanken und Gefühle als wertvolle Signale anzusehen, die die Aufmerksamkeit auf etwas lenken wollen. Genauso wichtig ist es, bei allen Entscheidungen der Stimme des Herzens zu folgen.

- Für Heiler, Berater oder Coaches ist es wichtig, nicht allein auf die gesprochenen Worte zu hören, sondern die Intuition einzubeziehen. Wenn diese Achtsamkeit entwickelt ist, können Ereignisse aus neutraler Position heraus betrachtet werden.
- Weiße Kleidung balanciert das Herzzentrum und die dazugehörigen physischen Funktionen aus.
- Selbstloses Dienen: sich ohne Berechnung bzw. Aufrechnung für andere Menschen oder die Gemeinschaft engagieren, zum Beispiel durch ein ehrenamtliches Engagement für karitative Zwecke. Durch das Geschenk des selbstlosen Dienens betritt der Mensch den weiten Raum der Liebe, anstatt im begrenzten Raum seiner Ego-Bedürfnisse zu bleiben.

Entwicklungsfragen zur Selbstreflexion:

1. Bin ich in der Lage, aus meinen Erfahrungen zu lernen? Beklage ich mich über unvorhergesehene Ereignisse?
2. In welchen Situationen fällt es mir schwer, die Stimme meines Herzens wahrzunehmen? Wann fühle ich mich von meinem wahren Selbst getrennt?
3. Was könnte ein erster Schritt sein, meinen meditativen Geist zu entwickeln?
4. Wann habe ich mich das letzte Mal für andere Menschen eingesetzt, ohne dafür eine Gegenleistung zu verlangen oder zu erwarten?

Allgemeine Empfehlungen für eine unterstützende Yoga-Praxis:

- Alle Asanas, die das energetische Herzzentrum ansprechen: herzöffnende Asanas, die an der Brustwirbelsäule arbeiten und die die Atmung vertiefen.

- Koordinations- und Gleichgewichts-Übungen.
- Wechselnde Nasenlochatmung.

Spezifische Meditationen aus dem
Kundalini-Yoga nach Yogi Bhajan:

- Meditationen »Meditieren lernen«, »Meditation für den neutralen Geist« und »Meditation für Schutz und Projektion vom Herzen her« (siehe Praxisteil).
- Alle Meditationen, die die Aspekte bzw. Projektionen des neutralen Geistes ausgleichen (siehe Buch und Lectures zu »The Mind« von Yogi Bhajan).
- Alle Meditationen, die das energetische Herzzentrum ansprechen.
- Lesen im Siri Guru Granth Sahib: Die ganze Komposition ist auf der weiblich-männlichen Polarität aufgebaut (gleicht die Hemisphären aus).
- Unterstützende Mantras:
  - SAT NAM
  - GURU RAM DAS
  - AAD GUREE NAMEE

5. ENERGIEKÖRPER
Der physische Körper

Your mind is your servant, your body is your vehicle, and your soul is your residence. Do not make yourself cheap, do not live like a creep, and do not weep.

Yogi Bhajan[12]

Ins Deutsche übersetzt bedeutet dieses Wortspiel sinngemäß:

Dein Geist ist dein Diener, dein Körper ist dein Gefährt, und deine Seele ist dein Zuhause. Entwerte dich nicht selbst, indem du wie ein Kriechtier lebst und jammerst.

Definition und Aufgaben

In der traditionellen Lehre der Energiehüllen bzw. -körper wird der physische Körper als die »Nahrungshülle« bezeichnet. Dieser Energiekörper ist der Dreh- und Angelpunkt des menschlichen Lebens und hat die Aufgabe, der Seele über die Dauer des Lebens ein irdisches Zuhause zu geben und ihr die Erfahrung des menschlichen Daseins zu ermöglichen. Er ist der Träger der drei Hauptaspekte des Geistes und der Seele, die sich in Form des Körpers ausdrücken bzw. in ihm Form annehmen.

Im System der zehn Energiekörper ist der physische Körper der fünfte Energiekörper. Er ermöglicht die sinnliche Erfahrung und trägt dazu bei, diese zu Empfindungen oder Gedanken werden zu lassen. Umgekehrt folgen aus Gedanken und Empfindungen die konkreten Handlungen des Menschen; alle zusammen machen seine Welterfahrung aus.

Im physischen Körper entfaltet sich das Zusammenspiel der neun anderen Energiekörper. Im menschlichen Wohlbefinden sowie in den Körper- und Organfunktionen spiegelt sich der energetische Zustand des gesamten menschlichen Systems wider. Damit ist der physische Körper der Maßstab dafür, inwieweit sich der Mensch im Einklang mit sich selbst und seiner Umwelt befindet.

Die Kernaufgabe des fünften Energiekörpers ist es, immer wieder aufs Neue für Balance zwischen den verschiedenen Polaritäten des menschlichen Daseins zu sorgen:

- Körper (fühlen) und Geist (denken)
- oben (Kopf) und unten (Füße)
- rechte und linke Körperhälfte
- männlich und weiblich
- innen und außen: inneres Erleben und nach außen gerichteter Ausdruck des Selbst- bzw. Fremdbildes
- der einzelne Mensch als Individuum und die Gruppe als Kollektiv
- Himmel (spirituelle Welt; Einheit) und Erde (irdische, materielle Welt; Getrenntsein)
- Anspannung und Entspannung; Bewegung und Ruhe; Aktivität und Passivität

Ein physisch gesunder Mensch hat viel zu geben! Ein starker, energetisch ausbalancierter Körper ermöglicht es dem Menschen, aus dem Herzen heraus zu leben, freigebig seine Talente einzusetzen und Opfer zu bringen. Dieser Energiekörper beeinflusst zudem die Fähigkeit zu effizienter und wahrhaftiger Kommunikation. Mit Worten bringen wir die Empfindungen und Zustände der feinstofflichen Energiekörper 1–4 und 6–9 zum Ausdruck. Der physische Körper dient hierfür als Resonanzboden bzw. Tonträger. Die Einheit dieser Erfahrung ruft den zehnten Energiekörper hervor.

All dies sind wesentliche Voraussetzungen dafür, zu lehren und andere Menschen inspirieren zu können.

Tugenden und Archetyp

Der fünfte Energiekörper markiert einen Übergang in der menschlichen Entwicklung. Diese Phase tritt ein, wenn ein

Mensch wirklich in seinem Inneren angekommen ist und aus seinen Lebenserfahrungen echte und tiefe Einsichten gewinnt. Der fünfte Energiekörper befähigt, diese Weisheit in Worte zu fassen, sie auszusprechen und danach zu leben. Die physische Hülle dient somit der Verkörperung der geistigen Reife, die in den anderen Energiekörpern erreicht wurde.

Aus diesem Grund ist der Archetyp des physischen Körpers der (spirituelle) Lehrer. Eine derartige Führungspersönlichkeit ist in der Lage, Menschen dazu anzuregen, ihre Begrenzungen zu überwinden und den Weg persönlichen Wachstums zu gehen. Dabei kann er immer wieder die Balance herstellen zwischen Mitgefühl und Strenge, Zuwendung und Herausforderung, Disziplin und Freiheit.

Ein spiritueller Lehrer folgt dem Ruf seiner Seele und setzt sein persönliches Potenzial zum Nutzen seiner Schüler bzw. der Gemeinschaft ein. Er denkt und handelt auf der Basis des neutralen Geistes und im Einklang mit seiner spirituellen Einstellung, ohne sich von persönlichen, egoistischen Interessen leiten zu lassen. Eine wesentliche Tugend ist sein Gerechtigkeitssinn oder auch seine Rechtschaffenheit im Sinne von »Gerechtigkeit schaffen«.

Den Sikhs gilt der fünfte Guru, Guru Arjun Dev, als Symbolfigur des physischen Körpers. Er steht für die Vereinigung von *Shakti* (Handlung) und *Bhakti* (Hingabe), das heißt der bewussten Aktivität im gegenwärtigen Moment. Er war verantwortlich für die Vollendung des Heiligtums der Sikhs, des Goldenen Tempels, und gab damit seiner spirituellen Gemeinschaft ein Zuhause.

Symbolik

Die Zahl Fünf symbolisiert den halben Weg zur Zehn, also zur Gesamtheit des Systems der zehn Energiekörper. Sie markiert den Punkt der Umkehr: Um das Gleichgewicht zu erlangen, ist es erforderlich, aus dem einen Extrem herauszutreten; und um die Mitte entdecken zu können, zunächst ins andere Extrem zu fallen.

Damit beschreibt die Fünf in Beziehung zur Zehn den Weg, den ein Mensch im Laufe seines Lebens geht. Gleich einem Seiltänzer, der sich mal mehr zur einen, mal mehr zur anderen Seite neigt, ist es im Leben notwendig, sich immer wieder aufs Neue auszurichten, um in Balance zu bleiben und dabei einen Schritt auf dem Seil voranzukommen. Damit dies gelingt, ist es entscheidend, ein gutes Körpergefühl zu entwickeln und im gegenwärtigen Moment die richtige, passende Bewegung zu vollziehen. Dann bewegt sich der Mensch in Harmonie mit sich und den äußeren Gegebenheiten über das »Seil seines Lebens«.

Wenn jemand eine Fünf an irgendeiner Stelle seiner Geburtsdaten stehen hat, ist er dazu aufgerufen, eine – wie auch immer geartete – Lehrerrolle wahrzunehmen und sein Wissen, seine Einsichten und Erfahrungen an andere Menschen weiterzugeben. Natürlicherweise stellt sich diese Anforderung grundsätzlich für alle Menschen im Laufe ihres fünften Lebensjahrzehnts ein, das von der Zahl Fünf regiert wird und das Alter markiert, in dem wir im Allgemeinen als Mentoren oder erfahrene Führungspersönlichkeiten gesucht werden, die »etwas zu sagen haben«. Es beginnt hier das reife Alter, in dem man »die Ernte des Lebens einfährt«. Demnach symbolisiert die Frucht einer Pflanze, die Anfang und Ende in sich einschließt, den fünften Energiekörper.

Weitere Symbole sind das Pentagramm, der fünfzackige Stern und die geometrische Form der Pyramide mit den vier Eckpunkten ihrer Standfläche und dem einen Punkt an ihrer Spitze.

Die Brücke dient als Metapher für die Fähigkeit des fünften Energiekörpers, die Gräben zwischen gegensätzlichen Positionen zu überwinden und miteinander zu verbinden.

In der Esoterik bezeichnet man das Reich der Engel als das

»fünfte Reich«, in dem die vier Ebenen des Menschseins (Körper, Geist, Seele, das höchste Selbst) überwunden werden und der Mensch in die universelle Einheitserfahrung eintritt.

Opfer- und Todesrituale symbolisieren die Meisterschaft über den physischen Körper. So, wie der Mensch mit der Geburt in das Netz von Zeit und Raum hineinspringt, gewinnt er durch die Akzeptanz seines begrenzten Daseins und das Opfer seiner Lebenskraft die Möglichkeit, seine Verbindung zu allen Dingen und Menschen zu erfahren. Der Tod fordert uns dazu auf, das Leben vollkommen anzunehmen und es wahrhaftig zu feiern.

Mul-Mantra

Das Mantra des fünften Energiekörpers ist KARTA PURKH, das oft übersetzt wird mit »Gott in Handlung« oder »die kreative Kraft hinter der Seele«.

Element

Auch wenn der physische Körper grundsätzlich das Spielfeld aller fünf Elemente (Erde, Wasser, Feuer, Luft und Äther) ist, so wird sein energetischer Zustand doch hauptsächlich durch das Element ÄTHER beeinflusst. Äther ist der feinstoffliche Ausdruck des Raums, den der physische Körper einnimmt bzw. von dem er umgeben ist. Äther bzw. Raum symbolisieren somit die unbegrenzten Entwicklungs- und Wachstumsmöglichkeiten, die der an den (begrenzten) menschlichen Körper gebundenen Seele zur Verfügung stehen.

Beobachtungskriterien

Wenn sich der fünfte Energiekörper in einem ausgeglichenen Zustand befindet, ist dies ein Zeichen dafür, dass der Mensch seine Kapazitätsgrenzen kennt und in jedem Lebensbereich auf ein ausgewogenes Verhalten achtet. Dies ermöglicht ihm auch, Exzesse und Schwächen zu regulieren, indem er sich ausreichend Zeit für die persönliche Regeneration nimmt, um wieder Balance zu erlangen.

Ist der physische Körper gesund und stark, ist der Mensch fähig zu opfern. Damit ist jedoch nicht die Selbstaufgabe oder gar Knechtschaft gemeint, sondern die Bedeutung des englischen Begriffs »to make a sacrifice«. Darunter versteht man den Akt, das niedere Selbst zugunsten des höheren Selbst zu opfern, also die irdischen, egoistischen Bedürfnisse zugunsten der übergeordneten, universellen Anforderungen zurückzustellen – und auf diesem Weg Dinge »sacred« (heilig) zu machen und ganz, im Sinne von eins mit allem, zu werden.

Der fünfte Energiekörper steht in enger energetischer Beziehung zum fünften Chakra: Wenn die Energie in diesem Chakra frei fließen kann, zeigt sich das in einer großen kommunikativen Variationsbreite und sprachlichen Gewandtheit. Der Mensch verfügt über das natürliche Wissen, wann zu sprechen und wann zu schweigen ist, und ist in der Lage, zwischen verschiedenartigen Menschen bzw. Meinungsführern zu vermitteln.

Ein Mensch mit einem starken fünften Energiekörper steht in der Mitte, ob er es will oder nicht. Dies bedeutet weniger, ein Darsteller auf einer Bühne zu sein oder stets im Mittelpunkt zu stehen. Gemeint ist vielmehr die Fähigkeit, in der Mitte einer Gemeinschaft die Fäden zusammenzuführen.

Symptome bei energetischem Ungleichgewicht

Physische Erkrankungen gehen – natürlich – mit einem energetischen Ungleichgewicht des fünften Energiekörpers einher. Bevor diese jedoch auf der physischen Ebene durchschlagen, gibt es eine Reihe von Verhaltensmerkmalen, die Ungleichgewichte begünstigen bzw. Gesundheitsbeschwerden herbeiführen können:

- Der körperlichen Gesundheit wird zu wenig Beachtung geschenkt bzw. es wird nicht gegengesteuert. Dies äußert sich in unzureichender Körperpflege, aber auch durch ungesunde Ernährung und zu wenig Bewegung. Infolgedessen gerät der Körper erkennbar aus der Balance, was sich in deutlichem Unter- oder Übergewicht äußern kann. Die Schilddrüse wird nicht richtig funktionieren, typische Beschwerden sind Stoffwechselprobleme und Nackenschmerzen.
- Der physische Körper, insbesondere das Nervensystem, ist der Träger des Stresses, den Menschen in herausfordernden Situationen empfinden. Die Kombination aus Dauerstress und mangelnder Bewegung kann zu vielzähligen stressbedingten Gesundheitsbeschwerden führen.
- Der Körper wird durch Exzesse oder überzogene Gewohnheiten, zum Beispiel Süchte und Abhängigkeiten, dauerhaft überfordert. Die notwendige Regeneration bleibt aus.
- Die innere und die äußere Welt befinden sich im Ungleichgewicht: Dem Menschen fällt es schwer, die unterschiedlichen Aspekte seines Lebens in einen fließenden, ausbalancierten Zustand zu bringen. Dies kann sich zum Beispiel in einem unausgewogenen Zeitmanagement zeigen.
- Der Mensch fällt von einem Extrem ins andere; er geht bis an seine Grenze und reizt die Möglichkeiten bzw. die vorhandenen Ressourcen vollständig aus – radikales Denken und Handeln.
- Menschen mit einem eingeschränkten Energiefluss im physischen Körper neigen häufig zu Sprechstörungen: Die Stimme versagt, sie finden nur schwer die richtigen Worte oder haben Angst davor, das auszusprechen, was sie denken bzw. was ihnen auf dem Herzen liegt. Möglicherweise teilen sie ihr Wissen ungern mit anderen. Eine weitere Ausprägung könnte sein, dass sie nur ungern im Mittelpunkt stehen und überzogenes Lampenfieber vor

Präsentationssituationen haben. Es könnte eine Angst davor geben, Position zu beziehen oder Projektionsfläche für andere zu sein.

- Ein weiteres Anzeichen für einen geschwächten physischen Körper ist ein selbstsüchtiges Verhalten, das sich darin zeigt, stets auf den eigenen Vorteil bedacht zu sein und in Beziehungen ständig aufzurechnen. Solche Menschen erscheinen habgierig, eifersüchtig und legen ein ausgeprägtes Konkurrenz- und Wettbewerbsverhalten an den Tag. Sie wirken wie abgeschnitten von ihrem sozialen Umfeld, und ihr Agieren ist eher ein Gegeneinander statt ein Miteinander.

Energetische Wirkungszusammenhänge

Die zentralen Funktionen des fünften Energiekörpers nehmen Leber und Nervensystem wahr. Die Leber reguliert in Gemeinschaft mit der Schilddrüse den gesamten Stoffwechsel des physischen Körpers und sorgt dafür, dass er in seiner Gesamtheit gut versorgt und »betriebsbereit« bleibt. Das Nervensystem kann als »Verstand des Körpers« bzw. »Körper des Verstandes« bezeichnet werden, denn die Nerven und ihre chemischen Interaktionen sind der physische Träger von sinnlicher Wahrnehmung sowie von der Welt der Gedanken und Empfindungen.

Grundsätzlich steht der physische Körper mit allen anderen Energiekörpern in einer Wechselbeziehung. Nachstehend werden einige bedeutungsvolle Wirkungszusammenhänge erläutert:

1. mit dem ersten Energiekörper, dem Seelenkörper:

Der physische Körper gibt der Seele ein irdisches Zuhause. Aus diesem Grunde bezieht der Yoga – wie viele ganzheitliche bzw. energetische Heilmethoden – explizit die Seele ein. Die Seele gibt nicht nur die Richtung unseres Lebensweges an, sondern setzt die größte Heilkraft im menschlichen Energiesystem frei (siehe auch das Kapitel »Energetische Heilarbeit« im Praxisteil).

2. mit dem achten Energiekörper, dem Prana-Körper:
Im Bereich des achten Energiekörpers fließt die Vitalkraft Prana, die die treibende Kraft für den physischen Körper ist.

3. mit dem zehnten Energiekörper, dem Ausstrahlungskörper:
Individuell betrachtet ist der fünfte Energiekörper die Ebene, auf der wir den größten Einfluss auf den zehnten Energiekörper und damit auf die ganze Person haben. Aus diesem Grunde misst der Yoga der körperlichen Übungspraxis eine so hohe Bedeutung zu und verbindet sie mit den geistig-seelischen Erfahrungsebenen.

Der fünfte Energiekörper befähigt zu einer verbindenden Kommunikation, die es ermöglicht, Kontakte zu schaffen und Netzwerke zu erarbeiten, aber auch die Fäden verschiedener Felder miteinander verknüpfen zu können. Hieraus ergibt sich eine Verbindung mit der Ganzheit eines Systems oder einer Organisation, die größer ist als die Summe aller Einzelteile.

4. mit dem fünften Chakra:
Das fünfte Chakra spiegelt die subtilen Themen des fünften Energiekörpers auf der grobstofflich-physischen Ebene wider. Zum körperlichen Einflussbereich dieses Energiezentrums gehören:

- Nacken: Auf der Rückseite des oberen Nackens kreuzen die Nerven der beiden Hemisphären zu den jeweils gegenüberliegenden Seiten des Körpers. Dies kann als körperliches Symbol gelten für den Themenkreis »Balance und Gleichgewicht«.
- Die Schild- und Nebenschilddrüsen regulieren den Stoffwechsel und spielen bei der Regulation des Nervensystems eine wichtige Rolle.

- Die Stimmbänder geben unserer Stimme im Zusammenwirken mit dem Atem Klang und Ton. Sie bestehen aus muskelähnlichem Gewebe und können ebenso verspannen wie andere Muskeln.

5. mit der Dimension Zeit:
Die Zeit spielt eine wichtige Rolle dabei, immer wieder in Balance zu kommen.

Der Mensch braucht das richtige Maß an körperlicher Bewegung und Entspannung, an Ernährung, Arbeit und Schlaf, an sozialer Zeit und Zeit für sich allein. Wer seine Kapazität genau kennt und weiß, wann er Zeit für sich braucht, kann in der restlichen Zeit aus dem Vollen schöpfen und viel leisten.

Den physischen Körper stärken und entwickeln

Die Balance des fünften Energiekörpers lässt sich durch verschiedene Maßnahmen oder Verhaltensweisen unterstützen:

- Alles, was den Körper stärkt: gesunde Ernährung; angemessenes Bewegungsprogramm; Körperpflege, Sauna; Zeit für Regeneration und Erholung.
- *Sadhana*-Praxis: tägliche Yoga-Übungen und Meditation.
- Balance als Prozess: Gleichgewicht ist kein statischer Zustand, sondern muss immer wieder aufs Neue erarbeitet werden! Für jeden von uns ist dieser Prozess einzigartig.
- Chanten / Singen: Die meisten Menschen haben eine Beziehung zur Musik, und sei es nur durch das Hören eines bestimmten Liedes, das sie sofort an eine besondere Stimmung oder Situation erinnert. Wenn wir selbst singen, öffnen wir auf direktem Weg die Tür zur Seele und rufen sie in den gegenwärtigen Moment.
- Speziell durch das Chanten von Mantras können wir den fünften Energiekörper beeinflussen. Ihr spezifischer Klangstrom balanciert den Energiefluss in allen Körpern und entfaltet eine heilende Wirkung. Die Wiederholung

eines Mantras *(japa)* trainiert zudem die Fähigkeit zuzuhören. Die beständige Wiederholung bleibt jedoch ohne jeglichen Effekt, sofern sie ohne Wahrnehmung und Verinnerlichung der damit verbundenen Wirkung ausgeführt wird. Wird diese jedoch bewusst wahrgenommen, kann die Mantra-Rezitation das menschliche Bewusstsein erweitern und zur Geburt eines neuen Selbst führen.

- Stimmtherapie und Gesangsunterricht helfen dabei, Spannungen in den Stimmbändern zu lösen und die Stimmmodulation zu verbessern.
- Die Kunst des *Feng-Shui* befasst sich mit der Balance der Dinge: die richtigen Dinge an den richtigen Platz bringen, die richtigen Handlungen zur richtigen Zeit in Gang setzen. Das Äußere als Spiegel unseres eigenen Zustandes.
- Kochen: Die Zubereitung von Nahrung verbindet die Elemente Erde, Wasser, Feuer, Luft. Dies stimmt uns auf natürliche Art und Weise auf den fünften und den zehnten Energiekörper ein und ermöglicht uns, die sinnliche Erfahrung, das Leben zu schmecken.
- Lernen, Lehren, Weitergabe von Wissen sind die grundlegenden Mittel des Wissensflusses: Wenn wir etwas geben, schaffen wir einen Raum für etwas Neues, das den leeren Raum füllen wird. Damit ist das Lehren zugleich die Grundlage des Lernens.

Entwicklungsfragen zur Selbstreflexion:

1. Welche Aufmerksamkeit schenke ich den Bedürfnissen meines Körpers? Welche Zeiten gönne ich mir zur Regeneration? Schlafe ich ausreichend? Ernähre ich mich ausgewogen?
2. Wie lang und wie oft pro Woche nehme ich mir Zeit für ein angemessenes Sport- und Bewegungsprogramm?

Was könnte ich tun, um dies regelmäßig und dauerhaft durchzuhalten?

3. Wie könnte es mir gelingen, immer wieder in meine körperliche Kraft und Balance zu kommen? Wer oder was könnte mir dabei helfen?
4. Wenn ich drei mir nahestehende Menschen danach fragen würde, wie sie mein Kommunikationsverhalten einschätzen – was würden sie wohl sagen?
5. Gelingt es mir – auch und gerade in angespannten Gesprächssituationen –, die Dinge, die ich auf dem Herzen habe, auszusprechen bzw. anderweitig auszudrücken?
6. Wie viel Zeit nehme ich mir für mich? Wie viel Zeit investiere ich in die Belange meiner Familie bzw. die anderer Menschen / der Gemeinschaft? Wie viel Zeit verbringe ich bei der Arbeit? Stimmt die Bilanz – oder möchte ich mir meine Zeit anders einteilen?

Allgemeine Empfehlungen
für eine unterstützende Yoga-Praxis:

Grundsätzlich unterstützend ist jede Yoga-Praxis, die den physischen Körper herausfordert und in Bewegung bringt, zum Beispiel:

- Alle dynamischen Übungen, bei denen man ins Schwitzen kommen kann.
- Asanas, die das Nervensystem stärken, zum Beispiel der »herabschauende Hund« (in der Tradition von Yogi Bhajan auch »Dreiecksposition« genannt).
- Asanas, die insbesondere auf den Bereich des fünften Chakras einwirken, also alle Übungen für den Schulter- und Nackenbereich.
- Asanas, die die körperliche Koordination bzw. den Gleichgewichtssinn ansprechen.

Spezifische Meditationen aus dem Kundalini-Yoga nach Yogi Bhajan:

- »*Pranayama* gegen Negativität und Krankheit«, »Meditation zum Ausgleich der Tattvas« und »Meditation zur Selbstheilung« (siehe Praxisteil).
- *Buddhi-Mudra:* Die Spitze des Daumens und des kleinen Fingers berühren sich und schließen sich zu einem Kreis. Bei der sogenannten »passiven Buddhi-Mudra« liegt der Daumen auf dem ersten Glied bzw. dem Fingernagel des kleinen Fingers. Diese Mudra verbessert die Kommunikationsfähigkeit.
- Alle Meditationen mit laut gechanteten Mantras.
- Unterstützende Mantras:
  - RA MA DA SA SA SE SO HONG (Heilmantra)
  - RARARARA MAMAMAMA RAMARAMA-RAMARAMA SATANAMA (Thema: Balance, gleicht Mond- und Sonnenenergie aus)
  - SA RE SA SA (regt den Energiefluss im gesamten System an und macht empfänglich für die Klangschwingung aller Mantras)
  - ANG SANG WAHE GURU (regt den Einklang von physischem Körper und den geistig-seelischen Aspekten auf zellulärer Ebene an)

6. ENERGIEKÖRPER
Die Bogenlinie (Halo)

Die Menschen kennen die Wahrheit,
aber sie wollen sie nicht leben.
Yogi Bhajan[13]

Definition und Aufgaben

Der sechste Energiekörper ist das Ausgleichsfeld zwischen physischer Realität und subtiler geistiger Wahrnehmung, zwischen Rationalität und Intuition. Die Bogenlinie schenkt die Fähigkeit zur Projektion und stellt die Verbindung her zwischen Vorstellungskraft und dem wahren Selbst. In dem Moment, wo sich beide miteinander im Einklang befinden, kann sich alles manifestieren, was der Geist projiziert. Die Intuition ist die Stimme der Seele; um sie nutzen zu können, ist es wichtig, ihr zu vertrauen. Damit geht auch der Aspekt des geistigen Schutzes einher: Die Intuition bewahrt uns davor, schädliche Handlungen zu begehen.

Vorstellungskraft und Intuition sind Aspekte, die dem Geist entspringen. Aus diesem Grunde zählt die Bogenlinie zum Astralkörper *(sukshma sharira)*, dem *Manomayakosha.*

Tugenden und Archetyp

Die Tugenden der Bogenlinie sind Integrität und Wahrheit, außerdem Konzentrationsfähigkeit, Schutzgewährung und Gerechtigkeit. Hierzu ist nur ein Mensch fähig, der die Stimme seiner Seele wahrnimmt und in der Lage ist, ihr Folge zu leisten.

Der Archetyp des sechsten Energiekörpers ist eine »Person des Gebets«. Damit ist ein Meister des Wortes gemeint, zum Beispiel ein Priester oder Schamane, der aufgrund seines intuitiven Zugangs zum universellen Wissen die Wahrheit ausdrücken kann.

Der sechste Guru der Sikhs, Guru Hargobind Singh, gilt als Meister des sechsten Energiekörpers: Er hat die Tugend entwickelt, wie man sich als spiritueller Mensch verteidigt und schützt. Bei seiner Ernennung verwies er auf die beiden Schwerter, die er trug – eines als Symbol für seine Spiritualität, eines für Stärke und weltliche Führerschaft. Guru Hargobind balancierte die spirituelle Welt mit den irdischen Anforderungen der Gemeinschaft insofern aus, als er zum Schutz der Unabhängigkeit der Sikhs eine Armee gründete.

Symbolik

Der sechste Energiekörper wird Bogenlinie oder auch Halo genannt. Hellsichtige Menschen beschreiben die Bogenlinie als ein Energiefeld, das in einem Bogen oberhalb der Stirn von einer Seite zur anderen verläuft. Bei Frauen gibt es einen zweiten energetischen Bogen, der über der Brust liegt. Diese Beschreibung deckt sich auffällig mit der Darstellung des Heiligenscheins auf Ikonenbildern.

Mit der Bogenlinie wird die Fähigkeit zur Balance zwischen Himmel und Erde, zwischen den universellen und den irdischen Prinzipien assoziiert. Als Symbolbild hierfür dient den Sikhs das *Khanda:* zwei Krummschwerter (*miri* und *piri* genannt) im Erdkreis als Zeichen für die Verbindung von Himmel und Erde.

Das Schwert ist in vielen Kulturen ein Symbol der Wahrheit: Mit seiner scharfen Kante scheidet es das Gute vom Schlechten, das Wahre vom Unwahren und sorgt in der Hand des spirituellen Kriegers für ausgleichende Gerechtigkeit.

Mul-Mantra

Das Mantra des sechsten Energiekörpers lautet NIRBHAO, was so viel wie »frei von Angst« bedeutet.

Element

Der sechste Energiekörper wird – wie auch der neutrale Geist – von dem Element LUFT regiert. Mit der Leichtigkeit dieses Elements werden beschwerende Gedanken von der Stirn gewischt, so dass uns wieder leicht ums Herz wird und wir dem Ruf unserer Seele folgen können.

Beobachtungskriterien

Ein energetisch starker sechster Energiekörper ermöglicht es, sicher und beständig auf dem spirituellen Pfad voranzuschreiten. Man erkennt, dass es keinen Unterschied zwischen dem individuellen wahren Selbst und der universellen Wahrheit der Schöpfung gibt.

In diesem geistigen Zustand werden formulierte Wünsche oder Gebete wahr, als fortdauernde Bestätigung dafür, dass der Mensch eins ist mit dem Universum.

Die Bogenlinie steht in enger Verbindung mit dem sechsten Chakra, dem dritten Auge. Eine energetisch ausgeglichene Bogenlinie gleicht hormonelle Ungleichgewichte aus. Dies führt dazu, dass der Mensch kaum noch Stimmungsschwankungen hat. Wenn sowohl das sechste Chakra als auch die Bogenlinie stark sind, ist das energetische Herzzentrum geschützt, so dass es leichter fällt, das Herz auch in herausfordernden Situationen zu öffnen. Dies stärkt das Drüsen- und Nervensystem und beugt Stressbelastung vor, die sonst das Herz-Chakra energetisch verschließt. Wenn die Bogenlinie das Herzzentrum schützt, kann der Mensch selbstsicher, offen und liebevoll sein. Eine solche Person ist klar, fokussiert und kann sich artikulieren; in Unterhaltungen ist sie total präsent. Weitere Beobachtungskriterien der Bogenlinie sind:

- Intellektuelle Neugier und Einfallsreichtum, Vernunft und Urteilskraft, innere Klarheit und geistige Freiheit.
- Der Mensch verfügt über einen sechsten Sinn: verschärfte Wahrnehmung und gute Interpretationsfähigkeit der fünf

körperlichen Sinne Fühlen, Riechen, Schmecken, Sehen und Hören.

- Innere Führung, die über rationale Denkbegriffe und vorgefertigte Kategorien hinausgeht.
- Subtile Erkenntnis: verfeinertes Sehen jenseits der materiellen Oberfläche, Hellsichtigkeit, Gespür für tiefere Wahrheit und den Kern der Dinge, Vermittlung zwischen Verstand und Intuition zu höherer Erkenntnis.
- Die Fähigkeit, zukünftige Entwicklungen vorwegzunehmen und Zukunftsvisionen zu entwickeln. Zu dieser Facette gehört ebenso, Vergangenes zu erinnern – alte Erfahrungen erscheinen auf der Projektionsfläche des inneren Auges.

Symptome bei energetischem Ungleichgewicht

Die Bogenlinie reguliert die beiden zentralen Kommunikationssysteme des Körpers: Über das Drüsensystem wird die hormonelle Balance gesteuert; über das Nervensystem werden Körperfunktionen reguliert.

Mit einem Ungleichgewicht im Nervensystem gehen folgende Symptome einher:

- Innere Konflikte zwischen Denken und Fühlen, Überbetonung des Geistes, fehlender Zugang zur Intuition.
- Stresssymptome, Konzentrationsschwierigkeiten.
- Angstzustände, insbesondere die Angst vor dem Unbekannten. Die Redewendung »ein Brett vor dem Kopf haben« symbolisiert bildhaft die durch Angst energetisch blockierte Bogenlinie.
- Verhaltensstörungen; man wird übervorsichtig, evtl. auch leicht beeinflussbar.
- Grübeleien, Skepsis, Rechtfertigungsdrang, Tagträumerei, Alpträume.

Das Ungleichgewicht im Drüsensystem kann sich wie folgt auswirken:

- Hormonelle Schwankungen in der Folge von Stimmungswechseln oder unstetem Verhalten.
- Erkrankungen, bei denen der Gehirnstoffwechsel gestört ist, zum Beispiel Depression, multiple Sklerose, Demenz.
- Sehstörungen, Schwindel.

Energetische Wirkungszusammenhänge

1. mit dem dritten Energiekörper, dem positiven Geist:
Die Bogenlinie steht in energetischer Korrespondenz mit dem positiven Geist. Dieser nährt Ideen, die über die Vorstellungskraft des sechsten Energiekörpers projiziert werden und im Geiste Form annehmen – die Voraussetzung dafür, dass aus Visionen Ziele werden, die entsprechende Handlungen nach sich ziehen.

2. mit dem fünften Energiekörper, dem physischen Körper:
Die Bogenlinie steht in energetischer Beziehung zum Drüsensystem, insbesondere zur Hypophyse (dem sechsten Chakra zugeordnet, siehe unten), die die chemischen Abläufe im Gehirn regelt und als Steuerungszentrale des Drüsensystems fungiert. Darüber hinaus gibt es einen Bezug zum Nervensystem, insbesondere zur rechten Gehirnhälfte, und auf organischer Ebene zu Lunge und Haut.

3. mit dem siebten Energiekörper, dem Aura-Körper:
Die Bogenlinie hat eine geistige Schutzfunktion. Ist sie energetisch im Ungleichgewicht, wird der Mensch orientierungslos, unsicher und ängstlich. Dies wirkt sich schwächend auf den Aura-Körper aus, was seine energetische Funktion als Schutzschild einschränkt.

4. mit dem sechsten Chakra:
Die Bogenlinie repräsentiert den inneren und äußeren Aspekt des sechsten Chakras, dem die Intuition entspringt. Durch dieses Chakra wird das Einfließen der feinstofflichen Wahrnehmung aus den oberen Chakras sieben und acht ermöglicht, und sie verbindet diese mit dem Bewusstsein der Chakras eins bis fünf.

5. mit dem dritten Chakra und dem dritten Energiekörper, dem positiven Geist:
Während die Bogenlinie Visionen und Ideen in die Zukunft projiziert, wird die Kraft zur Handlung maßgeblich durch das dritte Chakra (physische Kraft) bzw. den dritten Energiekörper (mentale Stärke, siehe oben) beeinflusst.

Ebenso spiegeln sich im Energiefeld des dritten Chakras Emotionen wie Wut und Ärger wider, die auf vergangenen Erfahrungen beruhen, während die geistige Erinnerung in den Bereich der Bogenlinie fällt.

6. mit dem vierten Chakra und dem vierten Energiekörper, dem neutralen Geist:
Über die Themen »Gebet« und »Wahrheit« besteht eine direkte Verbindung zwischen dem energetischen Wirkungskreis des vierten und sechsten Chakras / Energiekörpers. Eine starke Bogenlinie schützt das Herz, so wie andersherum ein »beherztes« Vorgehen dabei hilft, Ängste zu überwinden. Die positive Kraft des dritten und sechsten Energiekörpers bedarf der Korrektur durch den neutralen Geist. Dadurch bleibt gewährleistet, dass Risiken angemessen berücksichtigt und vorhandene Ressourcen sinnvoll eingesetzt werden.

7. mit dem sechsten Chakra:
Das sechste Chakra steht in Beziehung zur Hypophyse, der Steuerungsdrüse des Drüsensystems, und es kontrolliert ebenso das Nervensystem. Außerdem regiert es den *Pericard-Meri-*

dian, der Herz-Chakra und Drüsen schützt, und den *Dreifach-Erwärmer-Meridian,* der ebenfalls eine Beziehung zu den Drüsen hat.

Das sechste Chakra spiegelt auf der physischen Ebene die Themen der Bogenlinie wider: Die Hypophyse als Steuerungszentrale des gesamten Drüsensystems wird energetisch von ihm versorgt.

Die Bogenlinie / den Halo stärken und entwickeln

- Beruhigung des Geistes durch intensive Meditationspraxis.
- Die visuelle Vorstellungskraft bewusst trainieren: Bilder und Visionen orientieren das Handeln und schaffen die energetische Voraussetzung dafür, dass sich Wünsche materialisieren können (Bezug zum dritten Chakra, siehe oben).
- Entwicklung der Intuition und Vertrauen auf die eigene Intuition, auf die Stimme der Seele. Glauben Sie, was Sie innerlich wahrnehmen!
- Gebetspraxis.
- Einen spirituellen Lebensweg beschreiten.

Entwicklungsfragen zur Selbstreflexion:

1. Welche Einstellung habe ich zu meiner Intuition? Habe ich Zugang zu ihr? Nehme ich ihre Impulse wahr, vertraue ich auf sie und berücksichtige ich sie bei meinen Entscheidungen?
2. Wage ich den Sprung in das Neue? Oder neige ich dazu, aus Angst vor dem Unbekannten in Skepsis und Grübeleien hängenzubleiben?
3. Wie steht es um meine Vorstellungskraft? Erlaube ich mir, meine Wünsche und Visionen vor dem geistigen Auge auszumalen?

4. Gelingt es mir, auch in herausfordernden Situationen den Fokus zu halten und mich auf das Wesentliche zu konzentrieren?

Allgemeine Empfehlungen für eine unterstützende Yoga-Praxis:
Die Bogenlinie wird idealerweise durch eine kontinuierliche, intensive Meditationspraxis gestärkt. Hilfreich sind zudem alle Asanas, die den Kopf unter das Herz führen: Der Verstand verbeugt sich vor der Weisheit des Herzens, zum Beispiel in der Baby-Pose (Kindsposition).

Spezifische Meditationen aus dem Kundalini-Yoga nach Yogi Bhajan:

- Meditationen »Meditieren lernen«, Meditation »Projektion und Schutz vom Herzen her« und »Kirtan Kriya« (siehe Praxisteil).
- Fokus auf das Dritte Auge, den Punkt zwischen den Augenbrauen (aktiviert den Sehnerv mit direkter Wirkung auf die Hypophyse und das Gehirn).
- Langer, tiefer Atem durch den Mund mit Pfeifton (aktiviert den Energiefluss im sechsten Chakra).
- Unterstützende Mantras:
  - WAHE GURU
  - CHAKKR CHATTR VARTEE *(gegen Ängste)*
  - ADAIS TISAI ADAIS *(gegen Ängste und abgespaltene Persönlichkeitsanteile)*

7. ENERGIEKÖRPER
Der Aura-Körper

Nichts in dieser Welt macht Sinn,
wenn du deine Ganzheit nicht kennst.
Yogi Bhajan[14]

Definition und Aufgaben

Der Aura-Körper entspricht dem elektromagnetischen Feld, das wir üblicherweise mit dem Begriff *Aura* assoziieren. Die Aura fungiert als »Container« für Prana, die Lebensenergie.

Ein ungehinderter Energiefluss im Aura-Körper schenkt dem Menschen die Kapazität, in seinem wahren Selbst zu ruhen und sich seiner spirituellen Identität bewusst zu sein. Eine energetisch aufgeladene Aura vermittelt Stärke und Sicherheit. Dieses Sicherheitsgefühl ermöglicht es, mit anderen Menschen liebevoll umzugehen, auch dann, wenn sie sich unangemessen verhalten.

Der Aura-Körper fungiert wie ein Filter und Schutzschild zugleich. Ist er energetisch schwach und klein, sind wir tendenziell anfällig für Krankheiten oder andere negative Einflüsse aus unserem Umfeld. Ein starker Aura-Körper hingegen hält derartige Belastungen von uns fern und sorgt dafür, dass wir in unserer Mitte bleiben, auch wenn um uns herum das Chaos tobt.

Energetische Veränderungen im elektromagnetischen Feld können wahrgenommen werden. Manche Menschen beschreiben, dass sie den Energiefluss im Aura-Körper spüren, fühlen oder sehen können, und zwar sowohl bei sich selbst als auch bei anderen Menschen. Dadurch haben sie die Möglichkeit, direkt auf Blockaden einzuwirken, damit die Energie wieder frei fließen kann.

Die Aura wird durch den Fluss des Prana geschaffen, der durch die *Nadis* fließt, die feinstofflichen Kanäle des menschlichen Energiesystems. Die Größe der Aura ist dadurch bestimmt, wie viel Lebensenergie durch das Kanalsystem der Nadis fließen kann. Je offener die Energiekanäle sind, desto mehr Prana kann fließen. Je mehr Prana fließt, desto mehr kann sich das menschliche System mit Energie aufladen, und umso größer wird die Aura.

Yogi Bhajan hat den Aura-Körper auch als »Platform of Elevation« bezeichnet. Damit beschrieb er die Lade- und Speicherfunktion des elektromagnetischen Feldes, das die Lebensenergie aufbaut und sie uns verfügbar macht. Wir werden sofort energetisch »angehoben«, sobald wir herausfordernde Situationen zu bewältigen haben oder für uns selbst sowie andere Sorge tragen. Daher ist es gerade in solchen Phasen oder aber für alle Menschen mit einem heilenden, pflegenden oder fürsorgenden Beruf besonders wichtig, am Aura-Körper zu arbeiten, damit der Akku des menschlichen Energiesystems immer wieder aufgeladen wird.

Tugenden und Archetyp

Die Qualitäten des Aura-Körpers sind Sicherheit, Liebe, Barmherzigkeit und Gnade.

Der dazugehörige Archetyp ist der Heiler, der sich mitfühlend dem Leidenden zuwendet, ihm Kraft spendet bzw. seine Lebensenergie wieder zum Fließen bringt.

Ein anderer Archetyp des Aura-Körpers ist die Mutter, die sich liebevoll um ihren Nachwuchs sorgt und über eine besondere Sensitivität in ihrem elektromagnetischen Feld verfügt. Sie nimmt jede noch so kleine Regung ihres Kindes genauso wahr wie Veränderungen in ihrem Umfeld. Wenn sie feststellt, dass hieraus eine potenzielle Bedrohung für sich und ihre Kleinen resultiert, mobilisiert sie alle ihr zur Verfügung stehenden Kräfte, um den Angreifer in die Flucht zu schlagen und ihren Nachwuchs zu schützen.

Der siebte Guru der Sikhs war Guru Har Rai, der bekannt

war für seine Disziplin und seine intensive Meditationspraxis, mit der man den Aura-Körper besonders gut immer wieder mit Energie aufladen kann. Er formte die Sikhs zu einer spirituellen Gemeinschaft und gab ihr eine eigene Identität. Er war bekannt für seinen zugewandten und mitfühlenden Umgang mit anderen Menschen.

Symbolik

Die Symbole des Aura-Körpers sind der Schutzschild, den der Mensch hochzieht, um Angriffe von außen abzuwehren, und das Herz, das ihm in seiner Weite ermöglicht, sich anderen auch dann mitfühlend zuzuwenden, wenn sie sich abwehrend oder aggressiv verhalten.

Die meisten spirituellen Führer oder Religionsstifter wirkten als Heiler. So kennt jede Religion oder Kultur Geschichten über ihr heilerisches Wirken, in denen sich alle Qualitäten des Aura-Körpers widerspiegeln.

Mul-Mantra

Das Mantra des Aura-Körpers lautet NIRVÄR, das daran erinnert, Empfindungen der Wut und Feindschaft hinter sich zu lassen. Stattdessen gilt es, den Qualitäten des siebten Energiekörpers den Vorzug zu geben: Sicherheit, Liebe, Barmherzigkeit und Gnade.

Element

Der Aura-Körper ist mit dem Element FEUER verbunden. Die Hitze des Feuers ist nötig, um negative Einflüsse von außen oder starke Emotionen wie Wut zu verbrennen, damit die Energie wieder frei fließen kann und der Aura-Körper aufgeladen wird.

Beobachtungskriterien

Menschen mit einer großen Aura sind gewöhnlich sehr herzliche Menschen, die gerne geben und sehr offen mit ihren Gefühlen sind. Sie sind durch ihren Aura-Körper ganz natürlich geschützt. Daher fällt es ihnen leicht, ein erhebendes und fürsorgliches Verhalten an den Tag zu legen.

Auch wenn es ihnen leichtfällt, allein zu sein, weil sie sich mit sich selbst wohl fühlen, haben diese Menschen ein gutes Gespür für Geschehnisse in ihrem Umfeld. Sie nehmen feinfühlig Veränderungen in Beziehungen zu anderen Menschen wahr, ohne dabei ihre eigene Position zu verlieren. Gerade in großen Gruppen ist es wichtig, unterscheiden zu können, welche die eigenen Gedanken sind und welche von anderen Menschen kommen. Mit einem soliden Aura-Körper ist es möglich, die Gedanken anderer Menschen intuitiv zu erfassen und zu integrieren, ohne dabei die eigene Identität zu verlieren.

Symptome bei energetischem Ungleichgewicht

Ein schwacher Energiefluss im Aura-Körper kann unterschiedliche Auswirkungen haben:

Schlafstörungen: Der Tag- und Nachtrhythmus wird über die Zirbeldrüse geregelt, die maßgeblich mit dem siebten Chakra und dem Aura-Körper verbunden ist. Schlechter Schlaf deutet auf ein energetisches Ungleichgewicht in diesem Bereich hin.

Verspannung von Zwerchfell und der Brust- und Nackenmuskulatur: Der fehlende Zugang zu den Gefühlen beruht auf dem Wunsch, das Herz zu schützen. Das Zwerchfell und die Muskeln verspannen, wenn der Mensch seinen Empfindungen keinen Ausdruck verleiht, zum Beispiel aus Angst vor der möglichen Reaktion seines Umfeldes. Stattdessen reagiert sein physischer Körper mit einem Muskelpanzer. Dies führt zu einer eingeschränkten Atmung, die eine unzureichende Prana-

Zufuhr sowie eine Schwächung des Aura-Körpers zur Folge hat und anfällig für Krankheiten macht.

Mangelndes Selbstvertrauen und fehlende Selbstidentität führen zu innerer Unsicherheit, die abhängig von anderen Menschen oder von äußeren Umständen macht. Wer nicht zu sich selbst stehen kann, ist beeinflussbar und wird sich immer wieder an andere anpassen. Dies kann dazu führen, dass jemand stets die Nähe zu anderen Menschen sucht, um die Sicherheit der Gruppe zu spüren. Oder aber er strebt danach, die Sicherheit im Außen zu suchen, zum Beispiel im übertriebenen Festhalten an Dingen oder überholten Denkkonzepten.

Engstirnigkeit begrenzt den Aura-Körper, da sie Blockaden in den Energiekanälen erzeugt. Das Ziel von Yoga und Meditation ist es, genügend psychische Hitze zu erzeugen, damit diese Hindernisse weggebrannt werden können. Je weniger begrenzende Konzepte jemand über sein Leben hat, desto stärker ist der Fluss der Lebensenergie in seinem System. Je größer der Energiefluss, desto größer die Aura – umso größer der Schutz.

Ein schwacher Aura-Körper geht häufig mit der Tendenz einher, sich Illusionen und Täuschungen hinzugeben, entweder über die eigenen Fähigkeiten und Möglichkeiten oder über die anderer Menschen.

Energetische Wirkungszusammenhänge

Der Aura-Körper steht grundsätzlich mit dem gesamten Energiesystem in Verbindung. Nachstehend werden lediglich einige besondere Aspekte hervorgehoben:

1. mit dem dritten Energiekörper, dem positiven Geist:
Der Aura-Körper dient als Projektor für die Gedanken, die dem positiven Geist entspringen. Wenn die Vorstellungen des Geistes durch die Aura hindurch nach außen strahlen, werden automatisch die notwendigen Ressourcen magnetisch angezogen.

2. mit dem fünften Energiekörper, dem physischen Körper, und dem siebten Chakra:

Der siebte Körper korrespondiert mit der Zirbeldrüse *(Epiphyse)*. Wenn die Zirbeldrüse anfängt, Sekret abzusondern, realisiert der Mensch, dass er ein abgegrenztes Individuum ist. Er kann sich sowohl in eine Gemeinschaft integrieren als auch ein starkes individuelles Bewusstsein haben. Er ist in der Lage, die negativen Einflüsse des Umfeldes abzuweisen und in Harmonie zu leben. Auf physischer Ebene regiert das siebte Chakra das Immunsystem. Ein starkes Immunsystem weist Krankheit ab – ebenso wie die Aura negative Schwingungen abwehren kann.

3. mit dem achten, dem Prana-Körper, dem neunten, dem Subtilkörper, und dem zehnten Energiekörper, dem Ausstrahlungskörper:

Eine starke Aura ist die Voraussetzung dafür, den achten, neunten und zehnten Energiekörper zu entwickeln. Es gibt hier eine Wechselwirkung: Wenn die Aura stark ist, kann sich der Prana-Körper ausdehnen und pumpt zusätzlichen Prana in den Aura-Körper, was wiederum diesen stärkt. Wenn sich die Aura über einen bestimmten Punkt hinaus ausdehnt, werden in der Folge auch der Subtil- und Ausstrahlungskörper energetisch aufgeladen. Hierdurch wird die Zirbeldrüse aktiviert und sorgt dafür, alle negativen Einflüsse von außen fernzuhalten.

4. mit dem dritten Chakra:

Das dritte Chakra gilt als das Kraftzentrum des gesamten Energiesystems. Neben intensivem Pranayama fördern vor allem Übungen, die das dritte Chakra ansprechen, den Aufbau des Aura-Körpers.

5. mit dem achten Chakra:

Das achte Chakra repräsentiert das elektromagnetische Feld in Bezug zum physischen Körper, insbesondere zum Nervensystem, während der Aura-Körper die energetische Verbindung zu den geistig-seelischen Themen darstellt.

Den Aura-Körper stärken und entwickeln

- Freude: Der siebte Energiekörper repräsentiert den Aspekt des Bewusstseins, der versucht, die Vergangenheit zusammenzutragen und alte, unaufgelöste Themen zu bewältigen. Lachen bzw. lächeln Sie viel und schaffen Sie eine Situation, in der Sie noch intensiver in der Gegenwart leben.
- Entwickeln Sie Liebe zu sich selbst: Die meisten Menschen halten außerhalb von sich Ausschau, um die Liebe des Partners, der Kinder usw. zu erlangen. Doch wenn wir Beziehungen nur deswegen eingehen, weil wir abhängig von der Zuwendung anderer sind, bleiben wir oft darin gefangen und begrenzen unser eigenes Wachstum. Die persönlichen Schattenanteile zu integrieren und den Kontakt zur Seele herzustellen, ist eine wesentliche Voraussetzung dafür, sich mit sich selbst wohl zu fühlen bzw. mit sich selbst in Einklang zu kommen. Wenn sich diese Verbindung einstellt, dann entfaltet sich Heilung, und wir können mit anderen Menschen befreit in Beziehung treten.
- Dazu gehört auch, sich selbst gegenüber gnädig zu sein: Die effektivste Art der Vergebung ist es, die grundlegende Beurteilung loszulassen, dass etwas oder jemand falsch gewesen sei. Die Herausforderung besteht darin, sich mit einem ehemaligen »Feind« auszusöhnen und zu erkennen, dass er dazu gedient hat, dass man selbst stärker werden konnte. Eine praktische Empfehlung, um diese Einsicht zu üben: Nehmen Sie sich vor, einmal pro Woche Kontakt zu jemandem aufzunehmen, den sie als »Feind« bezeichnen würden.
- Abhängigkeiten auflösen: Der Aura-Körper stimmt auf die Psyche der anderen ein und beeinflusst die eigene

Intuition, die dabei hilft, die richtigen Handlungen auszuwählen. Dadurch, dass Sie fähig werden, Ihren eigenen Platz im Raum zu sehen, können Sie Standpunkte, die Ihnen nicht entsprechen, loslassen und Ihre eigene Position vertreten.

Entwicklungsfragen zur Selbstreflexion:

1. Wie gut komme ich mit mir selbst aus?
2. Kann ich mich von anderen Menschen abgrenzen? Was tue ich, oder was könnte mir dabei helfen, bei mir selbst zu bleiben und meine eigene Position zu vertreten, statt mich in die Geschichten anderer hineinziehen zu lassen?
3. Unter welchen Gesundheitsbeschwerden leide ich? Welche Symptome stellen sich unter Stress ein?
4. Welche Ereignisse der Vergangenheit habe ich noch nicht bewältigt bzw. trage ich mit mir herum? Was möchte ich mir selbst und anderen verzeihen, um es dann endgültig loslassen zu können?

Allgemeine Empfehlungen für eine unterstützende Yoga-Praxis:

- Eine tägliche, disziplinierte Yoga-Praxis schafft genügend Hitze, um Denkblockaden aus dem Weg zu räumen, die den Prana-Fluss im Energiesystem behindern. Die Ernte dieser Disziplin ist ein größeres elektromagnetisches Feld und dadurch mehr Schutz und weniger Angst. Infolgedessen ist es Ihnen möglich, das energetische Herzzentrum offen zu halten und Ihr Potenzial zu entfalten.
- Die intensive Meditationspraxis führt zu einer sensiblen (Selbst-)Wahrnehmung, die insbesondere aktivierend auf die Zirbeldrüse wirkt. Bei Schlafstörungen:

Abendliche Meditation vor dem Zubettgehen verbessert die Schlafqualität!

- Üben Sie sich in meditativen Heiltechniken, zum Beispiel dem Sat Nam Rasayan aus der Tradition des Kundalini-Yoga nach Yogi Bhajan: Es trainiert Ihre Fähigkeit, Veränderungen im elektromagnetischen Feld wahrzunehmen und heilend damit zu arbeiten.
- Spezifische Asanas, insbesondere mit nach außen oder oben gestreckten Armen (die in das elektromagnetische Feld hineinragen), aber auch Übungen, die das dritte Chakra ansprechen und energetisch stärken.
- Stärkende Visualisierungen, zum Beispiel eines Schutzfeldes um den menschlichen Körper herum oder Licht, das den physischen Körper durchdringt und durch die Aura hindurch nach außen strahlt.

Spezifische Meditationen aus dem Kundalini-Yoga nach Yogi Bhajan:

- »Meditation für dein starkes Schutzfeld« und »Pranayama gegen Negativität und Krankheit« (siehe Praxisteil).
- Unterstützende Mantras:
  - EK ONG KAR SAT NAM SIRI WAHE GURU
  - WAHE GURU
  - ADSCHAI ALAI

8. ENERGIEKÖRPER
Der Prana-Körper

Wenn wir unseren Atem halten,
halten wir unsere Seele.
B. K. S. Iyengar[15]

Definition und Aufgaben

Der Prana-Körper *(pranamayakosha)* manifestiert und reguliert den Fluss der Lebensenergie. Prana ist das, was den physischen Körper lebendig macht und erhält. Wenn kein Prana mehr fließt, ist der Körper tot und verfällt innerhalb kürzester Zeit. Der Prana-Körper produziert die treibende Kraft für den physischen Aspekt der Sinne sowie für das Funktionieren des physischen Körpers. Er transportiert die Lebensenergie in die Organe und stellt den subtilen Strom der messbaren Nervenimpulse dar, die Empfindungen wie Schmerz oder Wohlgefühl weiterleiten.

Die Steuerung der Vitalkraft wird durch die Atemführung beeinflusst. Es besteht eine Wechselwirkung zwischen dem Atemfluss und dem Gehirn, dem organischen Träger des Geistes. In dem Maße, in dem es gelingt, den Atem zu harmonisieren und immer feiner werden zu lassen, wird sich auch der Gedankenstrom beruhigen.

In der traditionellen Yoga-Philosophie wird der achte Energiekörper auch als *Pranamayakosha* oder Lebenshülle bezeichnet. In seinem Bereich fließt die Vitalkraft Prana, die treibende Kraft für den physischen Aspekt der Sinne und der Körperfunktionen.

Tugenden und Archetyp

Die Tugend des Prana-Körpers ist die Reinheit. In diesem Zustand empfindet der Mensch keine Angst, weil er in dem Bewusstsein lebt, fortwährend mit der unerschöpflichen Kraftquelle des Universums verbunden zu sein.

Der Archetyp des Prana-Körpers ist der Heiler. Ein Heiler ist jemand, der die Dualität von Körper und Geist aufhebt und damit den Einklang im menschlichen Energiesystem wiederherstellt. Der achte Guru der Sikhs dient als Inbegriff des Heilers. Er wurde bereits im Alter von fünf Jahren zum Guru bestimmt. In jugendlichem Alter heilte er während einer Pockenepidemie zahlreiche Kranke, bevor er selbst der Krankheit erlag.

Symbolik

Die Zahl des Prana-Körpers ist die Acht. In der liegenden Form ∞ ist die Acht das Symbol der Unendlichkeit. Der Begriff der Unendlichkeit verweist auf einen zeitlichen Aspekt: Auf der Zeitachse von Vergangenheit, Gegenwart und Zukunft bildet der linke Kreis der liegenden Acht den Blick in die Vergangenheit und der rechte Kreis den Blick in die Zukunft. Beide treffen sich in der Mitte, die die Gegenwart symbolisiert. Wenn es uns gelingt, unser Gestern und unser Morgen miteinander zu verbinden und im Hier und Jetzt zu integrieren, öffnet sich das Tor, hinter dem wir Zugang zu intuitivem Wissen und universeller Weisheit erhalten.

Wenn wir uns Prana als das unerschöpfliche Energiereservoir des Universums vorstellen, dann fällt es uns leicht, an die unendliche Weite und Tiefe eines Ozeans zu denken. Indem wir in dieses Meer eintauchen, öffnen wir uns für unzählige Möglichkeiten und ungeahnte Entdeckungen. Wir stoßen auf keinerlei Grenzen – alles ist möglich.

Mul-Mantra

Dem Prana-Körper ist das Mantra AKAAL MURAT zugeordnet. Es bedeutet sinngemäß »unsterblich« und verweist auf das unendliche Reservoir der im Universum latent vorhandenen

Prana-Energie, die sich der Mensch jederzeit zunutze machen kann.

Das Mantra wird auch übersetzt mit »Sterben in die Unendlichkeit«. In diesem Sinn bezieht es sich auf die Angstfreiheit vor dem Tod und das Wissen darum, dass der Tod die Geburt in einen neuen Zustand hinein ist.

Element

Der Prana-Körper wird energetisch durch das Element WASSER regiert.

Beobachtungskriterien

Jemand, der über einen gut entwickelten Prana-Körper verfügt, hat keine Ängste und geht seine Projekte motiviert und voller Engagement an. Er verfügt in ausreichendem Maße über Kraft und Geld, um seine Vorhaben zu verwirklichen. Er kann das Spannungsfeld aushalten, das sich aus der Polarität zwischen Einheit und Dualität ergibt.

Im Alltag zeigt sich diese Fähigkeit darin, dass er sich problemlos in Organisationsstrukturen einfügt und deren Regeln befolgen kann, ohne dabei das Gefühl zu haben, seine Identität aufzugeben. Wenn eine Person über viel Prana-Energie verfügt, ist es ihr möglich, die Gelegenheiten im Leben zu ergreifen, ohne voreilig zu sein oder sie verstreichen zu lassen.

In seiner Perfektion befähigt der Prana-Körper zu selbstlosem Dienst zum Wohle anderer Menschen, was die Auflösung egoistischer Verhaltensweisen mit sich bringt.

Symptome bei energetischem Ungleichgewicht

Wenn jemand häufig krank ist oder an chronischen Krankheiten leidet, hat er einen geschwächten Prana-Körper. Dies geht in den meisten Fällen mit einem unausgeglichenen negativen

Geist und/oder einer andauernden Stressbelastung einher (siehe zweiter Energiekörper). Weitere Anzeichen eines unausgeglichenen Prana-Haushalts sind:

- Übertriebene Ängste – eventuell aus dem Gefühl heraus, nicht genügend Kraft zu haben, um den Herausforderungen des Lebens begegnen zu können.
- Müdigkeit: Lethargie, Unterzuckerung, Schlappheitsgefühl, Abgespanntheit bis hin zum chronischen Erschöpfungssyndrom *(CFS: Chronic Fatigue Syndroms).* Dies geht häufig einher mit einem verspannten Beckenboden (siehe auch Aura-Körper).
- Gebrauch von Aufputschmitteln: Es wird versucht, die Müdigkeit zu bekämpfen, indem Energie durch Nahrung oder Stimulanzien zugeführt wird.
- Verschlossenes Herzzentrum: Bei einem geschwächten Prana-Körper fehlt die Kraft, das energetische Herzzentrum offen zu halten bzw. die Herzenergie weiter fließen zu lassen (siehe auch Aura-Körper).
- Paradoxes Atmen: Die moderne Lebensweise führt dazu, dass der Atem flach wird oder in ein ungleichmäßiges Aus- und Einatmen fällt. Das führt dazu, dass im Körper sehr viele Spannungen aufgebaut werden. Damit wird ein ungünstiger Kreislauf angestoßen, denn ein unausgewogener Atemfluss trennt uns vom Körperbewusstsein!
- Impulsives Verhalten deutet auf einen schwachen Prana-Körper hin. Wenn jemand impulsiv und voreilig ist, kann der- oder diejenige die Energie nicht gut halten.
- Erkrankungen – ganz allgemein – deuten auf einen geschwächten Prana-Haushalt hin, sie sind ein Zeichen dafür, dass Energie blockiert ist und nicht frei fließen kann (siehe auch Aura-Körper).
- Die Fähigkeit, die sexuelle Energie länger zu halten, kommt vom Prana-Körper. Ein gestörter Energiefluss im zweiten Energiekörper entsteht durch mangelnde Bewe-

gung, insbesondere der Hüften. Dies führt zu einer Frustration des ursprünglichen Lebensimpulses, der durch verstärkte sexuelle Aktivität kompensiert wird.
- Wenn jemand gegen seinen/ihren Willen sexuell belästigt wird, kann dies den Prana-Körper dauerhaft schwächen und psychische Blockaden auslösen.

Energetische Wirkungszusammenhänge

Der Prana-Körper steht in Wirkungszusammenhängen mit anderen Aspekten des menschlichen Energiesystems; vor allem hat er eine energetische Verbindung:

1. mit dem zweiten Energiekörper, dem negativen Geist:
Ein starker Prana-Körper balanciert automatisch alle Facetten des Geistes aus, insbesondere den negativen Geist. Übertriebene Negativität schwächt den Aura-Körper und begrenzt damit den Prana-Körper. Wenn dieser Zustand nicht ausgeglichen wird und dauerhaft bestehen bleibt, können daraus Gesundheitsbeschwerden folgen.

2. mit dem fünften Energiekörper, dem physischen Körper:
Mit dem Prana-Körper sind auf physischer Ebene die Gallenblase und die Nieren sowie die Körperflüssigkeiten (zum Beispiel Blut und Lymphflüssigkeiten) verbunden.

3. mit dem siebten Energiekörper, dem Aura-Körper:
Der siebte und der achte Energiekörper wirken gemeinsam gegen Ängste. Der Aura-Körper ist vergleichbar mit einem Behälter, in dem Prana aufgebaut werden kann. Je größer der Aura-Körper, desto mehr Prana kann fließen, was wiederum entspannt und zu tieferer Atmung führt. Das hat zur Folge, dass mehr Prana in die Aura gepumpt wird und sich das energetische Herzzentrum öffnen kann.

4. mit dem vierten Chakra:
Ein starker Prana-Körper ermöglicht es, das energetische Herzzentrum offen zu halten. Dies ist die Voraussetzung dafür, die Stimme des Herzens wahrzunehmen und sich selbst und anderen Menschen mit Mitgefühl zu begegnen.

5. mit dem achten Chakra:
Das achte Chakra repräsentiert das elektromagnetische Feld in Bezug zum physischen Körper. Innerhalb dieses Feldes befindet sich der Prana-Körper, der die gespeicherte Menge von Prana manifestiert. Diese beiden Aspekte des Energiesystems stehen über das Nervensystem miteinander in Verbindung. Das Nervensystem ist der physische Austragungsort von Stress. Hieraus erklärt sich, warum sich Stress schwächend auf den Energiehaushalt auswirkt.

Den Prana-Körper stärken und entwickeln

Folgende Maßnahmen unterstützen neben den Yoga-Übungen den Aufbau von Prana:

- Dauerhafter oder überzogener Negativität begegnen: eine Einstellung der Dankbarkeit entwickeln – auch gegenüber unliebsamen Geschehnissen, das Gute am Schlechten sehen.
- Kontinuierlicher Stressabbau bzw. Stärkung des Nervensystems.
- Insbesondere Therapien und Übungssysteme, die mit der Lebensenergie und Bewegung arbeiten, beispielsweise Akupunktur, Shiatsu, Bioenergetik.
- Regulation des Flüssigkeitshaushaltes: genügend trinken, Ausscheidungsprozesse anregen durch Bewegung und Sauna.
- Kampfkunst praktizieren, insbesondere Übungen, die auf Schenkel, Hüften und den unteren Magenbereich wirken.
- Sexuelle Ausgeglichenheit: Statt sexuelle Bedürfnisse zu verdrängen, lassen sie sich mit Aktivitäten ausbalancieren,

die Kontakt mit der (menschlichen) Natur herstellen und die sinnliche Wahrnehmung schulen. Zum Beispiel schwimmen, tanzen, musizieren, aber auch kochen und essen.

Entwicklungsfragen zur Selbstreflexion

1. Wann fühle ich mich müde und antriebslos? Wie begegne ich diesem Zustand?
2. In welchen Situationen bin ich impulsiv bzw. wann fällt es mir schwer, mein Verhalten zu regulieren?
3. Habe ich genügend Kraft, um meine Ziele zu erreichen? Falls nein – welche Maßnahmen sind notwendig, um meinen Energielevel anzuheben?
4. Wofür bin ich in meinem Leben dankbar?

Allgemeine Empfehlungen für eine unterstützende Yoga-Praxis:

Eine bewusste Atemführung, wie sie im Yoga gelehrt und trainiert wird, ist das beste Mittel, um den Prana-Körper aufzubauen.

- *Pranayama* ist mehr als normales, tiefes Atmen. Es umfasst zahlreiche Techniken, die jeweils eine spezifische Wirkung auf das menschliche Energiesystem haben. Grundsätzlich bewirkt Pranayama die Ausdehnung und Erweiterung unserer gesamten Lebensenergie. Aus diesem Grunde empfiehlt es sich, in die Yoga-Praxis ausgleichende Körperübungen zu integrieren, die diesen Expansionsprozess zügeln und dirigieren helfen. Hilfreich sind beispielsweise alle Übungen, die stabilisierend auf die unteren drei Chakras und das Nervensystem wirken.
- Das Zwerchfell ist der Mittler zwischen der physiologischen und der mentalen Hülle und verspannt sich folglich bei Stress und Spannungen, die im Alltags-

leben auftreten.[16] Aus diesem Grunde wirken sich alle Yoga-Praktiken, die das Nervensystem stärken und Stress abbauen, günstig auf die Atmung aus.

- Das Gleiche gilt für alle Übungen bzw. Asanas, die den Brustkorb öffnen und / oder das Zwerchfell lösen und so dauerhaft zu einer tieferen Atmung führen. (Achtung: Die Arbeit am Zwerchfell kann Ängste bewusst werden lassen!)
- Übungen, die die Koordination von linker und rechter Körperhälfte fördern.

Spezifische Meditationen aus dem Kundalini-Yoga nach Yogi Bhajan:

- »Pranayama gegen Negativität und Krankheit«, »Meditation zum Ausgleich der Tattvas« und »Meditation zur Selbst-Heilung« (siehe Praxisteil).
- Alle Meditationen mit dem Heilmantra (siehe unten).
- Unterstützende Mantras:
  - RA MA DA SA SA SE SO HONG (Heilmantra)
  - PAVAN PAVAN, das Mantra, das direkt den Prana-Fluss anregt.
  - Mantras zur Bearbeitung und Auflösung von Ängsten, zum Beispiel CHAKKR CHATTR VARTEE, ADAIS TISAI ADAIS, AKHAN DSCHOR, ADSCHAI ALAIS

9. ENERGIEKÖRPER
Der Subtilkörper

Wenn du in der Subtilität sehr verfeinert und in der Aktivität sehr subtil wirst – sehr subtil –, bist du deiner Seele sehr nahe. Die Seele und der Subtilkörper sind sehr stark miteinander verbunden. Es gibt eine direkte Beziehung zwischen dem Seelenkörper und dem Subtilkörper. Sie verlassen einander nie. Somit wird alles, was du tust und was verfeinert ist, dich deiner Seele näherbringen – verfeinerte Kunst, verfeinerte Handlungen, verfeinerte Rede, alles, was nicht grob ist. Das ist ein ziemlich leichter Weg, um dein Gottesbewusstsein zu erreichen.

Yogi Bhajan[17]

Definition und Aufgaben

Der Subtilkörper lässt sich als die Überlebensblase der Seele beschreiben und umfasst die Seele wie eine Hülle oder Atmosphäre. Er markiert den Bereich, in dem wir zur Essenz dessen werden, was wir sind. Der Subtilkörper speichert über riesige Zeitspannen hinweg alle seelischen Erfahrungen und ist damit der Träger unserer spirituellen Erbanlagen, Talente und Einsichten. All diese Aspekte werden traditionellerweise auch mit dem Kausalkörper *(anandamayakosha)* verbunden, dem sowohl Subtilkörper als auch Seelenkörper zuzuordnen sind.

Im Bereich dieses Energiekörpers transformieren wir die geistigen Fähigkeiten, um über unsere Wahrnehmung zu Wissen und Erkenntnis zu gelangen und das Bewusstsein anzuheben. Der individuelle Geist verlässt mit dem Tod zwar den menschlichen Körper, bleibt aber in Form des Subtilkörpers erhalten. Dieser trägt die Einprägungen der Vergangenheit sowie das Potenzial für die Zukunft in sich und überdauert von Leben zu Leben.[18] Über den Subtilkörper erhalten wir Zugang zu den Erinnerungen an frühere Leben genauso wie zu der spirituellen Gemeinschaft, welche über alle Zeiten hinweg unsere Familie gewesen ist.

Der neunte Energiekörper repräsentiert unsere Fähigkeit, Dinge zur Vollendung führen zu können. Wir entwickeln eine ruhige Ausdauer, die uns zu einem Zustand der Meisterschaft führt. Dieser wird dadurch erreicht, dass wir über jeden persönlichen Zweck hinausgehen und unsere Handlungen in einen übergeordneten, universellen Dienst stellen.

Der Subtilkörper ermöglicht es, hinter die offensichtliche Realität zu schauen und dahinter das großartige Spiel des Lebens zu erkennen. Er beinhaltet die Gabe, »zwischen den Worten« zu lesen und die eigentliche Bedeutung des Gesagten anhand der Körpersprache und der verschiedenen Nuancen der nonverbalen Kommunikation wahrzunehmen.

Tugenden und Archetyp

Die Tugenden des Subtilkörpers sind Ruhe, Gelassenheit, Ausdauer und Treue. Ebenso zählen Wachheit und Sensibilität dazu, die Irrtümer und Fehler vermeiden helfen. All diese Eigenschaften werden benötigt, um eine Fertigkeit zur Meisterschaft oder einmal begonnene Projekte erfolgreich zum Abschluss zu bringen.

Der dazugehörige Archetyp ist der Meister, also eine Person, die erwiesenermaßen ein Thema bis zum Ende durchdrungen hat oder eine Fähigkeit bis zur Vollendung entwickelt hat. Mit dem Typus des Meisters assoziieren wir auch die unerschütterliche Gewissheit, stets das Richtige zu tun bzw. zu wissen, welches der rechte Weg ist.

In der tantrischen Numerologie werden diese Tugenden verbunden mit dem neunten Guru der Sikhs, Guru Teg Bahadur.

Er blieb seinen Überzeugungen treu, als in den 1670er Jahren ein Moslem-Mogul versuchte, alle Hindus und Sikhs zum Islam zu bekehren. Aus Ärger über die Standfestigkeit von Guru Teg Bahadur ließ ihn der Mogul enthaupten.

Symbolik

Die Neun ist die Zahl des Subtilkörpers. Sie lässt sich mit der Eins, der Zahl des Seelenkörpers, zur Zehn addieren. Damit verweist sie auf das komplette System der Energiekörper, die allesamt entwickelt werden müssen, um das Leben im Einklang mit der Seele meistern zu können. Eine andere Metapher: Die Seele ist der individuelle Samen (symbolisiert durch die Zahl Eins). Die Neun als Zahl des Subtilkörpers hingegen repräsentiert die Essenz der vielen Samen, die das kollektive Gefühl des ursprünglichen Selbst sind.

Das Symboltier des Subtilkörpers ist der Phönix. In der Mythologie handelt es sich um einen Vogel, der verbrennt, um aus seiner Asche immer wieder aufzuerstehen. Die Redewendung »Wie ein Phönix aus der Asche« verwenden wir dann, wenn etwas, das schon verloren schien, doch unerwartet in neuem Glanz zurückkehrt. Auch wenn der Phönix zunächst vollständig zerstört wird, so erwächst er doch aus der zu Asche verbrannten Ursubstanz seiner vorherigen Lebensform von neuem. Dieser Transformationsprozess ist ein Verweis auf das physikalische Gesetz, dass Energie niemals verlorengeht, sondern lediglich ihre Form verändert. Alles Neue trägt stets das Alte in sich, auch wenn es sich auf andere Weise ausdrückt.

In diesem Zusammenhang besteht ein Bezug zum Mütterlichen in dem Sinn, dass man am Anfang aus der leiblichen Mutter kommt und am Ende des Lebens zur Mutter Erde zurückkehrt. Geburt und Tod werden als Transformationsprozesse in einen neuen Zustand angesehen.

Mul-Mantra

Dem Subtilkörper wird das Mantra ADSCHUNI zugeordnet. Es bedeutet sinngemäß: Ich wurde niemals geboren. Damit verweist es auf den unendlichen Aspekt der Seele, die ohne Anfang und ohne Ende ist und mit der der Subtilkörper untrennbar verbunden ist.

Element

Dem neunten Energiekörper ist, wie dem Seelenkörper, das Element ERDE zugeordnet.

Beobachtungskriterien

Ein starker Subtilkörper befähigt zu einer guten Auffassungsgabe und einem schnellen Lerntempo. Er verleiht die Fähigkeit, sich in allen Lebenslagen gewandt zu bewegen, und bringt kraftvolle Ruhe und Geduld. Ein Mensch mit einem gut entwickelten neunten Energiekörper hat verstanden, dass die meisten Dinge im Leben am besten ohne Druck funktionieren. Er verfügt über ein gutes Timing und weiß, dass alles seine eigene Zeit und seinen eigenen Raum hat. Nichts ist für ihn ein Mysterium; er durchschaut das offensichtlich Naheliegende und erkennt dahinter die größeren Zusammenhänge des Lebens.

Symptome bei energetischem Ungleichgewicht

Ein energetisch schlecht versorgter Subtilkörper kann sich in unterschiedlichen Verhaltensweisen ausdrücken:

- Naivität und Leichtgläubigkeit: das Übersehen von Gefahrenhinweisen. Der Mensch wirkt unbeholfen und ist leicht »übers Ohr zu hauen«.
- Grobes Verhalten: rüdes Auftreten und aggressive Kommunikation. Man wird mit anderen ungeduldig, wenn sie lang-

samer lernen und begreifen als man selbst. Es fällt schwer, Würde und Harmonie in Beziehungen zu integrieren.

- Mangelndes Engagement: fehlende Bereitschaft zum Lernen, um die sich im Leben stellenden Aufgaben übernehmen oder die eigenen Fähigkeiten weiterentwickeln zu können.
- Ruhelosigkeit: Ständig ist viel zu erledigen. Man vermisst den Frieden, der dadurch entsteht, dass man mit dem Leben zu fließen gelernt hat.
- Zu hohe Ansprüche an sich selbst: Hang zum Perfektionismus, hart mit sich selbst ins Gericht gehen.
- Es fällt schwer, Einsichten in das eigene Leben zu erhalten oder sich selbst zu verstehen. Wenn jemand die eigene seelische Essenz nicht erfassen kann und seine Integrität verliert, kann dies zum Selbstmord führen.
- Die energetische Unterversorgung des Subtilkörpers geht häufig mit Verdauungsbeschwerden, insbesondere des Dünndarms, einher. Dies ist ähnlich dem überkritischen, überzogenen analytischen Denken, das durch ein Zuviel an Informationen verursacht wird und verhindert, die notwendigen Dinge zu tun.

  Der Mangel an Fokus führt zu Müdigkeit und zu einem Verlangen nach Stimulation (zum Beispiel durch Kaffee, Aufputschmittel oder Drogen).

Energetische Wirkungszusammenhänge

Der Subtilkörper ist eng

1. mit dem ersten Energiekörper, dem Seelenkörper, verbunden: Der erste und der neunte Energiekörper stehen in einer Art energetischer Wechselbeziehung. Sie werden beide vom Element ERDE regiert. Der Energiezustand des Subtilkörpers wirkt auf den des Seelenkörpers ein und bestimmt den Grad, in dem es möglich ist, dem Ruf der Seele durch das Leben hindurch zu folgen.

Darüber hinausgehend gibt es weitere Wirkungszusammenhänge mit anderen Aspekten des menschlichen Energiesystems. Nämlich mit den drei Facetten des Geistes:

2. dem zweiten Energiekörper, dem negativen Geist,
3. dem dritten Energiekörper, dem positiven Geist, und
4. dem vierten Energiekörper, dem neutralen Geist:

Aus der Beziehung der ursprünglichen Lebenskraft der Seele mit dem durch den Subtilkörper repräsentiertem Ruf des Schicksals erschafft und formt der zweite Energiekörper mit Hilfe der Kreativität bleibende Schöpfungen und Lösungen. Diese führen auf der Ebene des dritten Energiekörpers zu entsprechenden Handlungen und Wirkungen. Wenn es gelingt, das eigene Verhalten aus dem neutralen Bewusstsein des vierten Energiekörpers heraus zu steuern, wird der Subtilkörper energetisch geklärt und verfeinert.

5. mit dem fünften Energiekörper, dem physischen Körper:

Der Subtilkörper ist auf körperlicher Ebene mit verschiedenen Organen verbunden, die energetisch im Wesentlichen durch das dritte Chakra versorgt werden. Hierzu zählen Dünndarm, Bauchspeicheldrüse und Magen, aber auch Milz und Knochen.

6. mit dem dritten Chakra:

Als Quadratzahl der Drei (3 x 3) verweist der Subtilkörper auf die Aspekte des dritten Energiekörpers bzw. des dritten Chakras. Letzteres gilt als das zentrale Kraftzentrum des menschlichen Energiesystems. Als solches spielt es eine entscheidende Rolle für die Entwicklung der notwendigen Ausdauer, die zum Erlangen jedweder Meisterschaft notwendig ist.

Den Subtilkörper stärken und entwickeln

Die Herausforderung dieses Energiekörpers liegt darin, die individuellen Bedürfnisse mit den Interessen des Kollektivs in Einklang zu bringen. Wenn der Mensch auf dem Weg der

Verwirklichung seines Selbst das Lebensumfeld außer Acht lässt, wird er Hindernisse in den Weg gelegt bekommen und in äußerer Disharmonie leben. Aus diesem Grunde ist es wichtig, zusätzlich zu einer unterstützenden Yoga-Praxis inneren Frieden, Ruhe, Geduld und weitere förderliche Verhaltensweisen zu kultivieren:

- Verfeinern Sie Ihre Sprache. Vermeiden Sie abwertende, negative Ausdrücke und üben Sie sich in respektvoller und gewaltfreier Kommunikation. Hören Sie aufmerksam zu und achten Sie auf die nonverbalen Signale Ihrer Gesprächspartner.
- Reduzieren Sie Ihr Arbeits- und Lebenstempo. Halten Sie regelmäßig inne, um Ihre Aufmerksamkeit auf Details in der Gegenwart zu lenken.
- Ein Meister zu werden erfordert, tief in die Essenz des eigenen Könnens einzutauchen. Bleiben Sie, wo Sie sind, und stoßen Sie zum Kern der Dinge vor. Es kommt nicht darauf an, welche Aufgabe Sie übernehmen, sondern ob Sie bis zum Ende durchhalten.
- Seien Sie gnädig mit sich selbst, so wie eine Mutter ihr Kind als perfekt annimmt. Stehen Sie zu Ihren Fehlern und stellen Sie fest, dass es in Ihren Fehlern selbst eine gewisse Perfektion gibt, aus der Sie lernen können.
- Gehen Sie mit Ihren Mitmenschen mindestens genauso geduldig und nachsichtig um wie mit sich selbst.
- Kleiden Sie sich angemessen und würdevoll. Zeigen Sie Ihre Integrität, indem Sie nicht jeder Mode hinterherlaufen, sondern Ihrem Typ treu bleiben. Achten Sie auf Qualität und strahlen Sie diese durch Ihr Äußeres aus.
- Mineralien speichern die Erinnerungen der Erdgeschichte. Sie können benutzt werden, um die Effekte unserer Handlungen auszubalancieren und zu heilen.

Entwicklungsfragen zur Selbstreflexion:

1. Wie schätze ich meine Wirkung auf andere Menschen ein? Welche Rückmeldungen erhalte ich von ihnen? Werde ich als Gesprächspartner gesucht und geschätzt – oder eher gemieden?
2. Wie oft nehme ich mir Zeit und Raum für meditative Selbstversenkung? Wie könnte es mir gelingen, hin und wieder aus dem Hamsterrad der alltäglichen Aktivitäten auszusteigen?
3. Wie ist es um meinen inneren Frieden bestellt? Neige ich zu ausgiebiger Selbstkritik? Kann ich mit meinen Fehlern angemessen umgehen?
4. Bringe ich einmal begonnene Projekte mit Engagement zu Ende? Oder neige ich dazu, vorzeitig das Handtuch zu werfen?

Der Subtilkörper lässt sich idealerweise durch eine konsequente, tägliche Yoga-Praxis stärken und entwickeln. Diese sollte in jedem Fall neben Körper- und Atemübungen eine intensive Meditationspraxis umfassen. Die damit einhergehende Disziplin sollte jedoch über die Tretmühle des gedankenlosen Übens hinausgehen. Stattdessen kann sie als eine Reise verstanden werden, die ein Ziel hat: die eigene Bestimmung zu erfüllen, indem man dem Ruf der Seele folgt.

Allgemeine Empfehlungen für eine unterstützende Yoga-Praxis:

- Der Energiefluss im Subtilkörper lässt sich auf einfache Weise testen: Heben Sie die Hände vor den Körper, bis sie sich ungefähr auf Höhe des Herzens befinden. Die Handflächen zeigen zueinander, berühren sich aber nicht. Schließen Sie die Augen und fokussieren

Sie den inneren Blick auf den Punkt zwischen den Augenbrauen. Richten Sie Ihre Aufmerksamkeit auf den Raum zwischen den Händen und spüren Sie den Energiefluss an dieser Stelle.

- Wählen Sie ein Mantra, ein Asana, eine Übungsfolge oder eine Meditation, mit der Sie ein bestimmtes Entwicklungsziel verbinden. Yoga ist ein Instrument – verstehen Sie, was Sie damit erreichen können –, und dann machen Sie eine Erfahrung damit! Üben Sie kontinuierlich, am besten täglich über einen längeren Zeitraum hinweg, bis Sie die Ausführung perfektioniert und Ihre persönliche Meisterschaft erreicht haben. Für die Energiearbeit am Subtilkörper wird eine durchgehende tausendtägige Praxis empfohlen.
- Üben Sie in jeder Yoga-Übung, den mentalen Fokus zu halten. Wenn Sie trainieren, Ihre Bewusstseinskraft auf einen bestimmten Punkt zu konzentrieren, fällt es Ihnen leichter, das gesteckte Ziel zu erreichen und den Weg dorthin zu meistern – nicht nur im Yoga.
- Praktizieren Sie Asanas bzw. Übungsreihen, die die untere Bauch- und Rückenmuskulatur stärken und den Energiefluss im dritten Chakra anregen.

Spezifische Meditationen aus dem Kundalini-Yoga nach Yogi Bhajan:

- »Meditation, um energetische Blockaden im Subtilkörper zu beseitigen« und Meditation »Der Meister« (siehe Praxisteil).
- Unterstützende Mantras:
  - ONG, OM, AUM
  - Mul-Mantra
  - HAR
  - ADSCHAI ALAI

10. ENERGIEKÖRPER
Der Ausstrahlungskörper

Stell dir dein Wesen vor, umgeben von einer prächtigen, strahlenden Sphäre aus Licht, die ca. 3 Meter nach allen Seiten misst. Sie ist golden, strahlend und undurchdringlich – Negativität von außen kann nicht durch sie hindurch, und innere Negativität wird neutralisiert. Kosmische Energie fließt durch dein zehntes Tor, deine Wirbelsäule hinunter und wieder hinauf, ein sich stets erneuernder Rhythmus. Die Energie scheint und pulsiert – und erweitert die Ausstrahlung auf ihr Maximum. Das ist der zehnte Körper – der Ausstrahlungskörper.

Yogi Bhajan[19]

Definition und Aufgaben

Der zehnte Energiekörper wird Ausstrahlungskörper, strahlender Körper oder Strahlenkörper genannt. Dieser Energiekörper zeichnet das Ausmaß und den Umriss unseres Bewusstseins nach, indem er die Grenze der menschlichen Individualität auf dem »Hintergrund« des endlosen Raums der universellen Einheit abbildet.

Der Umfang des Ausstrahlungskörpers beruht auf der energetischen Aufladung und der Integration der jeweiligen Bewusstseinsanteile der Energiekörper 1–4 und 6–9 sowie auf deren Ausdruck über den physischen Körper. Dies geschieht in einem Entwicklungsprozess, der die Erweiterung des menschlichen Bewusstseins zur Folge hat und das zunehmende Ausmaß des Ausstrahlungskörpers beschreibt. Diese Wachstumserfahrung ruft das Gewahrsein der Gesamtheit aller Energiekörper hervor. Hierdurch kann das eigene Energiesystem als ein dynamisches, organisches Öko-System wahrgenommen werden, das seine Stabilität durch immerwährenden

Wandel erhält. Außerdem befähigt der Ausstrahlungskörper dazu, die Prozesse und Dynamiken in Gruppen zu verstehen und mit ihnen zu arbeiten.

Der Ausstrahlungskörper lässt sich dem Weisheitskörper *(vijnanamayakosha)* zuordnen. Er befähigt zu Erkenntnis, Weisheit, höherer Einsicht und Intuition.

Tugenden und Archetyp

Der Ausstrahlungskörper steht für die Aussage »Alles oder nichts«. Die dazugehörigen Qualitäten sind Mut und Entschiedenheit. Der zehnte Energiekörper ist der berühmte Teil, der das Ganze zusammenhält; er gibt allen einzelnen Teilen einen vereinten Willen. Dieser entspricht dem Mut, der benötigt wird, um Entscheidungen zu treffen und konsequent umzusetzen. Damit einher geht die Tapferkeit in beängstigenden Situationen – oder der Mut, der Angst entgegenzutreten und sie dadurch zu überwinden, dass man durch sie hindurchschreitet.

Dieser Mut stellt sich ein, wenn die Seele dazu bereit ist, mit der Essenz der irdischen Dinge zu verschmelzen. Auf der Basis dieser Einstellung ist es möglich, einmal eingegangene Verpflichtungen verantwortungsbewusst zu erfüllen bzw. für ein gegebenes Wort einzustehen.

Der Archetyp des Ausstrahlungskörpers ist der König bzw. die Königin, die zum Wohle des gesamten Volkes herrschen und den Mut haben, eigenständige Entscheidungen zu treffen und unabhängige Positionen zu beziehen.

Der zehnte Guru der Sikhs, Guru Gobind Singh, symbolisiert die königlichen Qualitäten. Er war bekannt für seine Unerschrockenheit und sein praktisches Verständnis hinsichtlich der Erfordernisse einer spirituellen Gemeinschaft. Während seines ganzen Lebens ermutigte er die Sikhs darin, hart zu arbeiten, anderen etwas abzugeben und die Schwachen zu verteidigen. Bevor er starb, befreite er die Sikhs von der Notwendigkeit, einen personifizierten Guru haben zu müssen. Er installierte den Siri Guru Granth Sahib (das heilige Buch der Sikhs) als den elften und letzten »Guru«.

Symbolik

Typische Symbole des Ausstrahlungskörpers sind die Insignien des königlichen Herrschers, wie die Krone oder der Thron. Die königlichen Qualitäten scheinen durch die strahlenden Augen und zeigen sich in strahlend weißem Licht, das durch die hellweiße Kleidung verstärkt wird.

Diese Ausstrahlung und Anziehungskraft wird durch die Zahl Zehn repräsentiert:

Die Rückkehr der individuellen Seele (1. Energiekörper) erfolgt durch alle Energiekörper hindurch bis zum Subtilkörper (9. Energiekörper). Damit vervollständigt sie einen Kreis, der durch die Null symbolisiert wird, und wird wieder zu einem Ganzen, das durch die Zahl Eins ausgedrückt wird. Die Vereinigung von Eins und Null wird durch die Zahl Zehn zum Ausdruck gebracht.

Dieser Kreislauf ist eine Analogie des Lebens, das sich in einem beständigen Wechsel von Schöpfung, Wachstum, Tod und Auflösung vollzieht. Der Transformationsprozess wird durch den Feuervogel Phönix symbolisiert, der zu Asche verbrennt und aus ihr wiederaufersteht. Auch wenn die Form in ihre Einzelteile zerfällt, so bleibt doch die Essenz erhalten; sie bildet den Samen für den Fortbestand des Lebens.

Mul-Mantra

Das Mantra SAIBHANG bezieht sich auf die Qualität des Ausstrahlungskörpers als das Selbst, das aus sich selbst heraus strahlt. Sinngemäß bedeutet es »Ich bin vollkommen, alles ist in mir enthalten«.

Element

Der zehnte Energiekörper wird durch das Element ÄTHER bzw. RAUM beeinflusst. So wie sein Strahlen den ihn umgebenden Raum erhellt, so symbolisieren Äther bzw. Raum die Entwicklungs- und Wachstumsmöglichkeiten, die zu nutzen der Ausstrahlungskörper befähigt.

Beobachtungskriterien

Der zehnte Energiekörper wird durch die Fähigkeit zur Intensität offenbart. Dies zeigt sich beispielsweise darin, dass sich jemand für die Dinge, die er anfängt, mehr als hundertprozentig engagiert. Ein energetisch aufgeladener Ausstrahlungskörper geht mit Durchhaltevermögen und Ausdauer einher. Wer darüber verfügt, wird nicht aufgeben. Durch dieses Verhalten fühlen sich andere Menschen in ihrer Gegenwart wohl und gestärkt.

Jemand mit einem energetisch starken Ausstrahlungskörper neigt dazu, sich üppig zu kleiden und ausdrucksvollen Schmuck zu tragen. Solche Menschen umgeben sich mit einem schönen, harmonischen Umfeld. Sie treten würdevoll auf und zeichnen sich durch gute Manieren und Noblesse aus. Dazu zählt auch die Gabe, vollkommen und unbedingt zuhören zu können. Wenn sie einen Raum betreten, ziehen sie unwillkürlich die Aufmerksamkeit aller Anwesenden auf sich.

Wer auf einen Menschen mit einem starken Ausstrahlungskörper trifft, wird ihn entweder lieben oder hassen – es ist schwer, in seiner Gegenwart neutral zu bleiben. Im Strahlen des zehnten Körpers sehen wir das Leben so, wie es sein könnte, wenn wir den Mut aufbringen, dem Ruf unserer Seele zu folgen und unser menschliches Potenzial zu entfalten. Doch wo Licht ist, fällt auch Schatten: Ein charismatischer Mensch macht uns unsere eigenen Schatten bewusst. Wenn wir das nicht aushalten, lehnen wir die Person mit dem starken Ausstrahlungskörper ab.

Symptome bei energetischem Ungleichgewicht

Typisch für eine Person mit einem schwachen Ausstrahlungskörper ist das Verhalten, sein »Licht unter den Scheffel zu stellen«. Dies kann sich auf verschiedene Weise zeigen:

- Er hat eine »wankelmütige« Natur. In Kontroversen fällt es ihm schwer, seine Position zu halten, weil er entweder zu viel Angst vor einem Konflikt hat oder aber sich davor fürchtet, nicht anerkannt zu werden.
- Jemand wird in Gruppen leicht von der Masse mitgerissen, ohne eine eigene Position zu haben bzw. ohne an ihr festzuhalten.
- Die Person trägt unscheinbare Kleidung und Frisur bzw. sie passt sich an die Umgebung an, um nicht aufzufallen und die Blicke anderer auf sich zu ziehen, die negative Urteile oder überfordernde Erwartungen verraten könnten.
- Jemand hat ein scheues Auftreten und wirkt schnell isoliert. Möglicherweise befürchtet er, außen zu stehen, oder hat die Tendenz, sich selbst außerhalb einer Gruppe zu stellen.
- Die eigene Größe wird abgelehnt, möglicherweise aus Angst vor der damit einhergehenden Macht bzw. davor, sie missbrauchen zu können.

Ein energetisches Ungleichgewicht im zehnten Energiekörper geht einher mit der Tendenz zu extremen Erfahrungen:

- Extremes Verhalten zum Beispiel durch überzogenes Asketentum oder gar Selbstbestrafungen.
- Grundsatzfragen werden ins Extreme gesteigert. Dies kann sich entweder als besonderer Mut erweisen oder aber geradewegs in Dogmatismus und Fanatismus ausarten. Gesellschaftlich zeigt sich das auch in religiös und spirituell geprägten Kulturen, wo eine scharfe Trennlinie zwischen Geist und Materie herrscht, die beispielsweise zu einer Aversion gegen Reichtum führt. Dabei wird übersehen, dass materieller Reichtum ebenso ein Ausdruck der Unendlichkeit ist und nicht im Widerspruch zu Selbstverwirklichung, Spiritualität und sozialem Engagement steht.

- Das Kommunikationsverhalten ist übertrieben und extrovertiert. Oder aber es mangelt an der Fähigkeit, zuzuhören und auf den Gesprächspartner angemessen einzugehen. In Extremsituationen wird den Emotionen freier Lauf gelassen; es besteht der Hang zu »explodieren«.

Energetische Wirkungszusammenhänge

Der Ausstrahlungskörper steht in einer Wechselbeziehung zu allen anderen Energiekörpern. Besonders hervorzuheben sind die nachfolgenden Verbindungen:

1. mit dem fünften Energiekörper, dem physischen Körper:
Der fünfte Körper ist die energetische Ebene, auf der wir den größten Einfluss auf den Ausstrahlungskörper haben, und das heißt auf die ganze Person. Den physischen Bezugspunkt zum zehnten Energiekörper stellt die Gallenblase dar. In ihrer organischen Funktion entscheidet sie innerhalb des Verdauungsprozesses darüber, welche Nahrungsanteile im Körper verwertet und welche ausgeschieden werden. Damit symbolisiert sie auf physischer Ebene die Fähigkeit, eindeutige Entscheidungen zu treffen. Auf den feineren persönlichen Ebenen ermächtigt der Ausstrahlungskörper zu dieser wichtigen Geistesfunktion. Eine weitere energetische Beziehung besteht zur Wirbelsäule, die die zentrale Struktur im menschlichen Körper bildet und die Fähigkeit zur Verantwortungsübernahme symbolisiert. Rückenschmerzen und Bandscheibenvorfälle können ein Signal für einen gestörten Energiefluss im Ausstrahlungskörper sein.

2. mit dem siebten Energiekörper, dem Aura-Körper, und dem achten Energiekörper, dem Prana-Körper:
Diese beiden Körper wirken zusammen gegen Ängste. Wenn die Angst größer ist als der Mut, ist es wichtig, zunächst den Aura- und den Prana-Körper energetisch zu stärken. Hier-

durch wird der Schutzschild des elektromagnetischen Feldes aufgebaut, der dafür sorgt, dass alle negativen Einflüsse von außen ferngehalten werden. Eine starke Aura ist die Voraussetzung dafür, den Prana-Körper – und infolgedessen den Subtilkörper und den Ausstrahlungskörper – zu entwickeln.

Den Ausstrahlungskörper stärken und entwickeln

- Üben Sie Balance in allen Lebensbereichen. Dies gilt besonders, wenn Sie in herausfordernde Situationen geraten. Achten Sie darauf, nicht vollkommen »aus dem Rahmen zu fallen«: Es muss immer noch eine Beziehung zwischen Ihnen und dem äußeren Umfeld geben, damit sich das Strahlen Ihres zehnten Energiekörpers offenbaren kann.
- Wenn Sie sich für etwas entscheiden, bedeutet das meistens, zunächst etwas anderes zu lassen. Versuchen Sie, den Unterschied zwischen einem fruchtlosen Opfer und dem Opfer, das Ihrer weiteren Entwicklung dient, zu erkennen.
- In Konfliktsituationen erfordert dies, nicht zu kämpfen und »in den Krieg zu ziehen«, sondern stattdessen den Streitgegenstand loszulassen und zu entdecken, dass innerhalb eines größeren sozialen Rahmens stets den Bedürfnissen aller gleichermaßen Rechnung getragen werden muss. So erhalten Sie sich Ihre königliche Würde. Im Verzicht auf den Kampf entspringt die Quelle für die tausendfach größere Macht des höchsten Selbst, das durch sein Strahlen alle für die Problemlösung notwendigen Ressourcen anzieht.
- Machen Sie sich ein Bild vom Ganzen, bevor Sie eine Entscheidung treffen, gegebenenfalls wortwörtlich: Nehmen Sie ein Blatt Papier und halten Sie bildhaft die einzelnen Personen bzw. Aspekte der Entscheidungssituation fest. Ziehen Sie Linien zwischen den Teilen, die miteinander in Beziehung stehen, und markieren Sie Ihre eigene Position

in dem Gefüge. Erkennen Sie die gegenseitigen Abhängigkeiten und Ihren Handlungsspielraum. Überlegen Sie sich, wie sich Ihre Entscheidung auf das Beziehungsgefüge auswirken könnte. Sind Sie bereit, die entsprechenden Konsequenzen zu tragen und mögliche Reaktionen in Kauf zu nehmen?

- Entwickeln Sie die Weisheit, mit dem Beginn einer Aufgabe so lange zu warten, bis Sie abschätzen können, dass Sie sie auch beenden können.
- Entwickeln Sie Mut, indem Sie Ihrer größten Angst entgegentreten, denn dort liegt Ihr größtes Wachstumspotenzial. Die Angst, den ganzen Weg zu gehen, erfordert es, den ganzen Weg durch die Angst zu gehen!
- Pflegen Sie die »Zehnten-Tradition«, zum Beispiel, indem Sie ein Zehntel des Tages der Meditation widmen oder den zehnten Teil Ihres Einkommens für wohltätige Zwecke spenden.
- Der zehnte Energiekörper wird durch einen Lebensstil gestärkt, der zugleich den irdischen Anforderungen und den spirituellen Bedürfnissen Rechnung trägt. Der Tradition des Kundalini-Yoga, wie er von Yogi Bhajan gelehrt wurde, liegen die Prinzipien des Sikh-Dharmas zugrunde. Hierzu zählen zum Beispiel die morgendliche Rezitation des *JapJi,* des Morgengebets der Sikhs, die tägliche Yoga- und Meditationspraxis, das ungeschnittene Haar sowie spezielle Empfehlungen zur Lebensführung. Diese Prägung ist darauf zurückzuführen, dass Yogi Bhajan von Haus aus praktizierender Sikh war und er aus dieser spirituellen Haltung heraus seinen Yoga-Unterricht gestaltete. Parallelen zu diesem Lebensstil finden sich in allen anderen Traditionen bzw. Weltreligionen, zum Beispiel die Empfehlung zu täglicher Andacht und Meditation, welche sich mit der Praxis des Kundalini-Yoga verbinden lassen.

Entwicklungsfragen zur Selbstreflexion:

1. Halte ich es aus, mich in der Gesellschaft mit ausgefallener, hochwertiger Kleidung und extravagantem Schmuck zu zeigen?
2. Bin ich mutig genug, meine Meinung auszusprechen und Position zu beziehen – wohl wissend, dass dies anderen Menschen missfallen könnte?
3. Wenn ich das tue oder sage, was ich wirklich will – wer hätte etwas dagegen? Und wer würde mich unterstützen?
4. Wovor habe ich (die größte) Angst? Auf welches realistische Risiko weist mich meine Angst hin?
5. Was könnte mir Mut machen, mich meiner Angst zu stellen und/oder wichtige Entscheidungen zu treffen und in eine neue Lebenssituation hineinzuspringen? Wie könnte ein erster Schritt in diese Richtung aussehen?

Allgemeine Empfehlungen für eine unterstützende Yoga-Praxis:

Der Ausstrahlungskörper profitiert grundsätzlich von jeder Arbeit an den anderen neun Energiekörpern, da er durch sie alle energetisch genährt und aufgeladen wird.

Eine kontinuierliche Meditationspraxis ist der Zugang dafür, die innere Stille zu erreichen, der alle Weisheit und Erkenntnis über die menschliche Existenz entspringt.

Spezifische Meditationen aus dem Kundalini-Yoga nach Yogi Bhajan:

- Meditation »Der Meister« (siehe Praxisteil).
- Unterstützende Mantras:
  - Mul-Mantra: Das Mantra beschreibt die Persönlichkeit und das Bewusstsein des erleuchteten

Seins. Es bringt alle Chakras und die zehn Körper ins Gleichgewicht.

- Das Kundalini- bzw. Shakti-Mantra: AAD SATSCH DSCHUGAAD SATSCH HAEBHIE SATSCH NANAK HOSIE BHIE SATSCH. Die letzten vier Zeilen des Mul-Mantras stehen in dem Ruf, Grenzen zu sprengen und Veränderungen herbeizuführen.
- HAR HAR HAR HAR GOBINDE, MUKANDE, UDARE, APARE, HARIANG, KARIANG, NIRNAME, AKAME
  Dies ist ein Mantra, das den Energiefluss in jeder Zelle anregt. Sein Klangstrom aktiviert den Energiefluss zwischen Seelen- und Subtilkörper, dessen heilende Energie durch alle zehn Körper fließt.

11. DIMENSION
Paralleler Einklang

Der Zweck des Lebens besteht darin,
Zeit und Raum zu beherrschen,
denn dir ist die Zeit geschenkt
und der Raum für dich erwählt worden.
Yogi Bhajan[20]

Definition und Aufgaben

Die Elf repräsentiert keinen eigenen Energiekörper. Vielmehr ist sie der Punkt des erleuchteten ICH BIN. Diese Dimension gleicht einem Aussichtspunkt im Raum, von dem aus der Mensch alle seine zehn Energiekörper erkennen und steuern kann.

Die elfte Dimension ermöglicht das spirituelle Erwachen, das dazu befähigt, die Herausforderungen des Daseins zu bestehen und dadurch zum Meister seines Lebens zu werden. Welche Aufgabe sich dem Menschen auch immer in den Weg stellen mag, sie wird ihn nicht umwerfen. Er wird bewusst handeln, anstatt kopflos zu reagieren.

Die geistigen Fähigkeiten entwickeln sich parallel mit dem ersten bis zum siebten Energiekörper. Wenn der Mensch seinen achten, den Prana-Körper, entwickelt hat, wird es ihm möglich sein, über seine individuelle Persönlichkeit hinauszuwachsen. Indem der Mensch sich selbst übertrifft, kann er die Türen zum neunten und zehnten Energiekörper öffnen und in Einklang mit der universellen Einheit leben. Dieser vollendete Zustand ermöglicht es ihm, die Qualitäten der zehn Energiekörper je nach Bedarf und Situation flexibel zu nutzen und sich so in Harmonie mit seinem Umfeld durch diesen Lebensraum zu bewegen. Aus diesem Grund wird die elfte Dimension auch als »paralleler Einklang« bezeichnet.

Dieser Aspekt des Energiesystems wird dem Kausalkörper *(anandamayakosha)* zugeordnet. Dieser Kosha gewährt in seiner letzten Dimension Glückseligkeit und befähigt dazu, im gegenwärtigen Sein zu ruhen.

Den Zustand des parallelen Einklangs zu erlangen, wird als Gnade angesehen. Wer diesen Grad der Meisterschaft erreicht hat, lebt permanent im Bewusstsein seiner Unendlichkeit, ohne das Bewusstsein seiner eigenen individuellen Persönlichkeit zu verlieren. Dies versetzt ihn in die Lage, auf andere Menschen einzugehen und deren Bewusstsein anzuheben, so dass sie auf ihrem Lebensweg den nächsten Schritt vollziehen können.

Tugenden und Archetyp

Der parallele Einklang ist der natürliche Zustand eines Heiligen. Was macht einen Menschen zu einem Heiligen? Der entscheidende Punkt ist nicht sein Verhalten, sondern das

Bewusstsein, aus dem er handelt. Er verfügt über eine Autorität, die nicht mehr von seiner Persönlichkeit gespeist wird, und verfügt über die Fähigkeit, bei einem anderen Menschen (oder einer Gruppe) wirklich und unter allen Umständen »durchzudringen«. Manchmal greift ein solcher Meister auch zu ungewöhnlichen Maßnahmen und schreit beispielsweise jemanden an, damit er eine Person erreicht und bei diesem Menschen eine Veränderung bewirken kann.

Entscheidend ist, dass ein heiliger Mensch im Einklang mit der universellen Einheit handelt – und nicht aus persönlicher, emotionaler Bedürftigkeit. Er bleibt neutral, integer, wahrhaftig und zentriert.

Im Sikh-Dharma erinnert das heilige Buch der Sikhs, der *Siri Guru Granth Sahib*, daran, dass jeder Mensch seine eigene Unendlichkeit ist. So wie ein heiliger Mensch uns in Verbindung mit unserem unbegrenzten Potenzial bringen und Selbstheilungskräfte freisetzen kann, so befähigt die energetische Klangschwingung der im Siri Guru Granth Sahib zusammengefassten Schriften dazu, jedes Problem zu lösen. Das heilige Buch repräsentiert die unterschiedlichen Tugenden der zehn Sikh-Gurus, die in den zehn Energiekörpern repräsentiert sind. Sie können zur Bewältigung des Lebens aktiviert und genutzt werden.

Symbolik

Die Zahl Elf symbolisiert die Beziehung zwischen Seelenkörper (Eins, das Individuum) und Ausstrahlungskörper (Zehn, die universelle Einheit).

Die elfte Dimension repräsentiert den Zugang zur zeitlosen Wahrheit, die schon immer da war und ewig ist. Ihr entspringen alle Urprinzipien, Archetypen und Symbole, die über alle Zeitalter und Kulturen hinweg Bestand haben bzw. verstanden werden.

Mul-Mantra

Der elften Dimension wird das Mantra GUR(U) PRASAD zugeordnet. Es beschreibt den Ursprung des universellen Wissens, zu dem ein Mensch Zugang erhält, sobald er diese Dimension meistert.

Beobachtungskriterien

Ein Mensch, der im parallelen Einklang lebt, beweist Flexibilität in jeder Lebenslage.

Dazu ist es wichtig, den energetischen Zustand der verschiedenen Energiekörper einschätzen zu können, zu wissen, welcher gerade nicht funktioniert und was zu seiner Stärkung zu tun ist.

Wer diese Fähigkeit integriert hat, bleibt in jeder Lebenslage ruhig und stabil. Eine solche Person erscheint uns als ausgeglichen – sie lebt im Einklang mit sich und der Welt.

Symptome bei energetischem Ungleichgewicht

Jemand, der die elfte Dimension noch nicht erreicht hat (also noch nicht erleuchtet ist), neigt möglicherweise dazu, die eigene spirituelle Kraft zu missbrauchen. Dies kann sich in Fanatismus bzw. Dogmatismus äußern. Dazu zählt auch ein hochmütiger oder herablassender Kommunikationsstil, der andere Menschen abqualifiziert und die eigene Position erhöht. Oder die Person versucht, andere zugunsten ihrer eigenen egoistischen Ziele zu beeinflussen und auszunutzen.

Wenn die Beziehung zwischen Seelenkörper und dem Ausstrahlungskörper unterbleibt, reduziert sich die elfte Dimension auf den zweiten Energiekörper, den negativen Geist (die Zahl 11 zerfällt zu 1 + 1 = 2). Dies kann sich dadurch äußern, dass die Person eine Angst vor der Beziehung zum Göttlichen entwickelt und zugleich ein unendlich tiefes Verlangen nach ihm verspürt. Oder aber sie hat das Gefühl, die mystische

Beziehung zum Göttlichen könnte alle menschlichen Beziehungen ersetzen, was dazu führt, dass jemand den existenziellen irdischen Erfordernissen ausweicht.

Energetische Wirkungszusammenhänge

Es besteht eine Wechselbeziehung zwischen Seelenkörper und Ausstrahlungskörper und damit der Gesamtheit aller Energiekörper: Die elfte Dimension beschreibt den Entwicklungsweg der Seele, auf dem jeder der zehn Energiekörper entwickelt wird und sich zu einer Ganzheit zusammenfügt, die sich im parallelen Einklang mit dem Universum befindet. Damit wird die Qualität des höchsten Selbst durch die menschliche Existenz zum Ausdruck gebracht und Erleuchtung erreicht.

Den parallelen Einklang stärken und entwickeln

Überwinden Sie Ihre Ängste:

- Wenn Sie Angst vor dem Alleinsein haben, machen Sie sich bewusst, dass Sie stets in das universale Feld eingebunden sind und von dieser Verbindung getragen werden.
- Setzen Sie sich bewusst mit Ihren Ängsten auseinander: Treten Sie ihnen entgegen und nutzen Sie sie als Brennstoff für einen unerschütterlichen Glauben.
- Entwickeln Sie Ihre eigene spirituelle Disziplin. Praktizieren Sie täglich Yoga. Die kontinuierliche Praxis verhilft Ihnen dazu, dass Sie auch unter Druck ausbalanciert bleiben und aus Ihrer Mitte heraus handeln. Das bringt Ihnen großen inneren Frieden und fegt Ihre Ängste hinweg, weil Sie erkennen, dass Sie in jeder herausfordernden Situation neutral bleiben können.
- Praktizieren Sie Kundalini-Yoga: Der Kundalini-Yoga ist eine differenzierte Praxis, die die menschliche Psyche in ihre unendliche Ganzheit zurückführt.

- Entdecken Sie Ihren eigenen Zugang zur Spiritualität: Lesen Sie spirituelle Texte oder lassen Sie sich von einem spirituellen Meister inspirieren – die Treue zu einem Meister transformiert Angst. Oder: Werden Sie Ihr eigener Meister!

Neben den spirituellen Entwicklungsmöglichkeiten hat es sich als hilfreich erwiesen, sich mit der systemischen Psychologie zu befassen. Der systemische Beratungs- bzw. Therapieansatz schult Sie darin, die Beziehungsdynamiken zwischen verschiedenen Bereichen oder Personen in Familien oder auch Organisationen zu erkennen. Sie lernen, einen neutralen Standpunkt oder einen herausgehobenen Blickwinkel einzunehmen, aus dem Sie die Gesamtheit eines Systems erfassen und verstehen können. Dies ermöglicht Ihnen, sich in Ihrer Familie oder am Arbeitsplatz in einem Unternehmen flexibel auf die anderen »Akteure« in Ihrem Leben einzustellen und deren Positionen zu integrieren. Wenn Sie dieser Ansatz interessiert, recherchieren Sie dazu im Internet, lesen Sie entsprechende Literatur oder besuchen Sie eine Fortbildung.

Entwicklungsfragen zur Selbstreflexion:

1. Welche Einstellung habe ich zum Themenkreis Glauben, Religion und Spiritualität?
2. Wer oder was inspiriert mich dazu, mich mit spirituellen Themen zu befassen bzw. einen spirituellen Pfad zu beschreiten?
3. Welche spirituelle Disziplin könnte zu mir passen? Welche Elemente einer spirituellen Praxis lassen sich in mein Leben integrieren?
4. Wie könnte ich mein systemisches Verständnis erweitern?

Allgemeine Empfehlungen für eine unterstützende Yoga-Praxis:

Grundsätzlich wirkt sich jede tägliche, kontinuierliche Yoga-Praxis positiv auf die Entwicklung des parallelen Einklangs aus. Für die Zusammenstellung eines geeigneten Yoga-Programms zur Stärkung der elften Dimension orientieren Sie sich am besten an den Empfehlungen für die Entwicklung der Energiekörper acht bis zehn.

Die meisten Traditionen empfehlen, in der Morgendämmerung, in den sogenannten ambrosischen Stunden, zu praktizieren, da zu dieser Zeit das menschliche Energiesystem besonders empfänglich für die energetischen Wirkungen des Yoga ist.

Spezifische Meditationen aus dem Kundalini-Yoga nach Yogi Bhajan:

- Meditation »Der Meister« (siehe Praxisteil).
- Unterstützende Mantras:
  - Mul-Mantra: Das Mantra beschreibt die Persönlichkeit und das Bewusstsein des erleuchteten Seins. Es gleicht alle Chakras und die zehn Körper aus.
  - Pritam-Mantra: EK ONG KAR SAT GUR PRASAAD: Es handelt sich um das Mantra, das als das kraftvollste und heiligste aller Mantras gilt. Sein Klangstrom erhebt das Selbst jenseits der Dualität und integriert es in den Fluss der Kundalini.

12. DIMENSION
Zeit

Wir können nicht die Zeit anhalten,
wir können nur den Raum verändern.

Yogi Bhajan[21]

Zeitverständnis

Das Wort *Zeit* entstammt dem althochdeutschen *zit,* was eigentlich »Abgeteiltes« bedeutet. Das deutet darauf hin, dass das menschliche Bewusstsein nur ein eingeschränktes Zeiterleben ermöglicht. Wir erfahren das Leben als einen Prozess, gleich einer Linie, die einen Anfang und ein Ende hat. Dies ermöglicht unserem Verstand die begriffliche Aufspaltung in Raum und Zeit.

Zeit erleben wir in der Folge von Vergangenheit, Gegenwart und Zukunft. Diese Abfolge des Lebens erfahren wir immer als eine unumkehrbare Richtung, beginnend mit der Geburt und endend mit dem Tod. Um dies überhaupt beobachten zu können, wird eine gewisse Distanz benötigt, die den Menschen quasi aus dem Geschehen herausnimmt und ihn mit Abstand auf den Lebenslauf schauen lässt. So ist er im Moment der Zeitmessung bzw. Betrachtung kein integraler Bestandteil des Ganzen. Insofern ist der Mensch in gewisser Weise »aus der Zeit gefallen«.

Dies erklärt, warum alle Yoga-Traditionen und viele spirituelle Disziplinen anstreben, den Menschen im gegenwärtigen Moment zu verankern: Nur so kann er das Raum-Zeit-Gefüge überwinden und ganz im Hier und Jetzt verweilen, nur so kann er sich vollkommen selbst erfahren.

Im Alltag hängt die Einschätzung der Länge eines Zeitraums wesentlich von unseren Erwartungen, dem Level der Aufmerksamkeit oder unserer Motivation ab. Das Zeiterleben wird durch weitere Faktoren wie Umwelt- und Situationseinflüsse, Alter,

Krankheit oder psychische Dispositionen verändert. Hinzu kommen die Biorhythmen, in denen sich die Körper- und Organfunktionen vollziehen und die unser Zeitgefühl beeinflussen. Bestimmte Gefühlslagen wie Sorge, Freude, Trauer können zu Schwankungen des Zeiterlebens führen.

Die Yoga-Praxis führt uns weg von all diesen Einflüssen und hilft uns dabei, die Gedankenspiele des Verstandes loszulassen, damit wir innerlich vollkommen still und ruhig werden können. Die Stille des Geistes erzeugt ein Vakuum, in das sich die Fülle des Universums ergießt – der Mensch kehrt in die universelle Ganzheit zurück.

Religiöse Zeitvorstellungen

Der Begriff der Zeit ist stark von religiösen bzw. kulturellen Einflüssen geprägt. Das kultische Fest zum Beispiel erinnert zu verschiedenen Zeitpunkten im Jahr an die Wiederkehr des Heiligen, die zugleich die Rückkehr zur heiligen »Urzeit« ermöglicht. Besonders mit den Neujahrsriten, aber auch den Mond-, Sonnen-, Regen- und Jahreszeitenfesten verbindet sich häufig die symbolische Wiederholung eines mythischen Geschehens, das Erneuerung bringt. Der Kalender hat somit ursprünglich einen sakralen Bezug.

Buddhismus und Hinduismus rechnen in großen Zyklen des Entstehens und Vergehens. In der Mythologie sind die beiden Zeitmaße *Kalpa* und *Yuga* wesentlich: *Kalpa* bezeichnet den Zeitraum, in dem das Universum entsteht, vergeht und in das Chaos der kosmischen Ursubstanz herabsinkt. Es teilt sich in die vier Perioden, *Yugas* genannt: der Weltuntergang, die Fortdauer des Chaos, die Weltentstehung und die Fortdauer der entstandenen Welt. Ein Kalpa dauert tausend Weltzeitalter, auch *Mahayugas* genannt, was 4 320 000 Menschenjahren entspricht.

Der Islam enthält eine Prädestinationsvorstellung, der zufolge Allah jeden Moment des Weltprozesses nach seinem eigenen unvorhersehbaren Willen gestaltet.

In der jüdisch-christlichen Tradition gilt die Zeit als lineare Erstreckung einer auf den Menschen und seine Geschichte zentrierten, einmaligen Entwicklung: vom zeitlichen Anfang der Schöpfung bis zum Weltende *(Eschatologie)*. Die Bibel kennt aber nicht nur die verrinnende Zeit, den nach vorn fliegenden »Pfeil« *(chronos)*, der irgendwann in die grenzenlose Zeit, in die Ewigkeit *(olam)* mündet. Im Neuen Testament richtet sich der Blick zwar in die Zukunft, auf den Anbruch des Reiches Gottes, aber dieses ist mit Jesus Christus bereits angebrochen. In Jesus Christus »ist die Zeit erfüllt« *(aion)* (Markus 1,15; Epheser 1,10).

Zeitdruck

Der heutzutage strapazierte Begriff des Zeitdrucks resultiert aus der von Kosten-Nutzen-Erwägungen geprägten Organisation der Arbeitszeit und auch der Freizeit. Grundlage dafür ist die kapitalistische Wirtschaftsform und eine entsprechende Arbeitsmoral. Vor diesem Hintergrund sind Individuen, Unternehmen und die ganze Gesellschaft dem ständigen Druck ausgesetzt, Zeit sinnvoll – und das heißt wirtschaftlich – zu nutzen und den Zeitverbrauch durch die Optimierung der Abläufe und die Intensivierung der Arbeit zu optimieren. In der Konsequenz hat dies zwar zu einem ungeheuren Produktionsschub geführt, zugleich aber die andauernde Stressbelastung des einzelnen Menschen zur Folge gehabt.

Stress gilt seit langem als Volkskrankheit. Seit Mitte der neunziger Jahre belegen repräsentative Befragungen unter Berufstätigen jedes Jahr aufs Neue, dass die Mehrzahl unter berufsbedingtem Stress leidet; regelmäßig bekunden mehr als 25 % aller Beschäftigten, dass sie sich ausgebrannt fühlen. Die Berechnungen für die hierdurch in der Bundesrepublik Deutschland entstehenden Kosten aufgrund von Fehltagen und Minderleistung bewegen sich im Bereich von mehreren hundert Milliarden Euro.

Diese eindrucksvollen Zahlen dokumentieren den enormen Druck, unter dem das ganze gesellschaftliche System leidet. Dennoch bleibt es bisher weitgehend dem einzelnen Menschen überlassen, seinen persönlichen Umgang mit der Zeit so zu gestalten, dass er nicht unter ihrem Druck zusammenbricht.

In der yogischen Philosophie ist der Mensch so lange von der Endlichkeit des Lebens gefangen, bis seine Seele die Anbindung an die Unendlichkeit erfährt. Der ewige Zyklus von Leben und Tod kann angehalten und beendet werden, indem der Einklang zwischen Körper, Geist und Seele hergestellt wird und der Mensch mit sich und der Welt eins wird. Dieser Weg beruht auf drei Pfeilern: mentaler Leere, Klarheit und Bewusstsein. Er erfordert eine beständige Yoga- und Meditationspraxis, die die achtsame Wahrnehmung des Übenden in den Mittelpunkt stellt und ihm ermöglicht, den beständigen Kontakt zur Stimme seines Herzens aufrechtzuerhalten. Diese Form des Yoga führt zu einem bewussten Denken und Handeln in jedem Moment in der vom Zeit-Raum-Gefüge bestimmten Welt.

Mul-Mantra

Die Zeitdimension, insbesondere die periodische Wiederkehr des Geschehens, findet ihren Ausdruck im Mantra JAP, das zur Wiederholung des gesamten Mul-Mantras auffordert und damit sein eigenes Echo kreiert.

Energetische Wirkungszusammenhänge

Die Zeit hat Einfluss auf den ganzen Menschen und somit auf das gesamte menschliche Energiesystem. Sie ist der Maßstab, an den der Mensch alle Ereignisse knüpft und an dem er sich orientiert und ausrichtet.

Einen besonderen Bezug zur zeitlichen Dimension haben der

zweite und der zehnte Energiekörper. Der negative Geist befähigt dazu, Unterschiede zu erkennen, und ermöglicht es, über die Polarität von Zeit und Raum zu reflektieren. Der Ausstrahlungskörper stellt die Verbindung zum Raum dar: Das Ausmaß des menschlichen Bewusstseins, das durch die Yoga-Praxis und die damit einhergehende Entwicklung der Energiekörper erweitert werden kann, spiegelt sich in der räumlichen Ausdehnung der energetischen Ausstrahlung wider.

Die Kombination der Zahlen 10 + 2 addiert sich in der Quersumme zur 3 (10 + 2 = 12 = 3). Die Drei symbolisiert die wiederkehrenden Muster wie die unendlichen natürlichen Rhythmen, die sich beispielsweise im Kalender niederschlagen.

Die Zeitdimension stärken und entwickeln

Üblicherweise versuchen Menschen, dem Zeitdruck durch eine optimale Selbstorganisation zu begegnen, um den damit einhergehenden Stress zu mindern und effizienter zu leben. Doch jedes noch so gute Zeitmanagement bleibt nur eine Symptombehandlung, wenn nicht zugleich die mit dem Zeiterleben zugrundeliegenden Einstellungen reflektiert werden. Nur dann lässt sich der innere Druck abbauen, unter dem der Mensch leidet, und eine nachhaltige Verhaltensänderung erreichen.

Die Vorreiter des modernen Zeitmanagements haben das inzwischen erkannt und kultivieren den Ansatz der nach innen gerichteten Achtsamkeit, an der der Mensch Orientierung für ein Selbstmanagement findet, das im Einklang mit seinen eigenen Bedürfnissen steht.

Um diesen Zustand im Alltag immer wieder zu erreichen, sind regelmäßige (Arbeits-)Pausen unabdingbar. Der kurze Rückzug aus dem Hamsterrad des Alltags ermöglicht nicht nur die notwendige Regeneration des Körpers, sondern erlaubt auch die innere Einkehr, die es möglich macht, sich auf gesunde Art und Weise durch das Leben zu bewegen.

Entwicklungsfragen zur Selbstreflexion:

1. Wie erlebe ich meinen normalen Tagesablauf?
2. In welchen Situationen erlebe ich Zeitdruck; wie bewältige ich ihn?
3. Wer ist Herr meiner Zeit? Bin ich das selbst, oder lasse ich andere darüber verfügen?
4. Wie oft lege ich am Tag (Arbeits-)Pausen ein? Wie gestalte ich diese Pausen? Gönne ich mir ausreichend Zeit, um zu entspannen?
5. Was könnte mir dabei helfen, die tägliche Yoga- und Meditationspraxis zur Basis meines Lebens zu machen, um immer mehr im Hier und Jetzt verweilen zu können?

Allgemeine Empfehlungen für eine unterstützende Yoga-Praxis:

Yoga ist eine allseits anerkannte Methode zur Stressbewältigung. Die Kombination aus Bewegung und Entspannung entlastet den physischen Körper von Stress und trainiert über die Zeit das Nervensystem darin, besser mit Belastungen umgehen zu können.

Darüber hinausgehend ist eine tägliche Yoga-Praxis eine Möglichkeit, sich immer besser bzw. immer wieder im gegenwärtigen Moment zu verankern, um sich als integraler Bestandteil der universellen Einheit zu erfahren. Insbesondere die Meditation unterstützt Sie darin, die Wellen des Gedankenstroms zu beruhigen und vollkommen still und ruhig zu werden.

Spezifische Meditationen aus dem Kundalini-Yoga nach Yogi Bhajan:

- Meditationen »Kirtan Kriya« und »Der Meister« (siehe Praxisteil).
- Unterstützende Mantras:
  - SA TA NA MA: Das Mantra beschreibt den Zyklus des Lebens in Form von Unendlichkeit, Leben, Tod und (Wieder-)Geburt.
  - Mul-Mantra: Das Mantra beschreibt die Persönlichkeit und das Bewusstsein des erleuchteten Seins. Es gleicht alle Chakras und die zehn Körper aus.
  - Die letzten vier Zeilen des Mul-Mantras drücken die Beziehung zur »Urzeit« bzw. zur endlosen Zeit aus: AAD SATSCH DSCHUGAAD SATSCH HAEBHIE SATSCH NANAK HOSIE BHIE SATSCH

Die zehn Energiekörper und die fünf Elemente

Das Mantra SAT NAM gilt im Kundalini-Yoga als *Bij-Mantra.* Es bedeutet »wahre Identität«. Seine Rezitation erinnert an das in uns wohnende Potenzial, das es in diesem Leben zu entfalten gilt. Das Mantra wirkt gleich einem Samen, der unter der Yoga-Praxis gedeiht und es uns ermöglicht, unsere Spiritualität zu entwickeln und dabei gleichzeitig mit beiden Beinen im Leben zu stehen. Aus diesem Grunde ist es Teil jeder Yoga-Klasse und wird in zahlreichen Übungen oder Meditationen praktiziert.

> »*Sat Nam* ist ein *panj shabad:* fünf *Tattvas,* fünf *Klänge*, fünf *Mudras* in einem Wort zusammengefasst.«
>
> Yogi Bhajan

Die *fünf Elemente* sind die Bausteine der wahrnehmbaren Welt. Sie manifestieren die Gesetze der Natur und werden in der materiellen Welt für uns sichtbar. Aus diesem Grunde liefern die Beschäftigung mit den Elementen und deren spürbares Einwirken auf die Energiekörper einen irdischen Bezugspunkt für das ansonsten nicht unmittelbar Fassbare. Das feinstoffliche, menschliche Energiesystem wird auf diese Weise sichtbar.

Nach yogischem Verständnis kann die Schöpfung als ein Prozess des Getrenntwerdens verstanden werden.[22] Der Schöpfungsprozess vollzieht sich stufenweise von der feinstofflichen, universalen Einheit hin zur materiellen Welt, wie wir sie kennen. Jede Stufe verkörpert demnach etwas mehr Getrenntheit als die vorangegangene.

Jeder Schöpfungsabschnitt hat seine eigenen Eigenschaften, die als *Tattvas* bezeichnet werden. Die zunehmende Dichte von Stufe zu Stufe ist vergleichbar mit den abgestuften Farben der Morgendämmerung. Von diesen Schichten sind nur die letzten fünf materiell. Diese entsprechen den fünf Elementen, die wir sinnlich wahrnehmen können und der materiellen Welt zuordnen: Raum, Luft, Feuer, Wasser, Erde.

Der Zustand des Getrenntseins wird als *Maya* bezeichnet. Dieser Begriff beschreibt die Illusion, dass mit der sinnlichen Wahrnehmung tatsächlich die ganze Welt erfasst werden kann. Stattdessen verweist die yogische Philosophie darauf, dass der menschliche Geist in der Lage ist, neben den grobstofflichen, elementaren Schichten auch die subtileren Zustände wahrzunehmen, bis er sich schließlich mit der universalen Einheit verbindet.

Aus den fünf Elementen setzt sich der menschliche Körper zusammen. Sie lassen sich den fünf Sinnen zuordnen und werden durch diese wahrgenommen. Das ist eine Vorstellung, die mehr als 3500 Jahre alt ist und auf Caraka[23] zurückgeht, einen der Gründerväter der traditionellen Heilkunst des *Ayurveda*. Demnach nehmen wir die Welt ausschließlich durch die Sinnesempfindungen wahr. Zwar sind grundsätzlich alle Elemente in jedem Organ des Körpers vorhanden; in den verschiedenen Körperbereichen dominiert jedoch ein bestimmtes Element. So werden auch die Sinnesorgane von jeweils einem Element beeinflusst. Dies führt dazu, dass sie vorzugsweise auf dieses Element ansprechen (siehe Übersicht am Ende dieses Kapitels).

Der geistige Zustand wird ebenso durch die Elemente beeinflusst wie das menschliche Wohlbefinden, das vor allem auf unserem Körpergefühl beruht. Unsere Gesundheit wird also maßgeblich durch die Elemente bestimmt. Der Ayurveda sieht in elementaren Unausgeglichenheiten die Ursache von sowohl körperlichen als auch psychischen Krankheiten. Jeder Mensch hat die Möglichkeit, das Gleichgewicht zwischen den Elementen und dem Geist gezielt aufrechtzuerhalten. Aus diesem Grunde ist es wichtig, dass wir sensibel für die sinnliche Wahrnehmung werden und unseren Empfindungen vertrauen. So erhalten wir die Möglichkeit, uns selbst auszubalancieren und gesund zu bleiben – oder zu werden. Dazu muss man wissen, wodurch sich die fünf Elemente beeinflussen lassen bzw. was dafür zu tun ist. Der Lohn sind eine starke Persönlichkeit und ein gesunder Körper.

Mit einer erhöhten Achtsamkeit geht die Erkenntnis einher, dass das sinnliche Erleben an den physischen Körper gebunden und dadurch unser Einflussbereich begrenzt zu sein scheint. Diese Annahme wird in den verschiedenen östlichen Philosophien als Ursache des menschlichen Leidens angesehen. Der Weg des Yoga, insbesondere die Meditation, ermöglicht uns, die Identifikation mit unserer körperlichen Gestalt loszulassen und dadurch auch die uns begrenzenden Denkmuster aufzugeben. Der Yoga kennt zahlreiche Techniken, mit denen sich durch Asana-Praxis, Hand- und Fingerhaltungen, bewusste Atemführung oder den Klangstrom der Mantras der elementare Zustand des menschlichen Energiesystems beeinflussen lässt. Des Weiteren liefert der Ayurveda grundlegende Empfehlungen für eine gesunde Lebensweise und Ernährung, die sich an verschiedenen menschlichen Konstitutionstypen orientieren und deren elementare Balance unterstützen.

Ein ausbalancierter elementarer Zustand ermöglicht der feinstofflichen Energie, durch die »richtigen« Kanäle zu fließen, also dorthin, wo sie im menschlichen System benötigt werden. Gleichzeitig wird ein Energiereservoir gebildet, auf das zum Beispiel in Stresssituationen zurückgegriffen werden kann. Dies lässt den Menschen in herausfordernden Lebenssituationen gelassen bleiben und erhöht seine allgemeine Widerstandsfähigkeit bei physischen und seelischen Belastungen. So führt das Gleichgewicht zwischen den Tattvas und den Zentren des Energiesystems, den Chakras, automatisch zu einer gesunden und harmonischen Persönlichkeit.

Wenn uns die äußere Erscheinung wichtiger ist als der Inhalt, dann können wir sicher sein, dass wir die falsche Richtung eingeschlagen haben.

B. K. S. Iyengar[24]

Das Beherrschen der Elemente wird *Tattva Shakti* genannt. Diese Fähigkeit ermöglicht uns, das zu manifestieren, was uns dienlich ist. Es ist letztlich das Vermögen des universalen, höchsten Selbst *(atman)*, im Zusammenklang mit der Shakti neue Ebenen der Erfahrung zu erschließen. Der Ausgleich der Elemente ist bedeutsam für die spirituelle Entwicklung und kann als Wachstumsprozess verstanden werden, in dem wir über unsere eigene materielle Form hinausgehen und uns mit der Essenz des Universums verbinden. Dies geschieht innerhalb eines transformatorischen Prozesses, in dem sich die Elemente Wasser und Feuer, angefacht durch das Luft-Element, auf der Basis der Erde miteinander verbinden, um schließlich in den unendlichen Raum der Schöpfung einzugehen:

1. Die menschliche Existenz wurzelt in den drei Elementen Erde, Wasser und Feuer. Feuer und Wasser sind die Baustoffe, aus denen die kosmische Lebensenergie entsteht. Hierbei entspricht Feuer dem Geist, der mit Hilfe seiner Vorstellungskraft neue Ideen kreiert und die Voraussetzungen für Handlungen und Bewegungen schafft. Wasser steht in Verbindung mit der Gefühlswelt und beeinflusst die lebenserhaltenden physischen Funktionen sowie den achten Energiekörper, der die lebenspendende Prana-Energie reguliert. Feuer verdampft Wasser, so wie umgekehrt Wasser Feuer löscht. Schauplatz für diese transformatorischen, energetischen Prozesse ist der an die Erde gebundene menschliche Körper.

2. Der Mensch kann sich über seine materielle Existenz erheben, sobald er sein Bewusstsein entsprechend entwickelt hat. Dazu muss er die Stimme seines Herzens wahrnehmen können, und er muss Zugang zu seiner Intuition gefunden haben. Beide Aspekte werden vom Luft-Element regiert. Dessen energetische Wirkung entfaltet sich vorrangig im Bereich der Lungen. Der Fluss des Atems erzeugt einen dynamischen Energiestrom, der die Elemente Wasser und Feuer vereinigt und Lebensenergie *(prana)* produziert. Der Yoga kennt zahlreiche Techniken, mit deren Hilfe diese Entwicklung vorangetrieben werden kann. Durch den Aufbau des Prana wird es dem Menschen – im Kontakt mit Herz und Intuition – möglich, über die Bedürfnisse seiner individuellen physischen Existenz hinauszuwachsen und den Blick auf die gesamte Schöpfung zu richten, der ihn schließlich in die Einheitserfahrung führen kann.

Durch die Beeinflussung der Elemente mit Hilfe einer spezifischen Yoga-Praxis können wir alles im physischen Körper ausbalancieren. Auf den folgenden Seiten sind die wesentlichen Aspekte der fünf Elemente und die jeweils stärkenden Yoga-Techniken beschrieben. Die Wechselwirkung zwischen den Elementen und den zehn Energiekörpern ist am Ende des Kapitels in einer tabellarischen Übersicht dargestellt. Diese greift die energetischen Zuordnungen zu den Chakras, Energiekörpern und (Sinnes-)Organen auf. Darüber hinaus stellt sie auf einen Blick die wichtigsten Aufgaben und Entwicklungsthemen dar, die sich durch die Arbeit an und mit dem jeweiligen Element beeinflussen lassen. Insgesamt liefert dieses Kapitel verschiedene Anknüpfungspunkte für die Zusammenstellung eines geeigneten Yoga-Programms, das auf das elementare Gleichgewicht abzielt.

Erde

Der Mensch leitet seine Identität primär aus der Zugehörigkeit zu seinem physischen Körper ab. Zweifellos bestehen die festen Bestandteile des Körpers wie zum Beispiel Fleisch, Knochen und Zähne aus dichter Materie und stammen damit aus dem Erd-Element. Aber auch alle anderen Elemente finden Platz im physischen Körper, so dass eine ausschließliche Assoziation des Körpers mit dem Element Erde zu kurz greift.

Der Yoga lehrt, dass die menschliche Identität nicht an die Gestalt des Körpers gebunden ist, sondern durch das höchste Selbst repräsentiert wird. Im System der zehn Energiekörper wird diese Qualität dem Seelenkörper und dem Subtilkörper zugeordnet. In der Seele fühlen wir die wahre Natur des Selbst, während wir im Subtilkörper unsere geistigen Fähigkeiten aktivieren, mit deren Hilfe wir zu Wissen und Erkenntnis gelangen und das Bewusstsein anheben können. Diese hohen energetischen Qualitäten werden durch die Schwere des Erd-Elements ausgeglichen.

Fehlt es an irdischer Energie, neigt der Mensch zu Antriebsschwäche und Depression; er scheint den Boden unter den Füßen verloren zu haben oder kann sich nur schwer in Bewegung setzen. Hingegen sind Menschen, bei denen das Erd-Element überwiegt, nicht leicht aus der Ruhe zu bringen. Auch wenn um sie herum alles im Chaos versinkt, verhalten sie sich geduldig, beständig und stabil. Häufig haben sie einen schweren Körper und wirken im Vergleich zu anderen Menschen langsam. Ein schwerer, übergewichtiger Körper fordert letztendlich dazu auf, einen Teil des Gewichts loszulassen, sofern der Mensch wieder zu seiner Balance finden und dauerhaft in Bewegung bleiben will. Dies erklärt die Zuordnung des Erd-Elements zum ersten Chakra, das am untersten Ende der Wirbelsäule lokalisiert ist und unter anderem die Ausscheidung des Stuhlgangs reguliert. In Anlehnung an diese körperliche Funktion verbinden wir mit dem Erd-Element die Fähigkeit, nicht an materiellen Dingen anzuhaften und dennoch mit beiden

Füßen fest im Leben zu stehen. So kann man den Impulsen der Seele folgen und gleichzeitig den materiellen Erfordernissen des alltäglichen Lebens Genüge tun.

Das zum Erd-Element gehörige Sinnesorgan ist die Nase, der entsprechende Sinn ist der Geruchssinn.

Das Erd-Element kann in der Yoga-Praxis neben gezielten Asanas, die auf das erste Chakra einwirken, dadurch aktiviert werden, dass die Schwerkraft des physischen Körpers fokussiert wird. Diese energetische Arbeit führt dazu, dass sich der gesundheitliche Zustand stabilisiert. Das Nervensystem wird gestärkt, der Mensch beruhigt sich. Dies unterstützt die physische Struktur und stärkt zugleich die mentale Haltung. Beides schafft die Basis für persönliches Wachstum und ermöglicht, in herausfordernden Situationen zu bestehen.

Wasser

Wasser gilt als die Urform aller anderen Elemente. So wie alles irdische Leben dem Wasser entwachsen ist, so nährt dieses Element alle organischen Lebewesen. Außerdem ist es einer der wesentlichen Bestandteile des menschlichen Körpers: Je nach Geschlecht und Konstitution bestehen wir zu rund 50 bis 60 Prozent aus Wassermolekülen.

Vom Bild des fließenden Wassers lassen sich die Analogien wie Lebendigkeit und Bewegung, aber auch »sich den Weg suchen und bahnen«, ableiten. Wasser ist ein sehr anpassungsfähiges Element: Es findet seinen Weg in jedem Flussbett, fließt um Hindernisse herum oder darüber hinweg und überwindet als Wasserfall große Höhen. Es kann verschiedene Zustände annehmen: Wasser, Nebel, Regen, Schnee und Eis.

Wasser entwickelt ein hohes Maß an Kraft. Das beständig fließende Wasser schleift über die Zeit die scharfen Kanten der Steine ab und lässt sie zu glatten, runden Kieselsteinen werden. Im Hochwasser führenden Strom reißt es schwere Gegenstände mit sich. Haushohe Wellen lassen große Frachtschiffe kentern. Wasser, das in eine Erdritze rinnt und gefriert, dehnt sich aus und kann ganze Berge sprengen.

Wasser ist der Grundstoff aller Körperflüssigkeiten, wie zum Beispiel der Lymphe, des Blutes und der Drüsensekrete. Hierdurch erklärt sich die Zuordnung zum zweiten Chakra, das insbesondere die »Wasser-Organe« Blase und Niere energetisch versorgt. Mit dem zweiten Chakra steht der negative Geist, der zweite Energiekörper, in Wechselbeziehung. Dieser reguliert unter anderem die Fähigkeit, nein zu sagen zu allem, was schädlich ist. Er bestimmt das richtige Maß an Stress.

Der negative Geist balanciert darüber hinaus den energetischen Zustand des Prana-Körpers aus. Ähnlich, wie dem Wasser-Element der Ursprung aller lebendigen Existenz zugeschrieben wird, gilt Prana als die universale Ur-Ressource, aus der jedwede Existenz hervorgeht.

Das zum Wasser-Element gehörige Sinnesorgan ist die Zunge, der entsprechende Sinn ist der Geschmackssinn.

Das Wasser-Element kann in der Yoga-Praxis mit gezielten Asanas für das zweite Chakra aktiviert werden. Wasser ist zudem der Träger von Klang. So kann in der Meditation der Fokus auf Geräusche ebenfalls das Wasser-Element hervorrufen. Die Arbeit mit diesem Element erzeugt Schwingung und Bewegung und kann festgefahrene Emotionen und Gefühle wieder in Fluss bringen.

Feuer

Das Feuer-Element ist die Hauptantriebskraft im menschlichen Körper. Sie erhält das Leben aufrecht; wenn sie fehlt, sterben wir. Das innere Feuer und das dem Menschen innewohnende Licht repräsentieren das Leben selbst – so, wie die Sonne essenziell für die irdischen Wachstumsprozesse ist.

Auf der physischen Ebene ist die Feuer-Energie die Energie des Stoffwechsels, die für die Verdauung der Nahrung zuständig ist, aber auch Blut und andere Flüssigkeiten produziert.

Dieses Element regelt also den Nahrungskreislauf: Es holt die Nährstoffe aus der Natur heraus und spaltet die Nahrung in verwertbare Stoffe und Abfallprodukte auf, setzt die in ihnen gebundene Energie frei und vollzieht schließlich den Ausscheidungsprozess, wodurch das nicht benötigte Material wiederum der Natur zurückgegeben wird. Das menschliche Verdauungssystem bildet den natürlichen Umwandlungsprozess ab, der sich in unzähligen Ökosystemen der Natur widerspiegelt.

Das Element Feuer repräsentiert diese transformierende Kraft ebenso wie die Wärme des Herzens. Menschen, bei denen das Feuer-Element stark ausgeprägt ist, können unermüdlich arbeiten. Oft treten sie energisch auf und zeichnen sich durch eine direkte Sprache aus. Aufgrund dessen findet man sie häufig in Führungspositionen. Wenn sie in Kontakt mit der Qualität des Herzens sind, tragen sie in angemessener Weise Sorge für andere wie für sich selbst.

Energetisch beeinflusst das Feuer-Element das dritte Chakra, die zentrale Kraftquelle des menschlichen Energiesystems. In diesem Bereich wird die vitale Lebensenergie aufgebaut und zum Fließen angeregt. So erklärt sich die energetische Verbindung mit dem siebten Energiekörper, dem Aura-Körper, der als Gefäß für die Lebensenergie fungiert. Mit dem dritten Chakra steht auch der positive Geist, der dritte Energiekörper, in Beziehung. Er ermöglicht uns, auch in schwierigen Situationen beharrlich nach Chancen und Möglichkeiten zu suchen, um Ziele erreichen und Probleme lösen zu können. So schafft er auf geistiger Ebene die Voraussetzung für Wandlungs- und Wachstumsprozesse, die sich auf körperlicher Ebene im Verdauungsvorgang widerspiegeln.

Das zum Feuer-Element gehörige Sinnesorgan sind die Augen und damit verbunden das Sehvermögen.

Das Feuer-Element kann in der Yoga-Praxis mit gezielten Asanas für das dritte Chakra aktiviert werden. Derartige Übungen verbrennen Emotionen, regen die Verdauungsorgane an und stärken das Nervensystem. In der Meditation liegt der Fokus auf dem Licht, das auf die geschlossenen Lider fällt. So wie ein Zuviel an Sonneneinstrahlung dazu führen kann, dass unsere Haut verbrennt, ist es bei der Arbeit an unserem inneren Feuer sehr wichtig, diese Energie zu kanalisieren, indem wir sie in kreative und entschlossene Handlung überführen. Nur wenn es gelingt, ein angemessenes Gleichgewicht zwischen Anspannung (= befeuern) und Entspannung (= abkühlen) herzustellen, werden wir nicht ausbrennen.

Luft

Luft gilt als das schützende Element. Es hält die Körperorgane aktiv und gesund, es manifestiert Körperzellen und lässt das Blut und andere Flüssigkeiten im Körper zirkulieren. Damit regiert es vorrangig die Funktionen von Herz, Lungen, Thymusdrüse und der zellproduzierenden Drüsen.

Luft ist ein leichtes, flüchtiges Element. Deshalb ist es sehr beweglich, schwer zu fassen und nicht zu kontrollieren. So flüchtig wie dieses Element erscheint uns auch oft der menschliche Geist. Das griechische Wort für Luft, *Pneuma,* bedeutet »Verbindung zum Geist«, ähnlich dem indogermanischen *Atman,* das sich mit »Seele« übersetzen lässt und aus dem sich sprachlich der *Atem* ableitet. Dies assoziiert die Verbindung des Atemflusses mit der menschlichen Essenz. So wird das Luft-Element zur Metapher für die Substanzlosigkeit des Selbst oder der Leere des Geistes, die wir in tiefer Meditation erfahren. Das Luft-Element ermöglicht im Zusammenwirken mit dem Erd-Element die Überwindung der Getrenntheit des individuellen Daseins von der universalen Einheit.

Der Mensch kann in diesen Prozess dann eintreten, wenn er der Stimme seines Herzens folgt und Zugang zu seiner Intuition gefunden hat. Diese Aspekte lassen sich dem vierten und dem sechsten Energiekörper, dem neutralen Geist und der Bogenlinie, zuordnen. Die Aktivierung des Energieflusses im vierten Chakra wirkt sich ebenso positiv auf die Balance des Luft-Elements aus.

Das Sinnesorgan, das durch das Luft-Element regiert wird, ist die Haut. Der dazugehörige Sinn ist der Tastsinn.

So liegt es nahe, in der Meditation den Fokus darauf zu richten, die Luftbewegungen auf der Haut wahrzunehmen. In der Asana-Praxis empfehlen sich Übungen, die auf das vierte Chakra einwirken und den Brustraum öffnen. Außerdem empfiehlt sich Pranayama zur Vertiefung der Atmung und für den Aufbau von Lebensenergie. So wie sturmartige Winde große Bewegungen auslösen, beseitigt die Arbeit mit dem Luft-Element Energiestaus, sorgt für einen wachen, klaren Geist und regt Gedankengänge wie auch kommunikative Prozesse an.

Raum

Raum ist das Symbol für grenzenlose Freiheit. Dieses Element stellt die Beziehung zum Kausalkörper (also zum Seelenkörper, zum Subtilkörper und zur Dimension des parallelen Einklangs) her und macht den ungehinderten Energiefluss in allen anderen Energiekörpern möglich.

Raum ist das, was die Materie umgibt, es ist quasi »negativer Raum«, die Leerheit zwischen den Materieteilchen (Atome bestehen zu 99,9 % aus leerem Raum!). Der Raum vibriert vor Energie. In der Kombination mit der Zeit-Dimension schafft er die Voraussetzung für den Beginn des Manifestationsprozesses, in dem sich Materieteilchen verdichten. Den notwendigen Impuls hierfür liefert die geistige Projektion – alles was existiert, entspringt dem Geist und ist zunächst nur als Idee vorhanden.

Der persönliche Raum, den unser Körper einnimmt, ist nichts, was wir besitzen oder an dem wir festhalten können. Zwar hat unser physischer Körper eine bestimmte Gestalt. Diese erwächst aus einem Schema, das aus der mentalen Karte des Geistes erzeugt wurde. Dennoch ist es eine Illusion, einen eigenen Körper zu haben. Auch wenn in ihm alle Elemente – Erde, Wasser, Feuer, Luft – zusammenwirken, sind sie keine fixen Bestandteile des physischen Körpers. Sie werden vielmehr durch die Atmung oder Nahrung von außen zugeführt, innerhalb des Körpers verwertet und anschließend wieder ausgeschieden. Die Bestandteile des menschlichen Körpers kommen also von außen und gehen nach außen. Letztlich ist der physische Körper ein Fluss von Materie und Energie.

Das Raum-Element ist auf der physischen Ebene den Schilddrüsen und Nebenschilddrüsen, den Mandeln und Speicheldrüsen zugeordnet, deren Sekrete den Stoffwechsel anregen. Die ursprünglichen Baustoffe des physischen Körpers werden über die Nahrung zugeführt. Sie entspringen der Außenwelt – der unendlichen Schöpfung. Ebenso verbindet der genetische Bauplan des Körpers, die DNA, die menschliche Existenz über die Ahnenlinie mit dem unendlichen Fluss der Zeit. Gesundheitsbeschwerden der Schilddrüse und im Halsbereich weisen auf einen Konflikt zwischen dem eigenen Leben und den Bedürfnissen der Seele hin. Um diesem Ausdruck zu verleihen, nutzen wir vor allem unsere Stimme. Hierbei greifen wir energetisch auf das fünfte Chakra zu, das Energiezentrum im Kehlbereich. Dieses Chakra ist das wichtigste für den Bereich der Rede und der Kommunikation; und das gesprochene Wort gilt in vielen Traditionen als der Beginn jeglicher Manifestation. Der unendliche Ursprung der menschlichen Existenz und die tendenziell unbegrenzten stimmlichen Ausdrucksmöglichkeiten liefern die Gründe dafür, dass im System der zehn Energiekörper dem physischen Körper und seiner äußersten energetischen Ausdehnung, dem Ausstrahlungskörper, das Raum-Element zugeordnet ist.

Die dem Raum-Element zugehörigen Funktionen und Sinnesorgane sind die Stimme und die Ohren bzw. das Sprechen und das Hören.

Yoga schafft Raum im Inneren – innere Freiheit. Ein dunkler Raum bedeutet Unbekanntes. Wenn sich der Fluss der durch die Yoga-Praxis aktivierten Energie mit der geistigen Achtsamkeit zusammenschließt, entsteht ein inneres Licht, das die Dunkelheit aus dem unbewussten Raum verbannt. Es erwächst ein höheres Bewusstsein, das mit kontinuierlicher Praxis erweitert und vertieft wird.

Solange sich Yoga nur auf die physische Ebene beschränkt, so lange bleibt das persönliche Wachstum an die begrenzte materielle Form des Körpers gebunden. Wenn wir uns jedoch von der Identifikation mit der Gestalt des Körpers lösen und erkennen, dass wir auch eine Existenz jenseits der manifesten Teile des physischen Körpers haben, nutzen wir das Raum-Element, um persönliches Wachstum anzuregen und die Befreiung im Innern möglich zu machen.

Dieser Entwicklungsprozess wird insbesondere durch eine intensive Meditationspraxis in Gang gesetzt. Wenn wir auf die Weite des uns umgebenden Raums meditieren, verbinden wir uns mit dessen Unendlichkeit. So können wir Anspannung im Körper auflösen. Nutzen wir diese Technik, wenn uns schwer ums Herz ist, lassen sich Gefühle der Trauer oder Depression überwinden. In dem Maße, in dem die Spannung im Körper weicht und sich die Atmung vertieft, stellt sich das Gefühl von Leichtigkeit, Weite und Ruhe ein. Wir können das innere Licht wahrnehmen und schließlich eins mit der Unendlichkeit werden.

Yoga-Praxis zum Ausgleich der Elemente

Im Praxisteil dieses Buches findet sich die Meditation zum Ausgleich der Tattvas. Es handelt sich um eine spezifische Pranayama-Technik, die mit einer Hand- und Fingerhaltung kombiniert wird. Diese Meditation hat auf Körper und Geist eine ausgleichende Wirkung und führt zu tieferer, innerer Ruhe.

Für die Arbeit an den einzelnen Elementen können Sie den Empfehlungen zu den jeweiligen Energiekörpern folgen; verwenden Sie hierzu bitte die Erläuterungen im Kapitel »Die zehn Energiekörper«.

Eine essenzielle Yoga-Technik mit durchschlagender Wirkung auf die Elemente ist die Meditation mit Mantras. Ein Mantra zu beherrschen bedeutet, seinen Klangstrom, den *Shabd Guru*, zu benutzen, um sich vom Groben zum Subtilen und vom Subtilen zum Unendlichen zu bewegen. Mit anderen Worten: Die Praxis der Mantra-Rezitation balanciert die Elemente aus und wirkt damit auf unsere physische Realität ein Damit wird die Voraussetzung dafür geschaffen, dass wir begrenzende Denk- und Verhaltensmuster verlassen können und uns mit dem unendlichen Potenzial der Schöpfung verbinden. So entwickeln wir uns über die an den physischen Körper gebundene sinnliche Erfahrung hinaus und richten unseren Geist auf die gesamte Schöpfung aus.

Element / Eigenschaften	Chakra	Energiekörper
Akasha-Tattva Raum leicht weich glatt	5. Chakra	10. Ausstrahlungskörper 5. physischer Körper
Vayu-Tattva Luft leicht trocken rauh kalt	4. Chakra	6. Bogenlinie 4. neutraler Geist
Agni-Tattva Feuer leicht trocken heiß klar scharf	3. Chakra	7. Aura-Körper 3. positiver Geist
Apas-Tattva Wasser kalt weich flüssig ölig schleimig	2. Chakra	8. Prana-Körper 2. negativer Geist
Pritvi-Tattva Erde schwer hart grob solide	1. Chakra	9. Subtilkörper 1. Seelenkörper

Die fünf Elemente: ihre Zuordnung im Energiesystem der Chakras und Energiekörper und ihre Bedeutung für die persönliche Entwicklung

Sinn / Sinnesorgan	Organe	Themen / Aufgaben
hören und sprechen / Ohren	Leber Gallenblase Nervensystem	Dieses Element beschreibt den Raum, in dem die anderen Elemente wirken. Machen Sie sich die Beziehung zwischen dem Körper und den Gedanken-Prozessen bewusst.
tasten / Haut	Lungen Dickdarm Haut Drüsensystem	Das Luft-Element ermöglicht die Anhebung des Bewusstseins und persönliches Wachstum. Öffnen Sie sich Ihren Gefühlen. Entwickeln Sie Ihre Sensibilität und lernen Sie, mit ihr zu leben. Überwinden Sie Ihre Ängste und Zweifel, Scheu und Zurückhaltung.
sehen / Augen	Herz Dünndarm Muskeln	Das Element Feuer repräsentiert die transformierenden Kräfte, die im menschlichen Energiesystem wirksam sind, ebenso wie die Wärme des Herzens. Sorgen Sie sich sowohl um andere als auch um sich selbst. Bringen Sie Qualität in alle Bereiche Ihres Lebens. Vergeben Sie sich und anderen: Hören Sie auf zu urteilen und verlassen Sie damit den Kreislauf aus Schuld, Zorn und Rache.
schmecken / Zunge	Niere Blase Gallenblase	Das Wasser-Element ist der Baustoff Ihrer physischen und psychischen Gesundheit. Sagen Sie NEIN zu allem, was schadet bzw. am Wachstum hindert: NEIN ist eine Form von Selbstbestätigung! Eine Verpflichtung einzugehen bedeutet, eine andere Verpflichtung aufzugeben. Beugen Sie Stress vor, indem Sie Aufgaben abgeben bzw. ablehnen und so Ihr Arbeitspensum reduzieren.
riechen / Nase	Milz Bauchspeicheldrüse Magen	Das Erd-Element stabilisiert die körperliche Struktur, stärkt die Nerven sowie die mentale Haltung. Führen Sie einmal eingegangene Verpflichtungen zu Ende – so bestätigen Sie Ihr Selbst und machen sich bereit für einen neuen Anfang. Tun Sie nur eine Sache zur selben Zeit. Verfolgen Sie Ihr Ziel mit Geduld und Beharrlichkeit.

ARBEITEN MIT DEN ZEHN ENERGIEKÖRPERN

Inneres Alleinsein ist die Voraussetzung
für Gelassenheit und Souveränität.
Peter Lauster[1]

Empfehlungen für Ihre tägliche Meditationspraxis

In unserem Alltagsleben sind wir mit vielzähligen Aufgaben beschäftigt, die wir uns selbst auferlegen oder die andere uns abfordern. In meinen Yoga-Kursen oder in der Einzelberatung höre ich immer wieder von Teilnehmern und Klienten, dass sie ja eigentlich gern mehr Yoga praktizieren möchten, aber für eine tägliche Praxis eben nicht genügend Zeit finden würden. Andererseits beklagen sie, dass sie unter zu viel Stress leiden, aus ihren hinderlichen Denk- und Verhaltensmustern nicht herausfinden oder ihre persönlichen Vorhaben nur schwer in die Tat umsetzen können.

Genau hier »liegt der Hund begraben«. Die Bewältigung von Problemen und persönliches Wachstum erfordern ein gewisses Maß an Reflexion und Kraft. Beides können wir nur dann gewinnen, wenn wir uns regelmäßig Zeit, Raum und Ruhe gönnen, um auf die Stimme des Herzens zu lauschen und achtsam für Impulse unseres Geistes und die Signale des Körpers zu werden.

Eine tägliche Yoga-Praxis gewährt uns diesen Raum, vorausgesetzt wir nehmen uns dafür die entsprechende Zeit. Selbstverständlich lösen sich die alltäglichen Probleme nicht allein durch das regelmäßige Üben von Asanas oder Meditation auf, doch führt die kontinuierliche Ausübung von Yoga dazu, dass sich der Energielevel allmählich erhöht und der Mensch mehr körperliche und mentale Stärke empfindet. Zudem wird das ganze Energiesystem stets aufs Neue ausbalanciert. Mit der Zeit lösen sich energetische Blockaden auf, was zu mehr Gesundheit auf physischer Ebene führt und neue Denkmuster und Verhaltensweisen ermöglicht.

Insbesondere Meditation erweitert den inneren Erkenntnisraum und ermöglicht es, neue Lösungswege und Handlungsoptionen zu entdecken, wo vorher »das Brett vor dem Kopf« den Blick begrenzte. In der Meditation können die eigenen Gedanken und Muster beobachtet werden; dies führt zu Transzendenz und Kontemplation. Dadurch kann der Yoga Praktizierende anders an seine Alltagsprobleme herangehen. Die speziellen Meditationen aus dem Kundalini-Yoga dienen dazu, auf allen Ebenen in eine energetische Balance zu kommen, die letztendlich in den Zustand des neutralen Geistes mündet (d.i. der Geist des Yogi, der vierte Energiekörper). Ziel ist es, dieses meditative Gewahrsein während des Tages weitgehend aufrechterhalten zu können, um die alltäglichen Handlungen aus einem umfassenderen Bewusstsein heraus zu vollziehen. Kurze Meditationseinheiten wären hierfür unzureichend, vielmehr ist eine tägliche, intensive Meditation nötig, um sich diesem Zustand anzunähern. Aus eigener Erfahrung weiß ich, dass es ein längerer Entwicklungsprozess sein kann, eine kontinuierliche Yoga- und Meditationspraxis in den Alltag zu integrieren und diese auszudehnen. Mir hat es sehr geholfen, mich daran zu erinnern, mit welchen kurzen Zeiteinheiten ich einst gestartet bin. Bis heute beobachte ich, dass sich meine persönliche *Sadhana* im Rahmen dieser natürlichen Entwicklung von Jahr zu Jahr weiter vertieft und verlängert.

Wer bisher noch nicht regelmäßig Yoga praktiziert, beginnt am besten zunächst mit kurzen Übungszeiten und steigert diese allmählich. Im Zweifel gilt: Wenig ist besser als nichts!

Lesen Sie zunächst die folgenden Hinweise für die Aufnahme einer eigenen Meditationspraxis. Im Anschluss finden Sie die Anleitungen zu ausgewählten Meditationen, die in ihrer spezifischen Wirkung an den unterschiedlichen Aspekten der Energiekörper arbeiten, so wie sie im vorangegangenen Kapitel beschrieben wurden.

Allgemeine Hinweise zur Meditationspraxis

Meditation *(meditatio)* bedeutete im Mittelalter »sinnende Betrachtung« zum Beispiel über einen Spruch aus der Bibel. Eigentlich steht das, was wir heute unter Meditation verstehen, der Kontemplation *(contemplatio)* wesentlich näher. In ihr suchte der christliche Mystiker innerlich leer zu werden und nur noch auf Gott zu lauschen. Dennoch gibt es einen Bezugspunkt zum früheren meditativen Ansatz, und der liegt im Meditationsgegenstand. Heute richtet man seinen Fokus allerdings meist auf andere Punkte, um die Konzentration zu steigern. So dienen häufig Atemrhythmus oder ein Mantra als »Anker« für den Gedankenstrom. Auf diese Weise entspannt man den Geist, um auch hierbei in den inneren Raum hineinzulauschen und ihn zu erforschen. Yogi Bhajan sagte hierzu, »dass im Gebet der Mensch zu Gott spricht, während in der Meditation Gott zum menschlichen Geist spricht«.

Meditation ist ein integraler Bestandteil eines jeden Kundalini-Yoga-Unterrichts. Die in diesem Buch empfohlenen Meditationen geben einen Einblick in die spezifischen Formen und Techniken des Kundalini-Yoga. Während der meisten Übungen sind Körper und Geist gut beschäftigt: Dafür sorgen bewusste Atemführung, geistiger Fokus, gedachte bzw. laut gesungene Mantras und Arm-, Hand- oder Fingerbewegungen.

Das Ziel jeder Meditation – die Stille des Geistes – stellt sich als Folge dieser Übungen ein. Sie alle haben eine spezifische Wirkung, insbesondere auf die Energiekörper. So können Sie

Ihre energetische Balance herstellen, indem Sie gezielt eine Meditation auswählen. Neuere Studien über die Auswirkungen von Meditationspraxis belegen zudem positive neurobiologische Effekte im Gehirn. Neurophysiologisch gesehen arbeiten die Meditationen aus dem Kundalini-Yoga am Frontal- oder Stirnlappen *(lobus frontalis).* Dieser Bereich des Gehirns steuert die kognitiven Prozesse auf eine Weise, dass situationsgerechte Handlungen ausgeführt werden können. Er wird generell als Sitz der Persönlichkeit angesehen.

Der Kundalini-Yoga zielt darauf ab, die Psyche zu reinigen und zu entlasten. Mit Hilfe der Meditationen können auch unterbewusste Prozesse, die zu hinderlichen Verhaltensmustern führen, beeinflusst werden. Wie oben beschrieben, wirken die Yoga-Meditationen auf die Gehirnstruktur und das Energiesystem ein. So erweitern die Meditationstechniken des Yoga die Möglichkeiten der gängigen Psychotherapien, die auf der kognitiven Ebene ansetzen und Kommunikation erfordern. Kundalini-Yoga hingegen ermöglicht die Bearbeitung von Denk- und Verhaltensmustern, ohne dass die dahinterstehenden Ursachen analysiert bzw. bewusst erkannt werden müssen.

Für eine entsprechende Wirkung ist eine tägliche Meditationspraxis unabdingbar.

Grundsätzlich sind die in den jeweiligen Anleitungen angegebenen Zeiten maßgeblich. Bei manchen Meditationen können Sie die Dauer innerhalb des angegebenen Zeitraums verkürzen. In diesen Fällen orientieren Sie sich am besten an der nachfolgenden Übersicht:

3 Minuten: Absolutes Minimum, sinnvoll für den Einstieg in den ersten Tagen einer neuen Meditationspraxis.

7 Minuten: Zwischen der dritten und siebten Minute durchschreiten Sie eine Phase der Negativität. Es ist günstig, in dieser Zeit dem Impuls des Unterbrechens zu widerstehen, damit sich der Geist reinigen kann. Nach sieben Minuten hat die Meditation einen Effekt auf die Aura.

11 Minuten: Die Meditation wirkt auf die Hypophyse, Nerven- und Drüsensystem.

22 Minuten: Die drei Aspekte des Geistes – negativer, positiver und neutraler Geist – werden ausbalanciert und beginnen, miteinander im Einklang zu arbeiten.

31 Minuten: Die Meditation hat Einfluss auf den gesamten Geist (die Gehirnhälften werden ausgeglichen), die Aura und die fünf Elemente in Ihrem Körper.

62 Minuten: Die Meditation wirkt bis in den Prana-Körper (der Energiekörper, der für die Gesundheit relevant ist). Dies fördert die Selbstheilungskräfte und verbindet den physischen Körper mit dem Prana-Körper (= Anbindung an die Unendlichkeit).

2,5 Stunden: Jede Faser Ihres Seins wird auf das höhere Selbst ausgerichtet; das führt in die Position des stillen Beobachters und in die vollkommene geistige Ruhe. Die Wirkung der Meditation hält den ganzen Tag an.

Auch wenn Yoga grundsätzlich kein Dogma kennt und die Erfahrung des Praktizierenden in den Mittelpunkt stellt, ist es wichtig, vor Aufnahme der Yoga-Praxis einige grundsätzliche Kriterien zu berücksichtigen. Als Kundalini-Yoga-Schülerin oder -Schüler mit wenig Erfahrung empfiehlt es sich, zunächst einen Yoga-Kurs zu besuchen, um die eigene Praxis unter Anleitung zu vertiefen. Hier einige allgemeine Empfehlungen für die eigenständige Meditationspraxis:

Ein guter Platz

Wählen Sie für die Übungen einen möglichst ruhigen Platz, an dem Sie sich wohl fühlen und einige Zeit ungestört sind. Meditieren Sie nach Möglichkeit immer am gleichen Platz. Vermeiden Sie nach Möglichkeit alle akustischen Störfaktoren, schließen Sie Fenster und Türen. Sofern sich während der Meditation dennoch eine Lärmbelästigung ergibt, nutzen Sie die Gelegenheit, in der Position des Beobachters zu verweilen und gleichzeitig die Aufmerksamkeit bei sich selbst zu halten.

Zeitliche Bedingungen

Versuchen Sie, den Zeitpunkt am Tag herauszufinden, an dem Sie regelmäßig meditieren können. Besonders günstig ist es, wenn Sie in den sogenannten ambrosischen Stunden, der Morgendämmerung zwischen 4 Uhr und 7 Uhr oder während der Abenddämmerung zwischen 16 und 19 Uhr, meditieren. Meditieren Sie jeden Tag möglichst zur gleichen Zeit. Sie trainieren Ihr Unterbewusstsein, wenn Sie ihm alle 24 Stunden den gleichen Impuls durch die Meditation vermitteln. Meditieren Sie nicht direkt nach dem Essen. Die Verdauung beansprucht die Energie, die Sie für eine tiefe Meditation benötigen.

Vorbereitung

Wählen Sie bequeme Kleidung, die Sie nicht in Ihrer Bewegungsfreiheit einschränkt. Machen Sie, wann immer es Ihre Zeit zulässt, vor der Meditation ein paar Yoga-Übungen und eine Tiefenentspannung. Dies begünstigt den Energiefluss. Nehmen Sie eine bequeme Sitzhaltung ein und atmen Sie für eine Minute lang und tief, um ruhiger zu werden und sich zu sammeln.

Sitzen in der einfachen Haltung

Die meisten Meditationen werden auf dem Boden sitzend im Schneidersitz bzw. in der sogenannten einfachen Haltung ausgeführt. Dafür kreuzen Sie Ihre Beine so, dass Ihre Füße unter den Oberschenkeln liegen. Zur Unterstützung können Sie ein Kissen unter den hinteren Teil des Gesäßes legen. Dadurch wird das Becken leicht nach vorn gekippt, und die Knie sinken weiter zum Boden. Der Oberkörper ist entspannt; Sie sitzen ohne jede Anstrengung mit aufrechter Wirbelsäule. Achten Sie darauf, dass auch der Nacken gestreckt ist. Ihr Rückgrat fungiert als Kanal für die Energie des Zentralnervensystems.

Aufrechte Kopfhaltung

Die aufrechte Haltung des Kopfes mit einem gestreckten Nacken wird im Yoga durch die Anwendung der sogenannten Nackenschleuse *(jalandharabandha)* erreicht. Durch diese Haltung wird vermieden, dass beim Üben ein unangenehmer Druck auf Augen, Ohren und Herz auftritt, und sollte bei allen Übungen mit aufgerichteter Wirbelsäule angewendet werden. So führen Sie die Nackenschleuse aus:

1. Setzen Sie sich mit gerader Wirbelsäule in die einfache Haltung und ziehen Sie das Kinn leicht Richtung Kehle. Strecken Sie den Nacken gerade nach oben.
2. Achten Sie darauf, dass der Nacken die Verlängerung der Wirbelsäule bildet und der Kopf aufrecht bleibt und nicht nach vorn kippt. So wird die Halswirbelsäule gestreckt, und die Energie kann problemlos durch den Nacken fließen.

Sitzen auf dem Stuhl

Wenn Sie schlecht am Boden sitzen können, praktizieren Sie die Meditation auf einem Stuhl. Setzen Sie sich dafür auf die gesamte Sitzfläche des Stuhles, achten Sie darauf, dass das

Becken leicht nach vorn gekippt wird, wodurch Sie automatisch mit aufrechter Wirbelsäule sitzen und das Brustbein leicht anheben können. Die Füße stellen Sie ca. 20 Zentimeter auseinander flach auf den Boden – so fällt es Ihnen leichter, das Gleichgewicht im Oberkörper zu halten.

Ausübung der Meditation

Es erfordert ein kontinuierliches Training, den Kopf zu leeren und mit dem Denken aufzuhören. Am besten konzentrieren Sie sich zu Beginn der Meditation zunächst auf Ihren Atemrhythmus. Wenn man sich das erste Mal zur Meditation hinsetzt, wird einem bewusst, wie viele Gedankenketten sich gleichzeitig oder nacheinander im Kopf abspulen. Je mehr Raum Sie dem Gedankenstrom geben, desto deutlicher tritt er zutage. Neben den Gedanken, mit denen Sie sich zu der Zeit bewusst beschäftigen, treten auch diejenigen hervor, die Sie gut verstaut in den Tiefen Ihres Gedächtnisses wähnten. Wenn Ihr Geist abzuschweifen beginnt, konzentrieren Sie sich wieder ganz bewusst auf die Ausübung der Meditation und die Atemführung. Wenn die Regungen hartnäckig dableiben, setzen Sie sich innerlich auf die Beobachterposition, und schauen Sie sich die Gedanken einen Moment genau an, ohne sie jedoch als gut oder schlecht zu bewerten, und lassen Sie sie dann bewusst los.

Der Gebrauch von Mantras während der Meditation

Ein Mantra wird wie ein Instrument eingesetzt, mit dem der Geist ausgerichtet und der emotionale und geistige Zustand beeinflusst werden kann. Das Wissen über Mantras beruht auf der Erkenntnis, dass Klang eine Form von Energie ist, die Struktur und Kraft besitzt und eine bestimmte, vorhersehbare Auswirkung auf die Chakras und die menschliche Psyche hat. Ein Mantra ist ein mentales Hilfsmittel zur Lenkung der Aufmerksamkeit: ein Meditationswort. »Man« heißt Geist, Welle oder Projektion[2]. Benutzt man also während der Meditation ein Mantra, so gibt man seinem Geist einen roten Faden an die Hand, an dem er sich ausrichten kann. Der oben beschriebene Prozess, die eigenen Gedanken zur Ruhe zu bringen, kann hierdurch deutlich erleichtert werden. Ein Mantra ist wie ein Anker, auf den sich der Geist fokussieren kann, so dass der Gedankenstrom während der Meditation beruhigt wird. Ihre spezifische energetische Wirkung wird über die jeweiligen Schwingungsfrequenzen der Mantras erzeugt.

Da die Betonung und Atmung anders ist, als wir es vom Musikunterricht her gewohnt sind, spricht man im Yoga von *Chanten* und nicht von Gesang. Klänge und Stimmen werden im Yoga wie Schwingungen und Frequenzen verstanden, die in Verbindung mit instrumentaler Musik die Wirkung von Yoga-Übungen und Meditationen unterstützen und verstärken sowie die geistige Fokussierung erleichtern. Zudem stimuliert die Aussprache der Mantras Reflexpunkte im Gaumen durch die Bewegung der Zungenspitze während des Sprechens bzw. Chantens. Demnach wird eine direkte Rückwirkung auf das Gehirn erzielt, was die neurophysiologische Wirkung der Yoga-Meditation erklärt.

(Die Übersetzungen der Mantras bei den folgenden Meditationen verstehen sich als sinngemäße Annäherungen.)

Ein- und Ausstimmung

Jede Praxis des Kundalini-Yoga beginnt mit dem Chanten des Mantras ONG NAMO GURU DEV NAMO, das dreimal wiederholt wird. Es dient dazu, die Gedanken zur Ruhe zu bringen, ganz bei sich selbst anzukommen und sich auf die folgenden Yoga-Übungen einzustellen. Nach der Meditation beenden Sie wiederum mit dreimal SAT NAM, um sich zu erden und wieder auf den Alltag einzustimmen. Auch wenn Sie allein üben, sollten Sie sich ein- und ausstimmen. Wenn Sie an einem

Platz üben oder meditieren, an dem Sie nicht laut chanten mögen, stimmen Sie sich mental mit dem gedachten Mantra ein und aus.

Mentaler Fokus

Ein Teil jeder Übung ist die mentale Fokussierung auf einen Konzentrationspunkt. Wenn nicht anders angeleitet, ist dies der Punkt zwischen den Augenbrauen (das Dritte Auge). Richten Sie Ihre Aufmerksamkeit mit geschlossenen Augen auf diesen Punkt, indem Sie die Augen sanft nach oben wenden. Bleiben Sie sich dabei Ihres Atems und Ihrer Körperhaltung bewusst (sowie Ihrer Bewegungen, sofern zur Übung gehörend).

DIE MEDITATIONEN[3]

»Die nachfolgende Meditation ist ein guter Einstieg in eine Meditationspraxis. Sie können damit üben, Ihre Aufmerksamkeit zu bündeln, um in einen entspannten, meditativen Zustand zu gelangen. Die regelmäßige Praxis trainiert Ihre Konzentrationsfähigkeit, so dass Ihr Geist auch in Alltagssituationen ruhig bleibt und Sie Ihre Handlungen bewusst lenken können.«

Yogi Bhajan

1. MEDITATION »MEDITIEREN LERNEN«

Wie Sie die Meditation ausführen:

Setzen Sie sich in die einfache Haltung und ziehen Sie das Kinn sanft in Richtung Kehle *(jalandharabhanda).* Führen Sie die vier Finger der rechten Hand an das linke Handgelenk und legen Sie die Finger nebeneinander an, so dass Sie den Puls in allen Fingerspitzen spüren können.

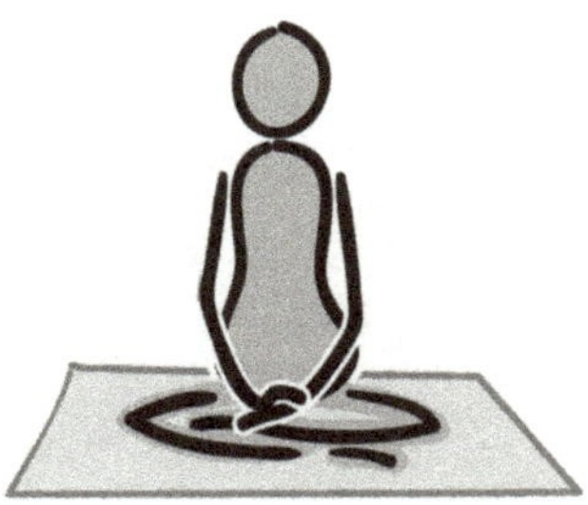

a) Sitzposition und Armhaltung

b) Fingerhaltung

Mit jedem Pulsschlag wiederholen Sie im Geiste das Mantra:

SAT NAM   Wahre Identität

Beginnen Sie mit 11 Minuten Meditationsdauer. Im Laufe der Zeit können Sie diese sukzessive auf 31 Minuten verlängern.

2. MEDITATION FÜR DEN NEGATIVEN GEIST[4]

Diese Meditation reinigt das Unterbewusste von unerwünschten, negativen oder angstvollen Gedanken. Wenn diese Geistesfacette geklärt und ausgeglichen ist, empfangen Sie vom negativen Geist klare Signale, die Sie schützen und voranbringen, anstatt Sie zu behindern. Die Körperhaltung und die Mudra sind Symbole der Demut und führen zu innerer Ruhe.

Wie Sie die Meditation ausführen:
Setzen Sie sich in die einfache Haltung. Winkeln Sie die Arme an und führen Sie die Hände auf Höhe des Herzens vor den Brustkorb. Legen Sie die rechte auf die linke Hand, so dass die Finger über Kreuz liegen. Formen Sie mit beiden Händen eine Schale (die Handflächen weisen nach oben). Die Ellbogen ruhen entspannt an den Körperseiten. Ihre Augen sind leicht geöffnet. Schauen Sie unter den Wimpern hindurch auf die Handflächen.

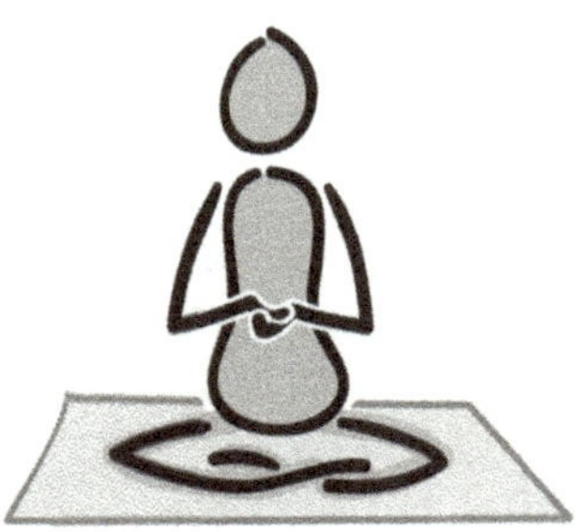

a) Sitzposition und Armhaltung

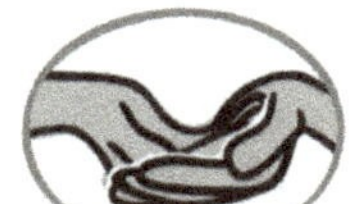

b) Handhaltung

Atmen Sie lang, ruhig und tief durch die Nase ein. Formen Sie Ihren Mund zu einem O und atmen Sie einen gebündelten Luftstrom aus. Nehmen Sie wahr, wie der Atem über Ihre Hände streicht.

Lassen Sie während der Atmung alle negativen, ablenkenden Gedanken und Wünsche zu. Atmen Sie die Gedanken und Gefühle ein und atmen Sie sie mit dem Atemstrom aus.

Beenden Sie die Meditation nach 11 bis 31 Minuten, indem Sie vollständig ausatmen. Halten Sie den Atem aus und ziehen Sie den Nabel nach innen. Konzentrieren Sie sich Wirbel für Wirbel bis hinab zum Steißbein auf die Wirbelsäule, bis Sie das Gefühl haben, Ihre Wirbelsäule sei steif wie ein Balken. Dann atmen Sie kraftvoll ein, atmen vollständig und wiederholen die vorangegangene Visualisierung, insgesamt drei- bis fünfmal.

Entspannen Sie sich.

3. MEDITATION FÜR DEN POSITIVEN GEIST[5]

Der positive Geist stellt die Verbindung mit Gefühlen und Gedanken her, die dem Selbst entspringen und Sie in Kontakt mit Ihrem unbegrenzten Potenzial bringen. Die Meditation gewährt Ihnen Zugang zum vierten Chakra, dem Herzzentrum. Die Mudra ist eine Geste des Glücks und ein Symbol für Segen und Fülle.

Wie Sie die Meditation ausführen:
Setzen Sie sich in die einfache Haltung. Winkeln Sie die Arme an, so dass sich die Ellbogen seitlich am Körper befinden. Heben Sie die Hände auf Schulterhöhe, die Handflächen weisen nach vorn. Halten Sie Unterarme und Handflächen in einem 30°-Winkel schräg nach vorn. Ziehen Sie Schulter und Ellbogen so weit nach hinten, dass es noch angenehm ist. Bleiben Sie aufrecht sitzen.

Beugen Sie den Ringfinger und den kleinen Finger beider Hände und drücken Sie diese Finger mit Hilfe des Daumens nach unten. Halten Sie die Zeige- und Mittelfinger nach oben gestreckt.

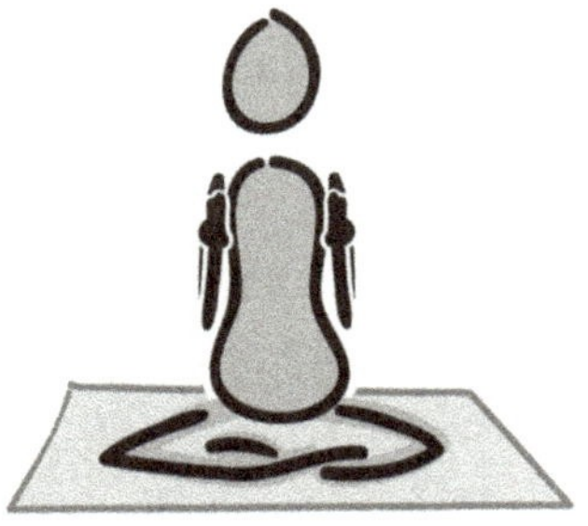

a) Sitzposition und Armhaltung – Vorderansicht

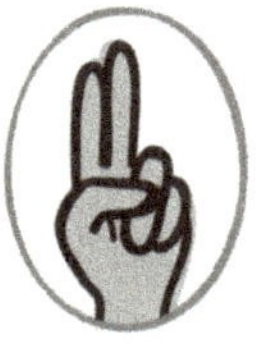

c) Fingerhaltung

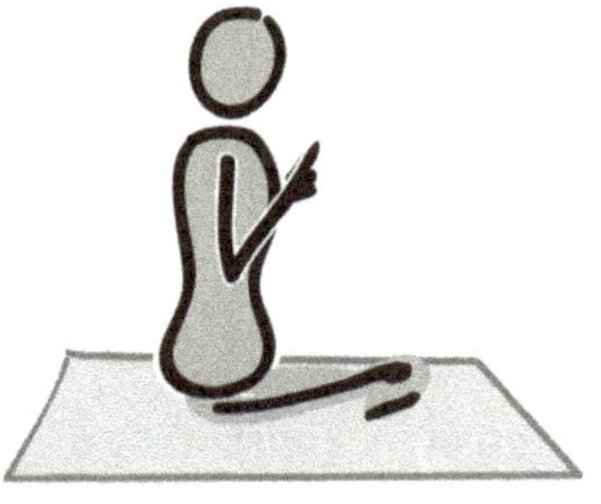

b) Sitzposition und Armhaltung – Seitenansicht

Schließen Sie nun die Augen und fokussieren Sie sie auf das Dritte Auge, den Punkt zwischen den Augenbrauen. Atmen Sie gleichmäßig, lang, langsam und tief. Wiederholen Sie im Geiste das folgende Mantra:

SA TA NA MA
Dieses Mantra bezieht sich auf die primären Laute S, T, N, M und A. Die Mantra-Silben bedeuten:

SA	Unendlichkeit, Kosmos und Anfang
TA	Leben, Existenz
NA	Tod
MA	Wiederkehr

Das Mantra beschreibt den unendlichen Kreislauf der Schöpfung: Aus dem unendlichen Sein entspringt alles Leben und jede individuelle Existenz. An deren Ende geht das Leben in eine Transformation über, die wir Tod nennen. Durch die Verbundenheit mit dem irdischen Leben erfährt das individuelle Bewusstsein eine Wiedergeburt, sofern es nicht erleuchtet und »heimgekehrt« ist.

Praktizieren Sie die Meditation anfangs 11 Minuten lang, später bis zu 62 Minuten. Zum Abschluss atmen Sie dreimal tief ein und aus. Öffnen und schließen Sie dann die Fäuste mehrere Male und entspannen Sie die Haltung.

Wenn Sie die Meditation über einen längeren Zeitraum täglich praktizieren möchten, essen Sie während dieser Zeit leichte Kost und sprechen Sie bewusst die Wahrheit, wie sie direkt vom Herzen kommt.

4. MEDITATION FÜR DEN NEUTRALEN GEIST[6]

Die regelmäßige Praxis dieser Meditation bringt Sie in Berührung mit der Wahrheit Ihres Herzens und Ihres Geistes und verankert sie dort. Der neutrale Geist stellt eine tiefe Verbindung zu Ihrem Selbst her. Die beständige Wiederholung des Mantras führt Sie in den neutralen Raum, in dem alle Gedanken bestehen, ohne das Licht der Seele zu stören.

Wie Sie die Meditation ausführen:
Setzen Sie sich in die einfache Haltung mit aufrechtem Rücken. Legen Sie beide Hände in den Schoß, die Handflächen weisen nach oben, und die rechte Hand liegt in der linken. Die Daumenspitzen dürfen sich berühren, müssen es aber nicht.

Schließen Sie die Augen und lenken Sie Ihre Aufmerksamkeit zunächst auf die Körperhaltung. Entspannen Sie sich, bleiben Sie aufrecht sitzen und halten Sie die Balance.

Nun stellen Sie sich vor, wie Sie in tiefem innerem Frieden strahlend dasitzen. Konzentrieren Sie sich ohne jede Anstrengung auf das Dritte Auge, den Punkt zwischen den Augenbrauen. Nehmen Sie wahr, wie Ihre Energie dorthin fließt und sich sammelt. Atmen Sie sehr entspannt ein und aus, ohne den Atem zu steuern. Die Atmung wird ruhiger, langsamer und schließlich wie eine sanfte osmotische Bewegung. Lassen Sie sich Zeit dabei.

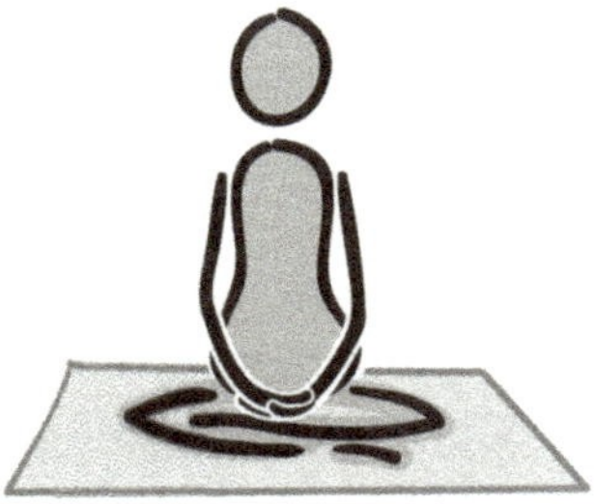

a) Sitzposition und Armhaltung

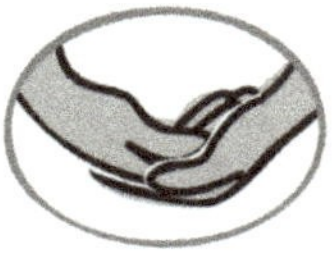

b) Handhaltung

Bleiben Sie ganz ohne Anstrengung mit der Konzentration bei dieser Atmung und wiederholen Sie in einem monotonen Modus im Geiste das folgende Mantra. Trennen Sie die Silben voneinander, so als würden die Silben und ihr Klang auseinandergeschnitten. Prononcieren Sie jede Silbe deutlich.

WAH – HE GU – RU Ekstase – Dunkelheit – Licht
Ich empfinde unbeschreibliche Freude auf dem Weg durch das Dunkel ins Licht.

Wiederholen Sie das Mantra beständig für 11 bis 31 Minuten.

5. MEDITATION, UM ENERGETISCHE BLOCKADEN IM SUBTILKÖRPER ZU BESEITIGEN[7]

Mit dieser Meditation stärken Sie das energetische Kraftfeld Ihres Subtilkörpers und lösen Blockaden im Energiefluss auf. Der intensive Atem lädt den Prana-Körper auf. Die kräftige Armbewegung wirkt zudem günstig auf den sechsten und siebten Energiekörper und führt darüber zu einer verbesserten Ausstrahlung. Die Übungspraxis stellt den Einklang Ihres individuellen Energiefeldes mit dem universellen Energiefeld her und führt dazu, dass Sie günstige Gelegenheiten anziehen und dem Ruf Ihrer Seele folgen können.

Wie Sie die Meditation ausführen:

Setzen Sie sich mit aufrechter Wirbelsäule in die einfache Meditationshaltung. Halten Sie den Nacken gestreckt, das Kinn leicht eingezogen, den Brustkorb angehoben. Breiten Sie die Arme zu den Seiten aus, ohne dass die Finger den Boden berühren. Die Handflächen weisen nach oben. Führen Sie die Arme in weitem Bogen über den Kopf, bis sich die Hände überschneiden, die linke Hand liegt flach auf der rechten, die Daumen berühren sich nicht. Auf diese Weise stellen Ihre Arme einen Kreis über Ihrem Kopf dar und vollziehen das Feld des sechsten Energiekörpers, des Halos, nach. Bewegen Sie die Arme wieder nach unten in die Ausgangsposition.

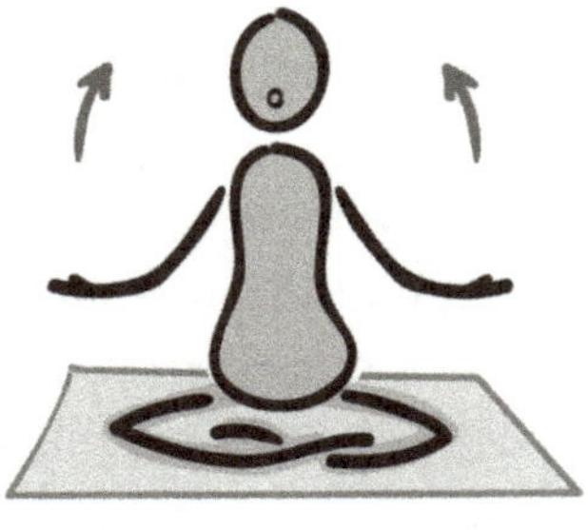

a) Sitzhaltung und Armbewegung während des Einatmens

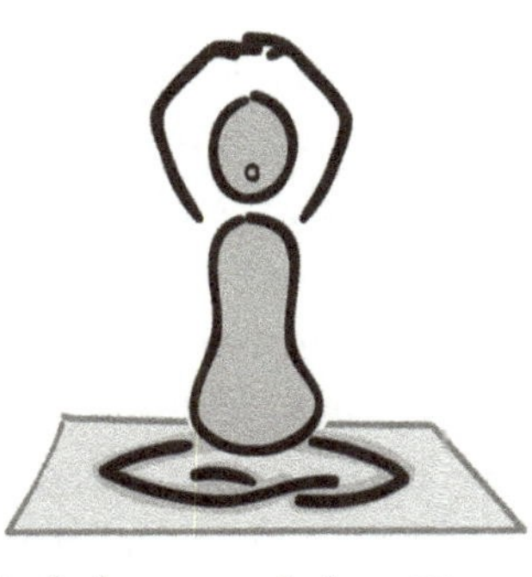

b) Sitzhaltung nach dem Einatmen / vor dem Ausatmen

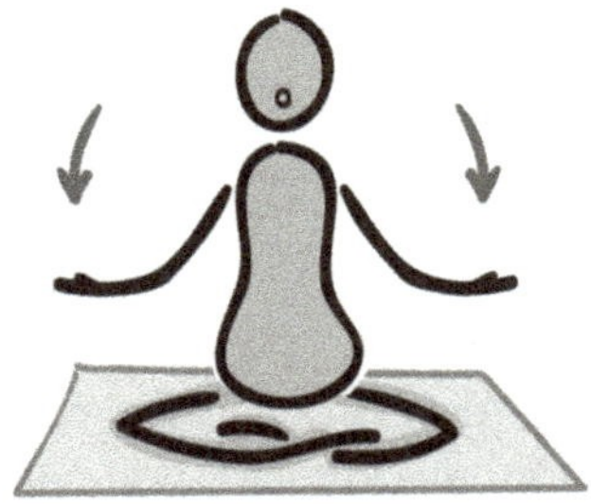

c) Sitzhaltung und Armbewegung während des Ausatmens

Formen Sie mit den Lippen ein O und atmen Sie im Takt der Bewegung kräftig durch den Mund. Atmen Sie ein, wenn Sie die Arme über den Kopf führen. Atmen Sie aus, wenn Sie die Arme senken. Ziehen Sie den Nabel ein, wenn Sie ausatmen, und lassen Sie alle Luft aus den Lungen entweichen. Die Ein- und Ausatmung ist gleich kraftvoll und stark. Folgen Sie dem Rhythmus des HAR der Mantra-Musik »Tantric HAR« von Singh Kaur Khalsa (CD *White Tantra*, Vol. I). Atmen Sie auf diese Weise kraftvoll und gleichmäßig mit HAR ein und dem folgenden HAR aus. Praktizieren Sie zunächst nur 11 Minuten.

Zum Abschluss heben Sie die Arme über den Kopf. Verschränken Sie die Finger ineinander; die Ellbogen sind durchgedrückt. Atmen Sie ein und halten Sie den Atem für 10 bis 15 Sekunden an. Währenddessen strecken und dehnen Sie den Körper zu allen Seiten; die Finger bleiben ineinander verschränkt. Dehnen Sie sich, so gut Sie können. Atmen Sie aus, atmen Sie wieder ein und wiederholen Sie diese Sequenz noch zweimal. Dann entspannen Sie die Körperhaltung und Ihren Atemfluss.

Beginnen Sie mit einer 11-minütigen Übungspraxis. Wenn Sie in der Lage sind, die Meditation über diese Zeit stabil auszuführen, können Sie die Meditationsdauer allmählich auf 22 Minuten verlängern und dann sukzessive bis auf 33 Minuten steigern.

6. PRANAYAMA GEGEN NEGATIVITÄT UND KRANKHEIT[8]

Diese kraftvolle Atem-Meditation wirkt außerordentlich reinigend und befreiend auf den Körper und den Teil der Gedankenwelt, der maßgeblich vom negativen Geist beeinflusst wird. Die intensive Atmung baut schnell viel Lebensenergie auf und stärkt den Prana-Körper. Praktizieren Sie diese Meditation, wenn Sie mental in abwertenden oder sorgenvollen Denkmustern kreisen. Stellen Sie fest, wie ruhig und klar Ihr Geist wird, wie frei von belastenden Vorstellungen.

Wie Sie die Meditation ausführen:
Setzen Sie sich in die einfache Haltung. Der rechte Unterarm zeigt nach oben, die Handfläche ist mit gestrecktem Finger wie bei einem Schwur nach vorn gewandt. Der linke Arm wird angewinkelt, Hand und Unterarm befinden sich parallel zum Boden, die Handfläche weist nach unten.

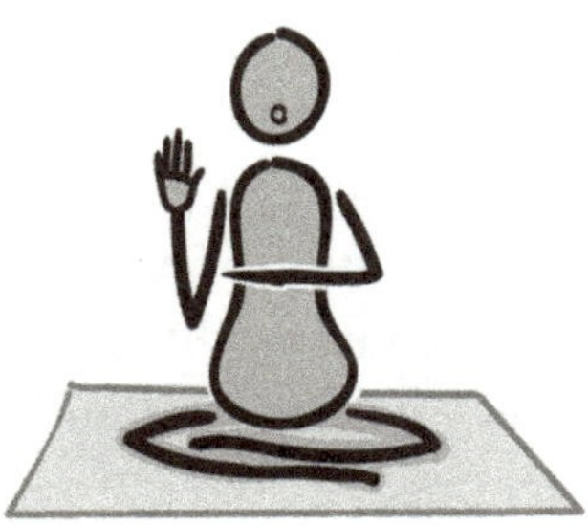

a) Sitz- und Armhaltung während der Meditation

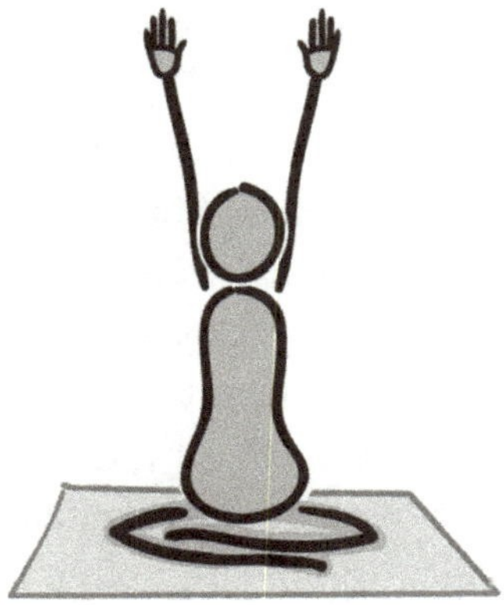

b) Sitz- und Armhaltung bei Meditationsende

Schließen Sie die Augen. Formen Sie Ihren Mund zu einem O. Atmen Sie in vier gleichen Zügen ein und mit einem einzigen langen Atemzug aus. Fahren Sie damit für 11 Minuten fort.

Zum Abschluss atmen Sie so tief wie möglich ein; hierbei wird die an der Atmung beteiligte Muskulatur aktiviert. Halten Sie den Atem an, entspannen Sie das Zwerchfell und den Brustraum, indem Sie die Spannung in der Atemmuskulatur lösen. Strecken Sie die Arme so hoch Sie können über den Kopf. Spreizen Sie die Finger und machen Sie sie steif. Strecken und dehnen Sie die Wirbelsäule nach oben und atmen Sie dann durch den Mund aus. Wiederholen Sie diese Sequenz zweimal.

7. MEDITATION FÜR EIN STARKES SCHUTZFELD[9]

Diese Meditation baut ein starkes elektromagnetisches Schutzfeld auf und wirkt damit auf den siebten Energiekörper, die Aura. Die Klangschwingung des Mantras setzt den Energiefluss im dritten Chakra, dem energetischen Kraftzentrum, frei.

Wie Sie die Meditation ausführen:
Setzen Sie sich in die einfache Haltung. Winkeln Sie die Arme an und heben Sie sie parallel zum Boden bis auf Schulterhöhe an. Legen Sie die Hände aufeinander, die rechte auf die linke, die Handflächen weisen nach unten. Die Daumen liegen übereinander, der rechte Daumen auf dem linken. Die Arme werden etwas entfernt vom Körper gehalten und berühren ihn nicht. Senken Sie die Augenlider, sie bleiben leicht geöffnet. Singen Sie das nachfolgende Mantra 11 Minuten lang mit monotoner Stimme und ohne Unterbrechung:

HARI HARI HARI HAR	Har = göttliche Kraft Hari = Manifestation der göttlichen Kraft

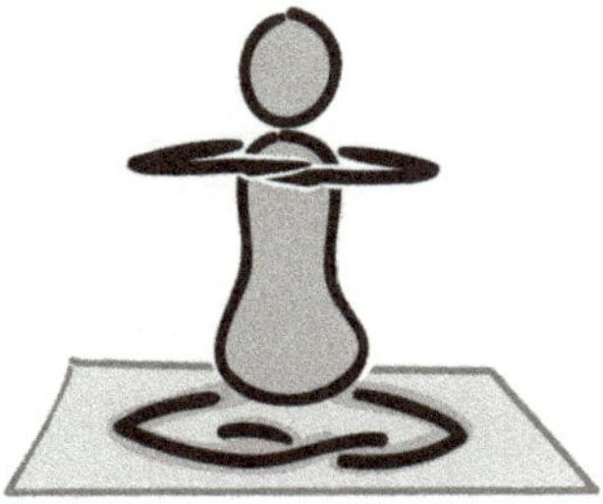

a) Sitzposition und Armhaltung

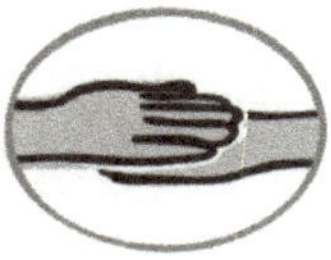

b) Handhaltung

Ziehen Sie den Nabel bei jeder Silbe kraftvoll nach innen. Die Atmung reguliert sich dabei von selbst. Singen Sie das ganze Mantra und sprechen Sie die Silben klar und deutlich aus. Bewegen Sie bewusst die Muskeln im Mund und konzentrieren Sie sich auf den Klang. Nehmen Sie den Atem auf der Haut Ihrer Hände wahr.

Nach einer kontinuierlichen Praxis können Sie die Meditationsdauer nach 90 Tagen auf zunächst 22 Minuten verlängern und dann sukzessive bis auf 33 Minuten steigern.

8. MEDITATION FÜR PROJEKTION UND SCHUTZ VOM HERZEN

Diese Meditation wirkt auf die Energiekörper, die durch das vierte und sechste Chakra genährt werden. Die Armbewegung lenkt den Energiefluss vom Herzzentrum hin zum sechsten Energiekörper und stärkt Ihr Projektionsvermögen. Das Mantra heißt *Mangala-Charan-Mantra* und gilt als Schutz- und Heilmantra. Es erinnert an das wahre Selbst und hilft Ihnen, Ihr Potenzial zu erkennen und zu entfalten. Praktizieren Sie die Meditation, wenn Sie den Zugang zu Ihrer Intuition, der Stimme Ihrer inneren Führung, suchen und Ängsten und Sorgen entgegenwirken wollen.

Wie Sie die Meditation ausführen:
Setzen Sie sich in die einfache Haltung. Legen Sie die Hände aneinander und die Daumen über Kreuz. Heben Sie die Hände vor die Mitte der Brust. Beginnen Sie das Mantra zu singen und führen Sie dabei die Armbewegung aus wie angegeben:

AAD GUREE NAMEH
Ich verneige mich vor der höchsten Weisheit, die am Anfang war.
Während Sie singen, strecken Sie die Arme schräg nach vorn und oben. Führen Sie dabei die Hände vom Herzen her aufwärts, bis die Ellbogen gestreckt sind.
DSCHUGAAD GUREE NAMEH
Ich verneige mich vor der Weisheit, die durch alle Zeitalter hindurch besteht.
Ziehen Sie dabei die Hände zurück an das Brustbein.
SAT GUREE NAMEH
Ich verneige mich vor der wahrhaftigen Weisheit.
Strecken Sie die Arme schräg nach vorn und oben, bis die Ellbogen gestreckt sind.
SIRI GURU DEVE NAMEH
Ich verneige mich vor der erhabenen Weisheit.
Ziehen Sie die Hände zurück an das Brustbein.

Setzen Sie die Meditation 11 Minuten lang fort.
Zur Unterstützung können Sie Mantra-Musik verwenden (z. B. in der Version von Gurudass auf der CD *Circle of Light*).

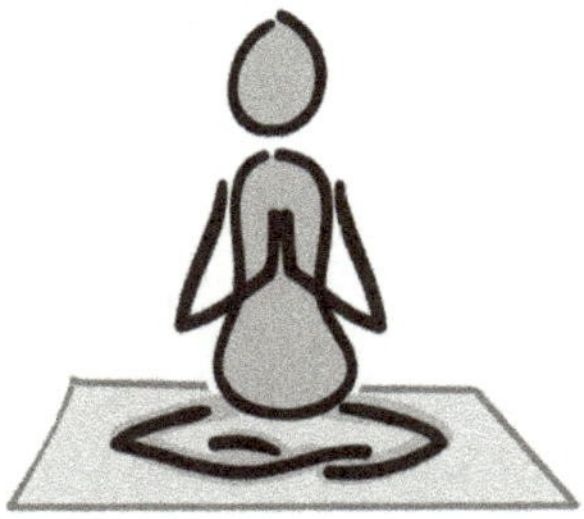

a) Sitz- und Armhaltung in der Ausgangsposition

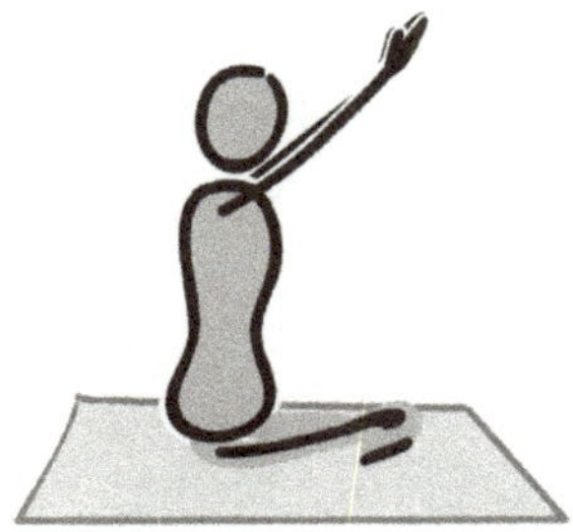

b) Sitz- und Armhaltung während des Chantens

9. MEDITATION ZUR SELBSTHEILUNG[10]

Praktizieren Sie diese Meditation, wenn Sie Ärger haben. Ärger ist eine Emotion, die Sie in Kontakt mit dem Feuer-Element bringt. Die Meditation setzt die darin gebundene Energie frei, so dass Sie sie für konstruktive Handlungen nutzen können. Während der Meditation wird der Energiefluss in allen Chakras ausgeglichen. Die Mudra arbeitet am vierten und fünften Chakra und setzt die organischen Selbstheilungskräfte frei. Diese Wirkung wird durch das Mantra verstärkt, denn es schenkt tiefe innere Ausgeglichenheit. Es heißt *Siri-Gaitri-Mantra* (oder auch *Siri Mantra*) und gilt als DAS Heilmantra im Kundalini-Yoga. Das Mantra aktiviert den Fluss der Kundalini-Energie durch die Kombination der Klangschwingungen der Elemente Erde und Raum.

Ra Ma Da Sa	das Erdmantra
Sa Se So Hong	das ätherische Mantra

Das Erdmantra beschreibt den planetarischen Lauf von Erde und Mond um die Sonne, eingebunden in die Unendlichkeit des Universums. Das ätherische Mantra verbindet das irdische (Mensch-)Sein mit dem universellen Einssein und erzeugt einen vollständigen Zyklus. Indem dieses Mantra die universelle Einheit von allem jenseits von Zeit und Raum beschreibt, hebt es die Dualität und Trennung auf und ermöglicht es, ganz = heil zu werden, zu sein, zu bleiben.

Wie Sie die Meditation ausführen:
Setzen Sie sich in die einfache Haltung mit aufrechtem Rücken. Winkeln Sie den rechten Arm an und heben Sie ihn an, bis sich Ober- und Unterarm auf Höhe der Brust, parallel zum Boden, befinden. Die Handfläche weist nach unten. Mit der linken Hand umfassen Sie den Nacken. Schließen Sie die Augen.

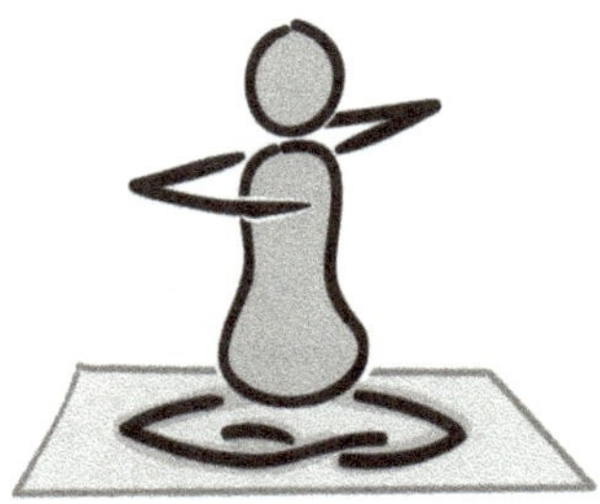

Sitz- und Armhaltung

Singen sie das nachfolgende Mantra und tun Sie dies vom Nabel aus, das heißt, der Nabel bewegt sich leicht vor und zurück.

RA	MA	DA	SA
Sonne	Mond	Erde	Unendlichkeit
SA	SE	SO	HONG

Ich bin eins mit dem unendlichen Zyklus.

Zur musikalischen Unterstützung und für einen gleichmäßigen Rhythmus können Sie die Mantra-Version von Joseph Michael Levry nutzen (CD *RaMaDaSa*).

Zum Abschluss atmen Sie tief ein, halten den Atem an und pressen den Nacken mit der linken Hand nach vorne, ohne den Hals zu beugen. Halten Sie dem Druck stand. Spannen Sie Ihren ganzen Körper fest an. Stellen Sie sich vor, dass Sie die Energie in jedes Organ, in jede Zelle lenken. Jedes Molekül im Körper kann die Energie aufnehmen. Atmen Sie aus. Wiederholen Sie diese Sequenz noch zweimal. Dann entspannen Sie Körper und Atem.

10. KIRTAN KRIYA[11]

Die folgende Meditation führt zu umfassender mentaler Ausgeglichenheit. Man kann sie als eine Wissenschaft und eine Kunst gleichermaßen betrachten: Kunst auf die Weise, wie das Bewusstsein geformt und die sensible Selbstwahrnehmung verfeinert werden. Yogi Bhajan sagte hinsichtlch des wissenschaftlichen Aspekts über diese Meditation, dass die Fingerbewegung die gegensätzlichen Pole im elektromagnetischen Feld der Aura ausgleichen würde. Wissenschaftliche Studien belegen die neurologisch günstige Wirkung dieser Meditation. Die kontinuierliche Praxis regt die Neuvernetzung der Gehirnstruktur an und verringert sogenannte *senile Plaques* (»Plaques« sind Ablagerungen und Zellvermehrungen im Gehirn, die mit der Alzheimer-Erkrankung einhergehen).

Wie Sie die Meditation ausführen:
Setzen Sie sich in die einfache Haltung mit gerader Wirbelsäule. Konzentrieren Sie sich auf das Dritte Auge, den Punkt zwischen den Augenbrauen. Legen Sie die Hände mit den Handflächen nach oben auf die Knie und chanten Sie fortlaufend das Mantra:

SA TA NA MA

Das Chanten dieses Mantras bezieht sich auf die primären Laute S, T, N, M und A. In ihrer ursprünglichen Bedeutung bezeichnen sie:

SA	Unendlichkeit, Kosmos und Anfang
TA	Leben, Existenz
NA	Tod
MA	Wiederkehr

Dieses Mantra ist eines der grundlegenden Mantras in der Tradition des Kundalini-Yoga nach Yogi Bhajan. Es wird in zahlreichen Meditationen praktiziert (siehe auch Meditation für den positiven Geist). Dabei wird die durch die Mantra-Rezitation hervorgerufene Klangschwingung durch die jeweiligen Sitz-, Hand- und Fingerhaltungen sowie durch den Atemrhythmus gelenkt. So erklärt sich – trotz Einsatz desselben Mantras – die voneinander abweichende Wirkungsweise der jeweiligen Meditationen.

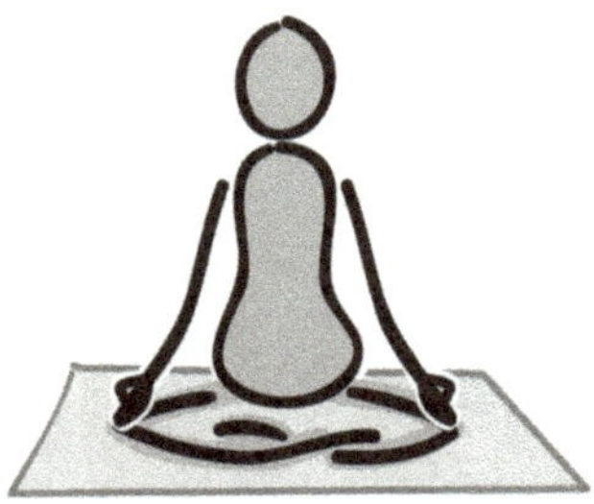

a) Sitzhaltung

b) Fingerhaltung SA

c) Fingerhaltung TA

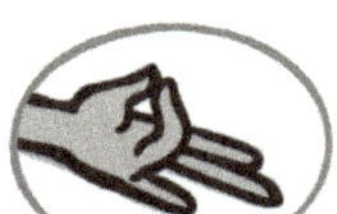

d) Fingerhaltung NA

e) Fingerhaltung MA

Jede Wiederholung des Mantras dauert 3 bis 4 Sekunden. Während des Chantens drücken Sie bei jeder Silbe eine Fingerspitze mit der Daumenspitze zusammen:

SA	die Spitzen von Daumen und Zeigefinger
TA	die Spitzen von Daumen und Mittelfinger
NA	die Spitzen von Daumen und Ringfinger
MA	die Spitzen von Daumen und kleinem Finger

Dann wiederholen Sie das Mantra und die Fingerbewegungen. Chanten Sie in den drei möglichen Ausdrucksformen:

Normales oder lautes Sprechen	Sprache des alltäglichen Lebens
Flüstern	Sprache der Liebenden
Denken – still in Gedanken	Sprache der geistigen Ebene

Beginnen Sie damit, das Mantra für 5 Minuten in normaler Lautstärke zu chanten, dann flüstern Sie es die nächsten 5 Minuten und verinnerlichen den Klang weitere 10 Minuten still in Gedanken. Danach flüstern Sie das Mantra wieder 5 Minuten lang und schließlich sprechen Sie es nochmals 5 Minuten in normaler Lautstärke.

Um zum Schluss aus der Meditation herauszukommen, strecken Sie die Arme nach oben und dann zur Seite, ziehen Sie die Wirbelsäule gerade und nehmen Sie ein paar tiefe Atemzüge. Entspannen Sie sich.

Zusammengefasst über die Dauer von 30 Minuten entspricht das:
5 Min. normal + 5 Min. geflüstert + 10 Min. gedacht + 5 Min. geflüstert + 5 Min. normal.

Hinweis:
Wenn unkontrollierbare Gedanken in der stillen Phase der Meditation Sie immer aufs Neue stören, fangen Sie wieder an

zu flüstern. Dann chanten Sie wieder in normaler Lautstärke, danach flüstern Sie und kehren schließlich zurück zur Stille. Setzen Sie jedes Mal beim Flüstern an, sobald Sie es brauchen.

Kopfschmerzen:
Meditieren Sie auf SA TA NA MA in der »L-Form«: Nehmen Sie wahr oder spüren Sie, wie ein ständiger Zustrom kosmischer Energie von Ihrem Kronenchakra (am Scheitelpunkt des Kopfes) bis zum Dritten Auge fließt. Stellen Sie sich vor, dass sich die Energie jeder Silbe durch das Kronenchakra gerade in die Mitte des Kopfes hineinbewegt und von dort im rechten Winkel zum Dritten Auge wandert und dann in die Unendlichkeit hinausprojiziert wird.

Bei dieser Übung werden die Silben aber jeweils geteilt. Beginnen Sie mit SA: Das S bewegt sich in Ihrer Vorstellung vom Kronenchakra bis zur Mitte des Kopfinneren, das A von der Kopfmitte bis zum Dritten Auge. Dasselbe machen Sie mit den anderen Silben.

Dieser Energiefluss folgt dem oben beschriebenen Pfad vom Kronenchakra zum Dritten Auge und wird »Goldene Kordel« genannt. Das ist ein symbolischer Ausdruck für die Verbindung zwischen der Zirbeldrüse, die dem Kronenchakra zugeordnet ist, und der Hypophyse, die energetisch vom Dritten Auge, dem sechsten Chakra, versorgt wird.

11. MEISTER-MEDITATION MIT DEM MUL-MANTRA[12]

Diese Meditation verleiht dem Praktizierenden Tiefe und Empfindsamkeit, so dass er genau weiß, wie er seinem höheren Bewusstsein am besten dienen kann. Die Grundlage dieser Entwicklung ist die kontinuierliche Disziplin einer Yoga-Praxis *(sadhana)*, die innere Einstellung *(aradhana)* und die Meisterschaft *(prabupati)*.

Wie Sie die Meditation ausführen:
Setzen Sie sich in die einfache Haltung mit gerader Wirbelsäule. Die Arme werden nach vorne, parallel zum Boden, ausgestreckt. Dabei weisen die Handflächen nach oben, die rechte Handfläche liegt auf der linken. Beginnen Sie in dieser Haltung, das Mul-Mantra zu singen:

EK ONG KAR
SAT NAM
KARTA PURKH
NIRBHAO
NIRVÄR
AKAAL MURAT
ADSCHUNI
SÄI BHANG
GURPRASAD
DSCHAP
AAD SATSCH
DSCHUGAAD SATSCH
HAEBHIE SATSCH
NANAK HOSIE BHIE SATSCH

Wiederholen Sie das Mantra elfmal, bei der zwölften Wiederholung strecken Sie die Arme über den Kopf und pressen die Handflächen aneinander.

Dann kehren Sie in die Ausgangsposition zurück und beginnen von vorn. Dauer: 11 bis 31 Minuten

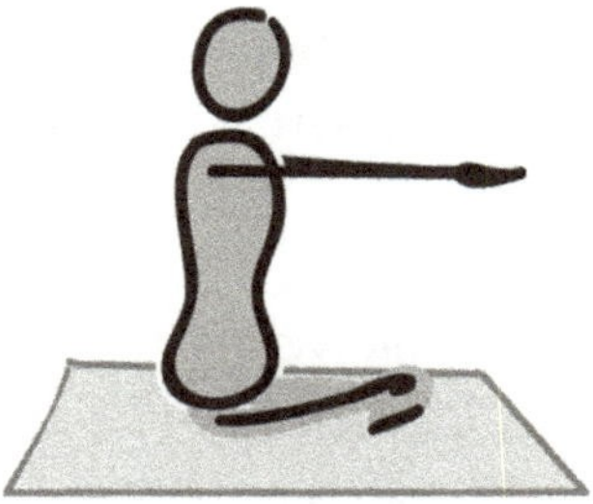

a) Sitz- und Armhaltung
1.–11. Wiederholung des Mantras

b) Sitz- und Armhaltung
12. Wiederholung des Mantras

c) Handhaltung

12. MEDITATION ZUM AUSGLEICH DER TATTVAS[13]

Diese Meditation stellt das Gleichgewicht der fünf Elemente innerhalb des menschlichen Energiesystems her und hat zahlreiche Effekte auf den physischen Körper: Die Mudra übt Druck auf die zehn Punkte in den Fingern aus, die mit bestimmten Zonen in den zwei Gehirnhälften verbunden sind. Das verbessert die Kommunikation und Koordination zwischen den beiden Hemisphären. Die tiefe Einatmung führt zu Ausdauer und Ruhe. Die Ausatmung durch den Mund stärkt das *parasympathische Nervensystem,* das für die Steuerung der meisten inneren Organe und des Blutkreislaufs verantwortlich ist. Über den Rachenring werden Reflexe ausgelöst, die dämpfend auf Stressreaktionen wirken.

Wie Sie die Meditation ausführen:

Setzen Sie sich in die einfache Haltung mit gestrecktem Nacken. Heben Sie die Arme und winkeln Sie sie an, so dass sich die Hände auf Höhe des Herzens vor der Brust treffen. Die Unterarme bilden parallel zum Boden eine gerade Linie. Spreizen Sie die Finger und legen Sie die Fingerspitzen beider Hände aneinander. Es sollte eine leichte Spannung in den Fingern entstehen. Der Druck sollte groß genug sein, um die ersten Fingerglieder vollständig gegeneinanderzudrücken, darum sind alle Finger leicht gebogen. Die Daumen werden in Richtung Oberkörper gestreckt. Die Finger zeigen nach vorne, die Handflächen berühren sich nicht.

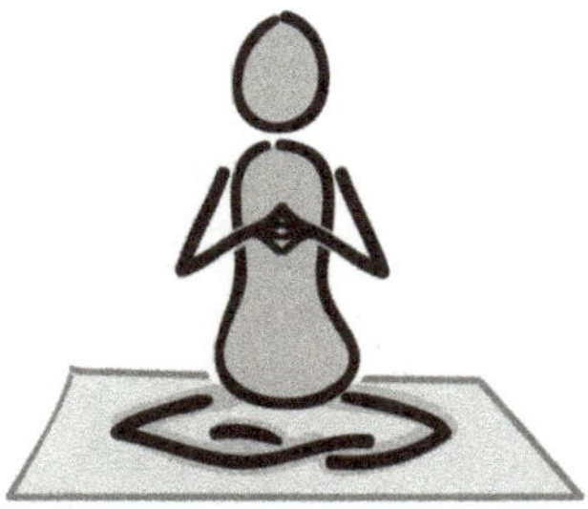

a) Sitz- und Armhaltung

b) Hand- und Fingerhaltung

Die Augen sind fast geschlossen. Schauen Sie unter den Wimpern hindurch und fokussieren Sie die Nasenspitze.

Atmen Sie sanft und vollständig durch die Nase ein und in acht energischen Atemzügen durch die gespitzten Lippen aus. Ziehen Sie bei jedem Atemstoß den Nabel kräftig ein.

Setzen Sie die Übung 3 Minuten lang fort und erhöhen Sie die Zeit langsam auf 11 Minuten. Längere Übungszeiten sind nur für Praktizierende geeignet, die sich schon längere Zeit dieser Übung gewidmet haben.

Atmen Sie zum Abschluss tief ein und halten Sie den Atem 10 bis 30 Sekunden an. Atmen Sie aus und wieder ein, lösen Sie die Fingerspitzen voneinander und schütteln Sie die Hände kräftig aus. Entspannen Sie sich.

Die wichtigsten Mantras des Kundalini-Yoga

Musik und Chanten sind eigenständige Varianten des Yoga, die die Wirkung von Körperübungen und Meditation unterstützen und steigern können. Hierfür werden die Klangströme genutzt, die eine Stimme zusammen mit den klassischen indischen Instrumenten erzeugt. Beim Chanten selbst geht es nicht nur um Gesang, sondern um

- die Aktivierung von Reflexpunkten im Gaumen durch den Gebrauch der Zunge,
- die Entwicklung der Projektionskraft durch Konzentration und Affirmation,
- die Lockerung der Stimmmuskulatur in Verbindung mit geeigneter Atemtechnik,
- die Nutzung der vorderen Schädelhälfte *(Maske)* als Klangkörper, was wiederum die Stimmwirkung verstärkt und durch die Vibration eine Rückwirkung auf das Gehirn hat.

Nach yogischem Verständnis gibt es im oberen Mundraum 48 Reflexpunkte, die durch die Zungenspitze gleich einer Akupressur stimuliert werden. Wenn wir sprechen, berührt die Zunge diese Punkte und stimuliert das Gehirn und das Nervensystem. Die Worte bzw. Wortsilben, die im Yoga als Mantras verwendet werden, sind darauf ausgerichtet, bestimmte Energiebahnen im Mundraum zu aktivieren. Darüber hinaus werden verschiedene Betonungen und Klangfolgen genutzt, um bestimmte harmonische Vibrationen im Kopf zu erzeugen. Außerdem wirken die Mantras über ihre Bedeutung wie eine Affirmation und fördern die Vorstellungskraft.

Die yogische Theorie besagt, dass das menschliche Denkvermögen im Gegensatz zum universalen Geist begrenzt ist. Wer die Frequenz des universalen Geistes nutzt, ist in der Lage, diese unendliche Ressource dem eigenen, endlichen Geist zugänglich zu machen. Damit ist ein Mantra nichts anderes als eine Form der »Telekommunikation« zwischen dem Endlichen und dem Unendlichen. Das Individuum kreiert in seinem elektromagnetischen Feld eine bestimmte Schwingung, die es ihm ermöglicht, sich mit der Schwingung des elektromagnetischen Feldes des Universums zu verbinden.

Es gibt eine Verbindung von Mundraum und Gehirnfunktion: Die Art unserer Sprache bestimmt unser Denken, wie umgekehrt unsere Denkmuster auf den Sprachausdruck zurückwirken. Darüber hinaus weiß man, dass das *craniosakrale System,* das zum vegetativen Nervensystem zählt, sehr sensibel auf äußere Vibrationen wie Berührungen oder Klangströme reagiert. Das craniosakrale System ist umgeben vom *Liquor,* einer körpereigenen Flüssigkeit, die in enger Verbindung mit dem Blutkreislauf und damit dem ganzen Körper steht. Flüssigkeiten übertragen Vibrationen schnell und direkt – wie das Wasser, das Wellen bildet, wenn ein Stein hineingefallen ist. Da unser Körper zu großen Teilen aus Wasser besteht, ist es leicht nachvollziehbar, wie Schwingungen im Körper Wirkungen erzielen können. Diese Zusammenhänge machen sich alle Therapieformen zunutze, die mit Musik und Klängen arbeiten. Im Yoga findet man neben dem Gebrauch von Mantras auch die Gong-Meditation, die eine tiefe Entspannung ermöglicht und die Selbstheilungskräfte im Körper aktiviert.

Üblicherweise werden beim Chanten Mantras rezitiert. Neben der Bedeutung des Mantras als geistiger Affirmation hat die Rezitation die Funktion eines geistigen Ankers und ermöglicht, in der Meditation den unterbewussten bzw. ungeordneten Gedankenstrom zu lenken oder sogar abzuschalten. Jedes Mantra besitzt eine eigene Struktur und hat eine Bedeutung durch das, was sein Klangstrom bewirkt. Mantras werden benutzt, um den Lärm im Unterbewusstsein zu beseitigen. Seine Schwingungsfrequenzen und energetischen Muster durchdringen das Bewusstsein und wirken erhebend und bereichernd auf es ein. Darüber hinausgehend hat die ständige

Wiederholung der Wortsilben eine Wirkung auf die Stimme und die Gehirnfunktion, die für das Stimmtraining gezielt genutzt werden können, zum Beispiel:

1. Mantras mit »NG« am Ende bringen die Stimme in die vordere, obere Schädelhälfte. Sie wirken klärend auf den Geist und Gedankenstrom; man fühlt sich hinterher wie erfrischt und voll neuer Energie. Beispiele: ONG (Namo), ANG SANG (WAHE GURU), SO HONG.
2. Mantras mit »M«, die summend ausgesprochen werden, wirken lockernd auf die Stimmmuskulatur und die Lippen. Wenige Sekunden genügen bereits, die Stimmbänder besser zu durchbluten. Tendenziell wirken sie beruhigend und entspannend auf die Psyche. Beispiel: OM.
3. Mantras mit scharf gesprochenen »S«-Lauten sorgen für eine klare Aussprache und stimulieren die Reflexpunkte an der Zungenspitze und den vorderen Zähnen. Diesen Mantras wird eine kraftvolle Wirkung zugeschrieben; sie werden oft in Meditationen angewandt, die am Unterbewusstsein arbeiten und »geistigen Müll« beseitigen. Beispiele: SA TA NA MA; RA MA DA SA SA SE SO HONG; SA RE SA SA; AAD SATSCH DSCHUGAAD SATSCH …
4. »A« ist der Laut, der als Herzöffner gilt und eine sehr tiefe Wirkung entfaltet. So verkörpert das »A« beispielsweise im tibetischen Buddhismus den Ursprung allen Klangs und wird der weiblichen Schöpfungsenergie zugeordnet, die aus dem unendlichen Raum des Universums entspringt. Gemäß dieser uralten Weisheitslehre ist das »A« auch der subtile Laut der feinstofflichen Energie- oder Prana-Winde, die durch die Kanäle der feinstofflichen Energiekörper ziehen und die, in unmittelbarer Verbindung mit unserem Atem, unseren körperlichen und geistigen Zustand prägen. So haben auch alle Mantras mit »A« eine starke Wirkung, Beispiele: AAD GUREE NAMEH; HAR.
5. Jedem Chakra lässt sich auch ein bestimmter Vokal und Konsonant zuordnen, der in seiner Schwingungsfrequenz

dem Energiefluss des Chakras entspricht. Mantras, die diese Buchstaben verwenden, sprechen also die jeweiligen Chakren direkt an: 1. Chakra = »U«, 2. Chakra = »O« (geschlossen), 3. Chakra = »O« (offen), 4. Chakra = »A«, 5. Chakra = »E«, 6. Chakra = »I«, 7. Chakra = »M«.

Mantras sind in den meisten der großen Yoga-Traditionen ein elementarer Bestandteil. Im Yoga-Unterricht können sie in verschiedener Form einfließen: als musikalische Untermalung während der Yoga-Praxis oder in der Tiefenentspannung, als gechantete Mantras zu Beginn oder am Ende der Stunde sowie während der Meditation. So vielfältig wie ihre Einsatzmöglichkeiten sind auch die spezifischen Bedeutungen und Wirkungen der einzelnen Mantras – unabhängig davon, welcher Tradition sie entstammen. Ich empfehle Ihnen, sich mit dem jeweiligen energetischen Effekt vertraut zu machen, um ein Mantra gezielt in Ihre persönliche Yoga-Praxis bzw. Ihren Unterricht zu integrieren. Sollten Sie diesbezüglich keinerlei Hinweise zu einem Mantra finden, vertrauen Sie auf Ihre Intuition und machen Sie Ihre persönliche Erfahrung: Wählen Sie ein Mantra aus, das Sie besonders anspricht, und beobachten Sie während und/oder nach dem Chanten, welche Effekte der Klangstrom auf Ihr eigenes Energiesystem hat.

Die Mantras, auf die im ersten Teil des Buches verwiesen wird, entstammen allesamt der Tradition des Kundalini-Yoga. Sie wurden aufgrund ihrer jeweiligen energetischen Wirkungen auf die jeweiligen Energiekörper ausgewählt und sind teilweise elementare Bestandteile der im Praxisteil vorgestellten Meditationen. Nachfolgend sind nochmals die grundlegenden Mantras in ihrer vollständigen Version und mit ihren jeweiligen Wirkweisen aufgelistet. Für alle Mantras sind im Yoga-Fachhandel vertonte Versionen erhältlich, die das Chanten erleichtern.

Mul-Mantra

EK ONG KAR
SAT NAM
KARTA PURKH
NIRBHAO
NIRVÄR
AKAAL MURAT
ADSCHUNI
SÄI BHANG
GURPRASAD
DSCHAP
AAD SATSCH
DSCHUGAAD SATSCH
HAEBHIE SATSCH
NANAK HOSIE BHIE SATSCH

Dieses Mantra gilt als Kompass für die Seele auf ihrem Weg durch das Leben.

Das Kundalini- bzw. Shakti-Mantra

AAD SATSCH
DJUGAAD SATSCH
HAEBHIE SATSCH
NANAK HO SI BHI SATSCH

Die letzten vier Zeilen des Mul-Mantras drücken die Beziehung zur »Urzeit« bzw. zur »endlosen« Zeit aus. Dieser Teil steht in dem Ruf, Blockaden aufzuheben, Grenzen zu sprengen und Veränderungen herbeizuführen.

Adi-Shakti-Mantra

EK ONG KAR
SAT NAM
SIRI WAHE GURU

Dieses Mantra aktiviert den Energiefluss im gesamten Chakra-

System. Es ist sehr kraftvoll für die Erweckung der Kundalini-Energie.

Adi-Mantra

ONG NAMO GURU DEV NAMO

Dieses Mantra wird zu Beginn jeder Yoga-Praxis dreimal hintereinander gechantet. Es wirkt wie ein Passwort, das auf feinstofflicher Ebene eine Verbindung mit der spirituellen Quelle des Kundalini-Yoga herstellt und den Zugang zu intuitivem Wissen und Selbsterkenntnis ermöglicht.

Mangala-Charan-Mantra

AAD GUREE NAMEH
DSCHUGAD GUREE NAMEH
SAT GUREE NAMEH
SIRI GURU DEVE NAMEH

Dieses Mantra wird zu Beginn jeder Yoga-Praxis nach dem Adi-Mantra dreimal hintereinander gechantet. Es wirkt auf das energetische Herzzentrum und aktiviert die Schutzfunktion des Aura-Körpers. Dies ermöglicht es, sich für die Erfahrungen der Yoga-Praxis zu öffnen und die Stimme des Herzens wahrzunehmen.

Bij-Mantra

SAT NAM

Dieses Mantra enthält gleich einem Saatkorn die Essenz der Wahrheit. Es wird zur Konzentration und Fokussierung während der Yoga-Übungen mental gedacht und zum Abschluss jeder Yoga-Klasse dreimal hintereinander gechantet. Es hat eine balancierende Wirkung auf die Elemente und erinnert an das wahre Selbst, um das eigene Potenzial zu erkennen und zu entfalten.

HAR

HAR bezieht sich auf die universelle Energie, die durch Handlung zur Manifestation unserer Ideen im realen Leben führt. Es steht in dem Ruf, Karma aufzulösen. Häufig wird es in Meditationen und Übungen verwendet, die am dritten Chakra arbeiten.

WAHE GURU WAHE DSCHIO

WAHE GURU WAHE DSCHIO
Das Mantra DSCHIO bedeutet Seele. Der Klangstrom des Mantras aktiviert den Energiefluss im Seelenkörper und im zweiten Energiekörper, dem negativen Geist.

Guru-Mantra über Guru Ram Das

GURU GURU WAHE GURU
GURU RAM DAS GURU
Dieses Mantra wirkt auf das energetische Herzzentrum und den neutralen Geist. Es gilt als ein kraftvolles Heilmantra. Wenn Sie in einer schwierigen mentalen oder körperlichen Verfassung sind, hilft dieses Mantra, Dinge zu klären und inneren Frieden zu schaffen.

SA TA NA MA

SA TA NA MA beschreibt den Zyklus des Lebens in Form von Unendlichkeit, Leben, Tod und (Wieder-)Geburt. Es wird oft bei Meditationen eingesetzt, die am Unterbewusstsein arbeiten, um die Intuition zu stärken und die Gehirnhälften auszugleichen.

Kundalini-Bhakti-Mantra

ADI SHAKTI ADI SHAKTI ADI SHAKTI NAMO NAMO
SERUBE SHAKTI SERUBE SHAKTI SERUBE SHAKTI NAMO NAMO
PRITAM BHAGHWATI PRITAM BHAGHWATI PRITAM BHAGHWATI NAMO NAMO
KUNDALINI MATA SHAKTI NAMO NAMO

Mit dem Mantra werden die verschiedenen Ausprägungen der ursprünglichen kreativen Schöpfungsenergie beschrieben. Das Chanten dieses Mantras bringt diese Energien zum Fließen und unterstützt dabei, alle Unsicherheiten loszulassen, die die Handlungsfreiheit einschränken.

Antar-Naad-Mantra

SA RE SA SA

Dieses Mantra regt den Energiefluss im gesamten System an und macht empfänglich für die Klangschwingung aller Mantras. Darüber hinaus wirkt es ausgleichend auf das fünfte Chakra und entwickelt die verschiedenen Facetten der Kommunikationsfähigkeit. Das Mantra steht in dem Ruf, für die Weisheit aus Vergangenheit, Gegenwart und Zukunft empfänglich zu machen.

Pran-Bandha-Mantra

PAVAN(E) PAVAN(E) PAVAN(E) PAVAN(E)
PAR(E) PARA PAVAN GURU
PAVAN GURU WAHE GURU

Ein Mantra, das direkt den Prana-Fluss anregt.

ANG SANG WAHE GURU

ANG SANG WAHE GURU regt den Einklang von physischem Körper und den geistig-seelischen Aspekten auf zellulärer Ebene an. Es wirkt entspannend auf den Geist, indem es Gedanken vertreibt, die einen verfolgen.

Guru-Gaitri-Mantra

HAR HAR HAR HAR GOBINDE
HAR HAR HAR HAR MUKANDE
HAR HAR HAR HAR UDARE
HAR HAR HAR HAR APARE
HAR HAR HAR HAR HARIANG
HAR HAR HAR HAR KARIANG
HAR HAR HAR HAR NIRNAME
HAR HAR HAR HAR AKAME

Dies ist ein Mantra, das den Energiefluss zwischen Seelenkörper und Subtilkörper aktiviert, dessen heilende Energien durch alle zehn Körper fließen. Es wirkt gegen Ängste und hilft bei der Vergangenheitsbewältigung.

Siri-Gaitri-Mantra

RA MA DA SA SA SE SO HONG

Dieses Mantra ist das wichtigste Heilmantra im Kundalini-Yoga. Es setzt Heilenergie frei, kanalisiert sie und schafft eine tiefe, innere Ausgeglichenheit. Das Mantra birgt die acht Klänge der Kundalini in sich und gilt als eines der stärksten Mantras. Auf der elementaren Ebene verbindet der Klangstrom des Mantras Erde und Raum.

Siri-Mantra oder auch Pritam-Mantra

EK ONG KAR SAT GURPRASAD

Hier handelt es sich um das kraftvollste und heiligste aller Mantras. Sein Klangstrom erhebt das Selbst jenseits der Dualität und integriert es in den Fluss der Kundalini.

Hinweise für Yoga-Lehrer

Wenn Energie fließt, dann manifestiert sich Macht.
Shiv Charan Singh[14]

In der westlichen Welt wird Yoga weitgehend als Entspannungsmethode praktiziert. Als solche ist sie generell anerkannt. Krankenkassen fördern Yoga zur Stressbewältigung, und viele Ärzte schätzen seine positive Wirkung auf die Gesundheit. Dennoch bleibt die psychomentale Wirkung der Yoga-Praxis zumeist unberücksichtigt. Eine derartige Reduzierung führt dazu, dass sich der Yoga dem gängigen westlichen Welt- und Menschenbild anpasst und seine Wirkungen stets auf die körperliche Ebene bezogen werden. Seelische oder gar spirituelle Aspekte hingegen werden ausgeblendet.

Insbesondere im Raja-Yoga und Jnana-Yoga ist Meditation das Mittel der Wahl, um auf den Astral- und den Kausalkörper einzuwirken und zu höherer Erkenntnis und Weisheit zu gelangen (siehe hierzu auch das Kapitel »Die Energiekörper im Yoga« im Einführungsteil). Nun handelt es sich hierbei primär jedoch um individuell erfahrbare Zustände, die, anders als etwa Gehirnströme, nicht mit wissenschaftlichen Methoden mess- und vergleichbar gemacht werden können. Der eigentliche Wert der Meditation, nämlich persönliches Wachstum und spirituelle Erkenntnis, untersteht der Hoheit des Praktizierenden – und keinem außenstehenden Betrachter.

Demnach gilt: Der Yoga selbst zielt auf mehr ab als auf körperliche Effekte. Der physische Körper repräsentiert nach der yogischen Philosophie eben nur eine von mehreren menschlichen Erfahrungswelten. Im yogischen Sinne ist die physische Gesundheit das Ergebnis eines insgesamt ausbalancierten menschlichen Systems, das die verschiedenen geistig-seelischen Aspekte ausdrücklich mit einbezieht – so wie sie durch die zehn Energiekörper repräsentiert werden. So gesehen kann eine Yoga-Praxis, die ausschließlich auf die körperliche Bewegung ausgerichtet ist, durchaus eine gute Basis für eine gesunde Lebensführung legen. Doch sie greift am Ende deutlich zu kurz, wenn sie nicht auch auf die Entwicklung der anderen neun Energiekörper abzielt.

Für viele Yoga-Lehrer (»Yoga-Lehrer« und auch »Schüler« bitte ich Sie, im Folgenden im neutralen Sinne zu verstehen. Um den Lesefluss nicht unnötig zu stören, wollte ich andauernde Doppelformulierungen vermeiden) stellt dies eine besondere Herausforderung dar. Selbst wenn sie sich im Rahmen ihrer Lehrerausbildung umfassend mit der yogischen Philosophie beschäftigt haben, vermeiden die meisten dennoch, das dem Yoga zugrundeliegende Weltbild und die damit einhergehenden Vorstellungen über die menschliche Natur offen im Kurs anzusprechen bzw. darauf Bezug zu nehmen. Häufig geht dies mit der Befürchtung einher, dass die fernöstliche Kultur, in die der Yoga eingebettet ist, von Kursteilnehmern abgelehnt werden könnte. Dies gilt erst recht, wenn es um spirituelle Aspekte oder grundsätzliche Sinn- und Wertefragen geht. Möglicherweise ist diese Annahme darin begründet, dass die philosophischen Erklärungsansätze des Yoga von religiösen Quellen gefärbt sind, wie zum Beispiel dem Hinduismus oder dem Sikhismus. Diese erscheinen uns, sofern wir in einem christlich geprägten Umfeld aufgewachsen sind, zunächst fremd und widersprechen möglicherweise unseren Vorstellungen. Gleichzeitig übersehen wir, dass die in unserem Kulturkreis geltenden Normen und Werte dem Boden des Christentums entwachsen und – sofern wir diese ernsthaft verfolgen – einen ähnlich aufrechten und disziplinierten Lebenswandel von uns erfordern wie der Weg des Yoga.

Statt sich an ideellen Werten auszurichten, strebt unsere Gesellschaft weitgehend materialistische Ziele an, die aus einem funktionalen Welt- und Menschenbild resultieren und von der grundsätzlichen Vorstellung ausgehen, dass alles Existierende wissenschaftlich nachweisbar sei. Dies impliziert die Möglichkeit, die Welt und das Leben kontrollieren zu können. Allerdings lässt diese Haltung komplett außer Acht, dass sich viele Komponenten des Daseins unserem Einfluss entziehen und miteinander in komplexen Wechselbeziehungen stehen. Dies gilt beispielsweise für den Bereich der subjektiven Selbstwahrnehmung. Wir neigen dazu, alles abzuwerten oder gar zu negieren, was sich nicht verobjektivieren lässt, zum Beispiel die Intensität der Gefühle oder andere Aspekte des sinnlichen Erlebens. Nichtsdestotrotz sind diese vorhanden; sie spielen eine wichtige Rolle in allen Bereichen unseres Lebens, beispielsweise, wenn wir mit anderen Menschen in Beziehung treten oder wenn wir uns selbst beobachten und unser Wohlbefinden einschätzen wollen.

In der westlichen Welt existiert die weitverbreitete Haltung, dass das »normale Leben« gänzlich ohne einen philosophischen oder religiösen Überbau gemeistert werden kann oder aber das eine unabhängig vom anderen existiert. So betrachten viele Menschen ihren Körper getrennt von ihren geistig-seelischen Bedürfnissen. Es mag auch sein, dass wir aufgrund des westlichen, materialistisch orientierten Lebensstils nicht mehr gewohnt sind, unsere Handlungen und unser Dasein in größeren Zusammenhängen zu erkennen. Solange wir jedoch an dieser trennenden Betrachtungsweise festhalten, können wir die grundsätzliche Bedeutung einer Yoga-Praxis, die über die physische Ausrichtung hinaus auch seelisch bedeutsame Aspekte beinhaltet, nicht für die Erhaltung unserer Gesundheit nutzbar machen.

Nun ist der Yoga selbst jedoch keine eigenständige Religion, sondern eine jahrtausendealte Erfahrungswissenschaft, die auf einer lebendigen Praxis beruht und den Menschen selbst in den Mittelpunkt rückt – und zwar mit all seinen Erfahrungsebenen zugleich. Eine kontinuierliche Übungspraxis vertieft und verfeinert unweigerlich die sinnliche *und* übersinnliche Wahrnehmung und sensibilisiert für körperliche *und* seelische

Signale ebenso wie für äußere Ereignisse. Es liegt eine große Chance darin, sich diese Erfahrungen bewusstzumachen. Hierdurch wird der innere Horizont erweitert, das im Unbewussten Schlummernde erkannt und bislang Ausgegrenztes und Getrenntes integriert.

Die Aufgabe des Yoga-Lehrers

In der Tradition des Kundalini-Yoga geht die Rolle des Yoga-Lehrers über das reine Anleiten von Übungsreihen und Meditationen hinaus. Yogi Bhajan hat in seinen Vorträgen immer wieder auf das »Law of Deliverance« hingewiesen. Dies meint nicht nur, die Schüler an ihre Selbstverantwortung zu erinnern, sondern vor allem, das in ihnen schlummernde Potenzial zu wecken und unterstützend auf sie einzuwirken. Der Yoga-Lehrer konfrontiert den Schüler mit Lebensthemen, bei deren Bearbeitung er ihm unterstützend zur Seite steht. Ziel dabei ist es stets, Energie ins Fließen zu bringen, so dass es ihm gelingt, Blockaden und Hindernisse aufzulösen und bislang ungenutzte Fähigkeiten zu entfalten. So erlangt der Schüler mehr und mehr Macht über sein eigenes Leben.

Die Aufgabe eines Lehrers für Kundalini-Yoga ist es also, seinen Unterricht so aufzubauen, dass durch die Yoga-Praxis der Energiefluss angeregt und energetische Blockaden beseitigt werden. In der Folge wird er die durch die aufsteigende Kundalini bei seinen Schülern bewusst werdenden Themen im Gespräch mit aufnehmen.

Erfahrene Yoga-Lehrer wissen, wie konfrontierend die Kundalini-Yoga-Praxis wirken kann. Manches Mal treten auch bei Anfängern bereits in der ersten Kursstunde eklatante Reaktionen körperlicher oder emotionaler Art zutage. Nicht immer liegen diese sofort klar auf der Hand, zum Beispiel wenn sie sich in Form einer ablehnenden oder überkritischen Haltung gegenüber dem Yoga oder dem Lehrer äußern. In diesen Fällen empfiehlt es sich, das auslösende Moment zu hinterfragen und dem Schüler bei der Interpretation der Reaktion zu helfen. Dies erfordert neben einer empathischen Haltung auch eine kompetente Gesprächsführung und Hintergrundwissen über das menschliche Energiesystem.

In derartigen Fällen zeigt sich, wie effizient Kundalini-Yoga ist: Jemand praktiziert eine Übungsreihe oder Meditation und kommt direkt an das derzeit anstehende Lebensthema heran. Gerade in solchen Momenten ist die Kapazität des Yoga-Lehrers in besonderem Maße gefordert. Wenn es gelingt, dem Teilnehmer den Zusammenhang zwischen seiner Wahrnehmung und der persönlichen Situation aufzuzeigen, ist ein wichtiger Schritt hin zur Lösung des Problems und auf dem Entwicklungsweg gemacht. Ein Praxisbeispiel:

Eine Teilnehmerin am Kurs »Yoga zum Wohlfühlen und Entspannen« bekam schon beim Ausführen der ersten Yoga-Übung heftige Schmerzen im unteren Rücken (es handelte sich um eine Übung zur Stärkung des Nervensystems, die auf das zweite und dritte Chakra wirkt). Nach dem Kurs saß sie weinend auf der Bank. Zwar waren die Schmerzen schnell wieder abgeklungen, doch war sie jetzt voll und ganz in ihrer Wut (= Bezug zum dritten Chakra). Im folgenden Gespräch erklärte sie, dass sie sich kürzlich von ihrem Mann getrennt hatte (= Partnerschaft als Aspekt des zweiten Chakras). Gemeinsam mit ihrer Therapeutin arbeitete sie bereits seit einigen Wochen daran, Zugang zu ihrer Aggression gegen den cholerischen Ex-Partner zu finden, um die Trennung auch emotional zu verarbeiten. Im Therapiegespräch (= Kopf- / Verstandesebene) war ihr dies bislang nicht gelungen – im Yoga-Kurs hingegen reichte eine einzige Körperübung aus, um sie mit ihrer Emotion zu konfrontieren. Der körperliche Schmerz hatte ihr die Tränen in die Augen getrieben und so im wahrsten Sinne des Wortes die erstarrten Gefühle wieder ins Fließen gebracht. Durch die Wahrnehmung ihres Schmerzes konnte sie ihre Wut erleben und sich ihrer eigenen Kraft wieder bewusst werden.

Ein derartiger Umgang mit den Effekten des Yoga-Unterrichts erfordert vom Yoga-Lehrer nicht allein persönliches Standing und Erfahrung, sondern auch das Wissen über Wirkungszusammenhänge auf allen Ebenen des Seins. Nur so ist es möglich, die Reaktion eines Teilnehmers zu hinterfragen, richtig einzuordnen und eine hilfreiche Empfehlung zu geben.

Dies setzt seitens des Yoga-Lehrers eine gründliche Beschäftigung mit den Chakras und den zehn Energiekörpern voraus. Außerdem ist eine eigene intensive Yoga-Praxis unabdingbar; insbesondere Meditation ist wichtig, da sich durch sie ein Gespür für die Veränderung des Energieflusses einzelner Schüler oder einer Gruppe entwickelt. In der Verbindung von Wissen über die Energiesysteme und die sensible Wahrnehmung des Raums ist es dem Yoga-Lehrer möglich, auch die unausgesprochenen Themen zu erkennen, in denen häufig die eigentlichen Ursachen für Schmerz und Blockaden verborgen sind.

Wie sich diese Form der Begleitung umsetzen lässt, zeigt die Betrachtung des oben geschilderten Praxisfalls im Kontext der verschiedenen menschlichen Erfahrungsebenen und des Systems der zehn Energiekörper:

Körperliche Ebene:
Bei der Schmerz auslösenden Übung handelte es sich um ein Asana, das auf den Bereich des zweiten und dritten Chakras wirkt (Lendenwirbelsäule, unterer Rücken). Treten bei einer Schülerin in diesem Bereich Beschwerden auf, wird der Yoga-

Lehrer gezielt nach Problemen in den Bereichen Partnerschaft, Familie oder anderen Beziehungen fragen. Der Beziehungsaspekt ist dem zweiten Chakra zugeordnet, ebenso wie das Element Wasser, das in Form der Tränen die Auflösung des körperlichen Schmerzes brachte. Wut und Aggression spiegeln sich energetisch im Bereich des dritten Chakras wider.

Geistige und emotionale Ebene:

Gefühle und Emotionen werden maßgeblich durch Gedanken auf der Basis bisheriger Erfahrungen bewertet. Wenn eine Person in der Vergangenheit gelernt hat, ihre Wut zu unterdrücken, wird sie Hemmungen haben, ihrem Ärger Luft zu machen, auch wenn die Situation es dringend erfordert.

Aus diesem Grunde ist die Einbeziehung des Körpers bzw. der inneren Selbstwahrnehmung hilfreich, wenn es um die Verarbeitung von Gefühlen geht. Mit Hilfe des körperorientierten Yoga hat ein Schüler die Chance, die auf der Kopf- und Verstandesebene herauskristallisierten Emotionen nachzuvollziehen und aufzulösen. In diesem Fall empfiehlt sich eine unterstützende Meditation, die die Elemente Feuer und Wasser ausbalancieren kann und vorrangig den Energiefluss im zweiten und dritten Energiekörper, dem negativen und dem positiven Geist, anregt.

Seelische Ebene:

Das Gefühlsleben ist ein Feedback-System: Gefühle sind die Resonanz-Reaktionen der inneren Zustände auf äußere Ereignisse. Oder anders ausgedrückt: Gefühle verbinden das körperliche Erleben mit der Welt des Beobachtens und Denkens. Wie der Mensch Situationen bewertet und welche Schlüsse er aus ihnen zieht, hängt eng mit seiner Geisteshaltung zusammen. Ein zufriedener Mensch, der sich grundsätzlich im Einklang mit der Welt fühlt und einen Sinn in seinem Leben sieht, wird zu anderen Ergebnissen kommen als eine hoffnungslose Person. Doch gerade die großen Sinn- und Lebensfragen sind der Schlüssel zu einem glücklichen Leben. Um diesen Aspekt zu stärken, ist die energetische Arbeit am Seelenkörper und am vierten Energiekörper, dem neutralen Geist, erforderlich.

Zusammenstellung eines Kursprogramms

Eine Grundregel des Kundalini-Yoga lautet: »Wenn du etwas meistern willst, dann unterrichte es.« In diesem Buch finden sich zahlreiche Hintergrundinformationen, aus denen Sie ein Kursprogramm zusammenstellen können, unabhängig davon, in welcher Tradition Sie üblicherweise unterrichten.

Gerade wenn Sie sich bislang gescheut haben, in Ihrem Yoga-Unterricht die über die körperlichen Effekte hinausgehenden Ziele des Yoga offen anzusprechen, finden Sie hier zu dem Modell der zehn Energiekörper verschiedene Erklärungsansätze. Dieses komplexe Energiesystem erlaubt es Ihnen, je nach Zielgruppe geeignete Zugangswege auszuwählen und über die Effekte der Yoga-Praxis in einem übergeordneten Rahmen zu reflektieren, zum Beispiel:

- über die Wirkung auf Körper- und Organfunktionen;
- über die fünf Elemente und die fünf Sinne und ihren Bezug zur menschlichen Natur;
- über die Symbolik, Tugenden und Archetypen und ihre Verbindung zu den eigenen Werten, Einstellungen und Glaubenssätzen;
- über typische Denk- und Verhaltensweisen als Spiegel der eigenen Persönlichkeit;
- über die Einflussmöglichkeiten auf die individuelle Arbeits- und Lebensweise (anhand der »Fragen zur Selbstreflexion«).

In der Übersicht auf der nächsten Seite finden Sie eine erste Orientierung über eine gezielte Yoga-Praxis, mit der Sie gezielt an den jeweiligen Chakras und Energiekörpern arbeiten können. Darin finden sich alle im Praxis-Teil dieses Buches aufgeführten Meditationen wieder sowie hilfreiche Asanas und Empfehlungen, die sich explizit auf die Tradition nach Yogi Bhajan beziehen.

Sollten Sie nicht mit dieser Tradition des Kundalini-Yoga vertraut sein, empfehle ich Ihnen, auf das Unterrichten der in diesem Buch aufgeführten Meditationen zu verzichten und sich stattdessen konsequent an Ihre eigene Tradition zu halten. Selbstverständlich spricht nichts dagegen, wenn Sie als erfahrener Yogi jedweder Tradition die im Buch vorgestellten Techniken selbst praktizieren und in Ihre persönliche Yoga-Praxis integrieren. Doch die Anleitung des Kundalini-Yoga im Gruppenunterricht erfordert spezifische Kenntnisse und vor allem praktische Erfahrungen, wie sie lediglich in einer in der Tradition stehenden Lehrerausbildung vermittelt werden. Aus diesem Grunde ist ein respektvoller Umgang mit der Weitergabe geboten.

Yoga-Lehrer, die über eine Kundalini-Yoga-Ausbildung in der Tradition nach Yogi Bhajan verfügen, finden in der Übersicht die Grundlage für ein Kursprogramm. Alle dort aufgeführten Übungsfolgen finden sich im Praxisbuch zur Lehrerausbildung und eignen sich weitgehend für den Unterricht mit Anfängern. Die Empfehlungen sind jedoch lediglich eine gezielte Auswahl einer sinnvoll erscheinenden Yoga-Praxis, um Ihnen den Einstieg in die komplexe Welt der Energiekörper zu erleichtern. Selbstverständlich lassen sich den zehn Energiekörpern auch andere Übungsfolgen und Meditationen zuordnen. Allein zu den drei Hauptaspekten des Geistes, dem negativen, positiven und neutralen Geist, finden sich in dem Buch *The Mind* von Yogi Bhajan insgesamt mehr als 80 verschiedene Meditationen, die genügend Stoff dafür bieten, die Thematik im Unterricht auf eine breite Basis zu stellen. Ihrer Kreativität und Ihrem Forschungsdrang sind also keinerlei Grenzen gesetzt!

	Körper / Dimension	Chakra	Empfohlene Yoga-Praxis (traditionsübergreifend)
	Die fünf Elemente		Asana-Praxis
12	Zeit		Meditationspraxis
11	Paralleler Einklang		
10	Ausstrahlungskörper		
9	Subtilkörper		tausendtägige Praxis (ein und derselben Asana, Übungsreihe und / oder Meditation)
8	Prana-Körper	8. Chakra: elektromagnetisches Feld	Der herabschauende Hund / Dreiecksposition *(Adho Mukha Svanasana)*
7	Aura-Körper	7. Chakra: Sahasrara (Scheitelchakra)	
6	Bogenlinie	6. Chakra: Ajna (Drittes Auge)	Kindsposition *(balasana)*
5	Physischer Körper	5. Chakra: Vishuddha (Kehl- oder Halschakra)	Schulterstand *(salambasarvangasana)*
4	Neutraler Geist	4. Chakra: Anahata (Herzchakra)	Yoga-Mudra-Asana
3	Positiver Geist	3. Chakra: Manipura (Nabelchakra)	Feueratem *(kapalabhati)*
2	Negativer Geist	2. Chakra: Savadhistana (Sakralchakra)	Wurzelschleuse *(mulabandha)* Kobra *(bhujangasana)* Bogen *(dhanurasana)*
1	Seelenkörper	1. Chakra: Muladhara (Steißchakra)	Grätschposition *(upavishtakonasana)* Zangenhaltung *(pashchimottasana)* Kamel *(ushtrasana)*

Kundalini-Yoga nach Yogi Bhajan		
Übungsreihe[15]	Meditation[16]	Unterstützende Mantras
Kriya für die Abwehrkräfte	Meditation zum Ausgleich der Tattvas	RA MA DA SA SA SE SO HONG, PRITHVI HAI AKAASH HAI GURU RAM DAS HAI
Kriya zur Anhebung des Bewusstseins	Kirtan Kriya	SA TA NA MA, Mul-Mantra, AD SATSCH DSCHUGAAD SATSCH
Erkenne deine zehn Körper	Der Meister	Mul-Mantra, EG ONG KAR SAT GUR-PRASSAD
Der Unendlichkeit eine Grundlage schaffen	Der Meister	Mul-Mantra, ADSCHAI ALAI, HAR HAR HAR HAR GOBINDE
Kriya für Magnetfeld und Herzzentrum	Meditation, um energetische Blockaden im Subtilkörper zu beseitigen	Mul-Mantra, ONG / OM / AUM, HUMMEE HUM ADSCHAI ALAI
Set für Nebennieren und Nieren, um Stress begegnen zu können	Pranayama gegen Negativität und Krankheit	RA MA DA SA SA SE SO HONG, PAVAN PAVAN
Kriya zur Stärkung der Aura	Meditation für einen starken Schutzschild	EK ONG KAR SAT NAM SIRI WAHE GURU
Übungsreihe für die Hypophyse	Meditation Projektion und Schutz vom Herzen her	CHAKKR CHATTR VARTEE, ADAIS TISAI ADAIS, AKHAN DSCHHOR (wirken gegen Ängste), WAHE GURU
Wahe Guru Kriya	Meditation zur Selbstheilung	RA MA DA SA SA SE SO HONG, SAT NAM, SA RE SA SA, ANG SANG WAHE GURU
Set zur Krankheitsabwehr und Herzstärkung	Meditation für den neutralen Geist	GURU RAM DAS, AAD GUREE NAMEE, SAT NAM
Nabhi Kriya Surya Kriya	Meditation für den positiven Geist	HAR, ARDAS BAHEE AMAR DAS GURU
Übungsreihe für die Nieren Sat Kriya	Meditation für den negativen Geist	WAHE GURU WAHE DSCHIO ADI SHAKTI, HAR HAR MUKANDE
Grundlegende Übungsreihe zur Belebung der Wirbelsäule	Der Meister, Meditieren lernen	Mul-Mantra, WAHE GURU WAHE DSCHIO ONG NAMO GURU DEV NAMO

Die zehn Energiekörper verstehen, erkennen und gezielt entwickeln

Die Beschäftigung mit dem menschlichen Energiesystem führt zu der Erkenntnis: Alles, was wir sind, spiegelt sich in der energetischen Struktur der Energiekörper wider. Bevor sich ein Zustand in unserem physischen Körper manifestiert, verändert sich der Energiefluss in den feinstofflichen Körpern. Der Fluss der Energie wird maßgeblich durch unsere emotionale und mentale Ebene beeinflusst. Demnach sind also körperliche Prozesse das Ergebnis der Kommunikation zwischen dem physischen Körper und den anderen neun Energiekörpern, die das komplexe Spielfeld unserer menschlichen Natur widerspiegeln.

Der Neurobiologe Joachim Bauer formuliert es so: »Unser Gehirn macht aus der Psyche Biologie.«[17] Das Gehirn, das unsere Gedanken und Gefühle verarbeitet und bewertet, nimmt über seinen Stoffwechsel und unter Nutzung des Nerven- und Hormonsystems Einfluss auf alle Körperfunktionen. Doch dies ist keine Einbahnstraße – Gefühle und Gedanken werden maßgeblich durch unsere Sinne beeinflusst, die sich Körperfunktionen zuordnen lassen (siehe auch Kapitel »Die zehn Energiekörper und die fünf Elemente«):

1. Riechen > Nase
2. Sehen > Augen
3. Hören > Ohren
4. Fühlen > Haut
5. Schmecken > Zunge / Lippen / Mund

Was wir über die sinnliche Wahrnehmung empfangen, wird im Gehirn verarbeitet und löst Reaktionen in uns aus. Bauer folgert aus den Forschungsergebnissen, dass Zellveränderungen wie Zellwachstum und andere Körperprozesse nicht allein von vorgegebenen Gen-Programmierungen oder der DNA gesteuert werden, sondern vor allem ein Ergebnis von Umweltfaktoren sind. Diesem Ansatz folgt auch der Biologe und Philosoph Andreas Weber, der in seinen Publikationen[18] darauf verweist, dass die Qualität von Lebensbedingungen und der Zustand unserer Beziehungen zu anderen Lebewesen in uns Gefühle auslösen, die wiederum körperliche Entwicklungsprozesse beeinflussen.

Damit nähern sich die Wissenschaften immer mehr einer ganzheitlichen Betrachtungsweise an, die der yogischen Philosophie erstaunlich nahekommt. Demnach ist der menschliche Körper keine fremdgesteuerte Maschinerie, die automatisch per Knopfdruck oder aufgrund einer genetischen Veranlagung funktioniert. Vielmehr (re-)agiert der Körper fortlaufend auf das Arbeits- und Lebensumfeld einer Person und den damit einhergehenden psychischen Prozessen. Auch wenn auf diesem Gebiet noch viel zu erforschen und wissenschaftlich nachzuweisen ist, so liefern uns die bisherigen Erkenntnisse doch genügend Gründe, uns ernsthaft den energetischen Erklärungsmodellen des Yoga zuzuwenden und dessen Möglichkeiten auszuschöpfen.

Dies erfordert zunächst, dass wir uns von dem Gedanken lösen, dass der menschliche Körper allein durch Zuführung von Medikamenten oder den Austausch von Körperteilen repariert werden könnte. Wenn wir nämlich dem Gedanken folgen, dass der physische Körper lediglich der Spiegel unseres geistig-seelischen Wohlbefindens darstellt, so gibt es neben der vorrangig auf die Beseitigung von Symptomen ausgerichteten Schulmedizin und den gängigen Psychotherapien noch zahlreiche andere Ansatzmöglichkeiten, die Selbstheilungskräfte zu aktivieren. Nach yogischem Verständnis wäre also jede Therapie, die diese Aspekte ausklammert, nicht nur eingeschränkt wirksam, sondern lässt sogar das eigentliche Heilungspotenzial außer Acht.

Dieser Aspekt bekommt insbesondere dann eine herausragende Bedeutung, wenn wir an Prävention und eine gesunde Lebensführung denken. Denn dann geht es zum einen darum, gut für die körperlichen Bedürfnisse Sorge zu tragen, zum Beispiel durch gesunde, typgerechte Ernährung sowie ein ausgewogenes körperliches Training und ausreichende Entspannung. Gleichermaßen ist aber auch eine mentale Hygiene erforderlich, die spirituelle Fragestellungen angemessen integriert. Yogi Bhajan hat beispielhaft hierfür stets die folgende Analogie verwendet: So, wie wir regelmäßig unsere Wohnung aufräumen und säubern oder wie wir tägliche Körperpflege betreiben, ist es unabdingbar, kontinuierlich auch unseren Geist zu reinigen und das »Zuviel« an Informationen und Gedanken hinauszufegen. Dies geschieht vor allem durch eine tägliche, intensive Meditationspraxis und die Hinwendung zu den Fragestellungen, die für das eigene Leben essenziell sind und auch über die eigene Existenz hinausweisen. Um auf Letztere zufriedenstellende Antworten zu finden, suchen wir meistens unwillkürlich den Austausch mit anderen Menschen, die sich entweder gerade mit ähnlichen Themen befassen oder auf diesem Gebiet der Seelsorge oder spirituellen Begleitung versiert sind. Mit den Möglichkeiten und Herausforderungen, die sich aufgrund dieses Bedürfnisses für Yoga-Lehrer ergeben, setzen sich die nachfolgenden Kapitel »Heilung als menschlicher Entwicklungsprozess« und »Coaching und Lebensberatung« auseinander.

An dieser Stelle gehe ich zunächst darauf ein, wie sich die zehn Energiekörper überhaupt erkennen und gezielt entwickeln lassen. Aufgrund der Komplexität dieses Energiemodells ist es sehr hilfreich, wenn Sie sich zunächst einen Überblick über die Kernaufgaben der einzelnen Körper verschaffen und so ein Grundverständnis für das menschliche Energiesystem erhalten. Nutzen Sie dafür die verschiedenen Übersichten, auf denen die jeweiligen Aspekte und Zuordnungen der Energiekörper dargestellt sind. Üben Sie sich dann anhand von Alltagssituationen oder spezifischen Fragestellungen darin, die jeweiligen Energiekörper zu erkennen. Fangen Sie bei sich selbst an – folgende Vorgehensweisen haben sich bewährt:

1. Woran erkennen Sie, dass Sie unter Druck stehen? Welcher Körperteil reagiert als Erstes auf Stress? Verspannen Ihre Nackenmuskeln, oder schlägt Ihnen Stress zunächst auf den Magen? Ordnen Sie nun die jeweilige Körperreaktion einem Chakra und / oder Energiekörper zu.
2. An welchen physischen oder psychischen Beschwerdebildern leiden Sie hin und wieder? Überlegen Sie, welche Themen oder Denk- und Verhaltensmuster damit verbunden sein könnten und welchem Energiekörper diese entsprechen.
3. Welches Potenzial möchten Sie in diesem Leben noch entfalten? Welchem Energiekörper würden Sie die damit verbundenen Themen und / oder Fähigkeiten zuordnen?
4. Ermitteln Sie anhand Ihres Geburtsdatums Ihre persönliche Seelen- und Karma-Zahl (bilden Sie dazu jeweils die Quersumme aus Ihrem Geburtstag und Ihrem Geburtsmonat, wie im Kapitel »Tantrische Numerologie« beschrieben). Ordnen Sie die jeweiligen Ergebnisse dem entsprechenden Energiekörper zu. Diese beiden Zahlen spiegeln die Herausforderungen wider, die das Leben für Sie bereithält. Sie können Ihre energetische Konstitution stärken, wenn Sie die entsprechenden Energiekörper aufbauen und entwickeln.

Lesen Sie, je nach Ergebnis, im ersten Teil dieses Buches das Kapitel des jeweiligen Energiekörpers nach. Wenn Sie unsicher sind, folgen Sie Ihrer Intuition: Sie entspringt Ihrem Herzen und transzendiert jede Rationalität. Überprüfen Sie Ihre Einschätzung anhand der dort aufgeführten Beobachtungskriterien und den Symptomen bei energetischem Ungleichgewicht. Nutzen Sie die Fragen zur Selbstreflexion für Ihre persönliche Entwicklung. Und last but not least: Folgen Sie den Empfehlungen zur Yoga-Praxis. Sie werden erstaunt sein, wie schnell und effizient ein gezielt ausgewähltes Yoga-Programm Sie auf Ihrem persönlichen Entwicklungsweg voranbringt!

Auf der Basis dieser intensiven Beschäftigung mit den Energiekörpern und anhand der eigenen Erfahrung können Sie schließlich Ihre Beobachtungen auf andere Menschen ausweiten. Hüten Sie sich jedoch vor allzu schnellen Bewertungen und Urteilen. Wie bereits im Vorwort erwähnt, kennt Yoga kein Dogma und würdigt stets das Recht des Einzelnen auf individuellen Selbstausdruck. So gesehen gibt es auch kein endgültiges »richtig« oder »falsch« bei der Einordnung in das Modell der Energiekörper. Vielmehr sind die komplexen energetischen Wechselwirkungen zu berücksichtigen, die in den Kapiteln der jeweiligen Energiekörper ausführlich beschrieben worden sind. Dennoch liefert das Erkennen der einen oder anderen Ausprägung, die ein Energiekörper annimmt, einen wertvollen Anknüpfungspunkt für die Yoga-Praxis und andersgeartete Entwicklungsarbeit. Lesen Sie dazu mehr in den nachfolgenden Kapiteln!

Energetische Heilarbeit

Im Zweifel hilft Yoga immer! Diese Aussage einer Yoga-Lehrerin ist zweifellos auf ihre eigenen positiven Erfahrungen zurückzuführen. Doch inwiefern lassen sich tatsächlich mit Hilfe des Yoga die menschlichen Selbstheilungskräfte aktivieren? Zunächst einmal ist es wichtig, den gängigen Begriff der Therapie von dem Anspruch einer unterstützenden Yoga-Praxis abzugrenzen. Das Wort *Therapie* kommt aus dem Griechischen und meint sinngemäß »den Dienst am bzw. die Pflege des Kranken«. In der westlichen Schulmedizin versteht man darunter alle Maßnahmen zur Behandlung von Krankheiten, die die Heilung beschleunigen und/oder Symptome lindern und beseitigen sollen. Im Wesentlichen konzentriert sich dieser Ansatz darauf, die körperliche oder psychische Funktion wiederherzustellen. Die Schulmedizin ist zweifellos in der Lage, Krankheitsbilder zu diagnostizieren und gezielt zu behandeln. Es existieren zahlreiche ausgefeilte diagnostische Verfahren und Behandlungsmethoden, die gerade bei lebensbedrohlichen Erkrankungen nicht mehr wegzudenken sind. Allerdings führt diese Vorgehensweise auch dazu, dass der Betroffene zum Behandelten wird und damit eine passive Haltung gegenüber seiner eigenen Erkrankung einnimmt.

Bei chronischen Erkrankungen, von Allergien bis hin zu Rheuma oder vielschichtigen Krankheitsbildern wie zum Beispiel multipler Sklerose oder psychomentalen Belastungen, stößt die Schulmedizin entschieden an ihre Grenzen. Typisch für all diese Erkrankungen ist ihre Komplexität. Anders als ein glatter Knochenbruch werden sie von vielen Faktoren bestimmt, die miteinander im Wechselspiel stehen und die den Menschen sowie seine Umwelt als Ganzes betreffen.

Die umfassenden Methoden im Yoga sprechen den Menschen auf all seinen Ebenen zugleich an und beziehen auch relevante Umweltfaktoren mit ein. Vereinfacht ausgedrückt, versteht man im Yoga Krankheiten als ein energetisches Ungleichgewicht der im Menschen wirkenden Kräfte, die es auszubalancieren und zu harmonisieren gilt. Treten energetische Blockaden auf, kommt es zu Störungen auf körperlicher oder psychischer Ebene. Da aus yogischer Sicht das Fließen der Energie nicht allein von körperlichen Faktoren, sondern auch vom geistig-seelischen Befinden einer Person abhängt, ist die aktive Mitarbeit des Betroffenen von elementarer Bedeutung für dessen Gesundungsprozess. Letztlich führt dieser Ansatz schließlich dahin, für das eigene Wohlbefinden selbst Sorge zu tragen und dafür eigene Verantwortung zu übernehmen. Damit wirkt Yoga über die physischen Aspekte hinausgehend auf das alltägliche Verhalten und den Lebensstil des Praktizierenden ein und stärkt seine Autonomie. Dieser positive psychische Nebeneffekt ist ein wichtiges Motiv im Yoga und geht mit einem Erkenntnis- und Entwicklungsprozess des Erkrankten einher, der meistens ein gewisses Maß an Zeit benötigt. Damit eignet sich Yoga allein zwar nicht zur Behandlung von akut lebensbedrohlichen Krankheiten, empfiehlt sich aber in jedem Fall als begleitende Maßnahme zu gängigen schulmedizinischen Behandlungsmethoden. Dies gilt insbesondere dann, wenn ein erfolgversprechender Heilungsverlauf abhängig davon ist, dass der Erkrankte seine Lebensweise anpasst oder seine innere Einstellung verändert.

Dabei werden neben dem körperorientierten Ansatz ausdrücklich auch energetische Aspekte berücksichtigt. Im Grundsatz gilt: Je harmonischer die Energie im menschlichen System fließt, desto gesünder ist der Mensch. Der im Rahmen eines Gesundungsprozesses zum Einsatz kommende Yoga umfasst daher die Ausübung von speziellen Asanas, Tiefenentspannung und Meditationen mit dem Ziel, den Energiefluss anzuregen, energetische Blockaden aufzulösen und schließlich den Energielevel insgesamt anzuheben.

Wie bereits im vorangegangenen Kapitel geschildert, erfolgt die Auswahl eines geeigneten Yoga-Programms auf Basis der Erkenntnisse, die sich aus dem menschlichen Energiesystem, also dem Chakra-System und dem Konzept der zehn Energiekörper, ergeben. Darüber hinausgehend bietet die folgende Vorgehensweise eine hilfreiche Orientierung:

1. Auf der physischen Ebene gelten die Grundprinzipien: Reinigen, Harmonisieren, Stärken. Durch gezielt ausgewählte Körper- und Atemübungen werden Muskeln und Organe systematisch so bewegt und massiert, dass sich Ablagerungen und Schlacken aus dem Gewebe lösen und abtransportiert werden. Zugleich werden Prana und Sau-

erstoff verstärkt zugeführt, also regenerierende Kraft aufgebaut. Dieser Effekt kann durch spezielle Ernährungsempfehlungen unterstützt werden, die die Ausleitung fördern und so für Entlastung bzw. Entgiftung sorgen.

2. Aus energetischer Sicht fokussiert man sich vorrangig auf den physischen Körper. Intensive Atemübungen wirken zugleich auf den zweiten und den achten Energiekörper, den negativen Geist und den Prana-Körper, ein. Eine Ernährungsumstellung oder eine Reinigungsdiät setzt bei den Verdauungsorganen an und aktiviert den Energiefluss im positiven Geist und dem Aura-Körper.
3. Aura-Körper und Prana-Körper werden maßgeblich durch Ängste und Sorgen geschwächt, von denen bezeichnenderweise viele Erkrankungen begleitet werden. Aus energetischer Sicht entspringt das ängstliche, begrenzende Denken dem negativen Geist und schlägt sich in der Bogenlinie, dem sechsten Energiekörper, nieder. Um die Blockaden im Energiefluss innerhalb dieser Körper zu beseitigen, ist es wichtig, dies bei der Auswahl der Yoga-Praxis in ausreichendem Maße zu berücksichtigen, damit sich der Energiehaushalt insgesamt stabilisieren und aufbauen kann.
4. Die energetische Betrachtung bildet zugleich die Grundlage für den ganzheitlichen Ansatz des Yoga. Letzten Endes ist nämlich das komplette Energiesystem von einer Erkrankung betroffen. Somit spricht eine gezielte Yoga-Praxis zwar einerseits die Körper- und Organfunktionen an, die vorrangig mit dem Krankheitsbild direkt in Verbindung stehen, sie öffnet damit aber auch die Tür für den nachfolgenden Entwicklungsprozess, der hierdurch angestoßen wird. Dies stellt jedoch lediglich den ersten Schritt auf dem Weg zur Gesundung dar.

Sofern Menschen im Yoga nach einer Möglichkeit suchen, ihre Selbstheilungskräfte zu aktivieren, kommt man also um eine gewisse Systematik nicht herum. Der oben beschriebene Ansatz nutzt die Symptome auf körperlicher Ebene als Hinweise auf die hinter der Erkrankung stehenden Lebensthemen und Entwicklungsaufgaben.

Wie wir aus neurobiologischen Forschungen wissen, ist der Weg über den Körper hin zum Geist und zur Seele jedoch nur eine von zwei Möglichkeiten, um auf das menschliche Erleben und den Gesundungsprozess einzuwirken.

Die Gegenspur arbeitet genau andersherum: Sie führt von der Seele über den Geist zum Körper, um positive Effekte auf physischer Ebene zu erreichen. Über das Gewahrsein und das Beobachten der Körpersignale können Wirkungszusammenhänge zwischen dem Denken und dem eigenen Wohlbefinden erkannt werden. Sobald wir von physischen und emotionalen Störungen sowie mentalen Ablenkungen frei sind, können wir im Geiste still werden und das Tor zur Seele öffnen. So gesehen ist Yoga ein Weg, den Körper verstehen zu lernen, der menschlichen Natur auf die Spur zu kommen und dem Ruf der Seele zu folgen.

Der Yoga schreibt der Seele selbst die größte Heilkraft zu: Letztlich kann nur das in uns wohnende Licht der Seele den Weg in die Einheit von Körper, Geist und Seele weisen. Wie das Modell der Energiekörper lehrt, steht der Seelenkörper in enger Wechselbeziehung zum negativen Geist. Über diese Verbindung wirkt die Seele direkt auf die Welt unseres Denkens ein. Die geistige Ebene wiederum beeinflusst die Welt der Gefühle und Emotionen, die signifikant auf den physischen Körper und die sinnliche Wahrnehmung einwirken. Daraus lassen sich konkrete Entwicklungsschritte und Maßnahmen ableiten, die in der Übersicht auf der nachfolgenden Seite dargestellt sind:

Ebenen der Heilung	thematische Anknüpfungspunkte	energetische Anknüpfungspunkte
Seelische Ebene: Die Seele hat die größte Heilkraft. Diese Ebene beeinflusst die …	Antworten auf Sinn- und Wertefragen suchen; Lebensaufgabe und Berufung hinterfragen. Spirituelle Praxis *(sadhana)*: tägliche Yoga-Praxis, Meditation oder Gebet. *Erfordert vom Yoga-Lehrer:* • eigene spirituelle Praxis und Entwicklung. • Kenntnisse der yogischen Philosophie und/oder anderer geistiger Schulen. • ergänzt durch geistiges Heilen, z. B. mit *Sat Nam Rasayan®*, der meditativen Heiltechnik aus dem Kundalini-Yoga.	Seelenkörper (erster Energiekörper) und erstes Chakra Neutraler Geist (vierter Energiekörper) und viertes Chakra Aura-Körper (siebter Energiekörper) und siebtes Chakra Subtilkörper (neunter Energiekörper) Ausstrahlungskörper (zehnter Energiekörper) 11. Dimension (Paralleler Einklang)
… geistige Ebene: die Welt der Vorstellungen und Gedanken. Die mentale Ebene beeinflusst die …	destruktive Denk- und Verhaltensmuster und Gefühle bewusstmachen; mentale Blockaden auflösen; Emotionen verarbeiten – Vergangenheitsbewältigung durch Schulung der Selbstwahrnehmung und Achtsamkeit, unterstützt durch Meditation, begleitendes Coaching, ggf. Biographie-Arbeit.	*Geistige Ebene:* negativer, positiver und neutraler Geist (zweiter, dritter und vierter Energiekörper) Bogenlinie (sechster Energiekörper) und sechstes Chakra

Ebenen der Heilung	thematische Anknüpfungspunkte	energetische Anknüpfungspunkte
… emotionale Ebene. Die Welt der Gefühle und Emotionen beeinflusst die …	*Erfordert vom Yoga-Lehrer:* • Kenntnisse des Systems der Energiekörper, insbesondere der drei Aspekte des Geistes. • salutogene Kommunikation unter Einsatz von geeigneten Beratungsmodellen und Coaching-Tools. • Auswahl von Meditationen auf der Basis des Systems der zehn Energiekörper, das eine Verbindung zwischen mentalen und emotionalen Aspekten mit Lebensthemen und spirituellen Fragen herstellt.	*Emotionale Ebene:* das untere Chakra-Dreieck: erstes, zweites und drittes Chakra
… physische Ebene: die Welt des Körpers und der fünf Sinne.	Auswahl von Yoga-Übungen auf Basis des Chakra-Systems und ergänzender Empfehlungen für einen gesunden Lebensstil. *Erfordert vom Yoga-Lehrer:* • Kenntnisse des Chakra-Systems, das Körperfunktionen mit Lebensthemen in Zusammenhang bringt. • Kenntnisse über gesunde, ausgewogene Ernährung und Entlastungsdiäten, insbesondere aus dem Ayurveda. • anerkannte Ausbildung als Yoga-LehrerIn, umfangreiche Unterrichtserfahrung.	Physischer Körper (fünfter Energiekörper) und fünftes Chakra Prana-Körper (achter Energiekörper) und achtes Chakra

Diese Arbeitsweise geht über die Möglichkeiten eines normalen Yoga-Kurses hinaus und erfordert spezifische Kenntnisse und Fähigkeiten seitens des Yoga-Lehrers. Wer Yoga nicht nur als Wellness- oder Fitnessprogramm für den Körper versteht, wird als Yoga-Lehrer einen ganzheitlichen Unterrichtsstil bevorzugen, der – neben der fachgerechten Anleitung des Unterrichts – auch die Aufgabe umfasst, die Gesundheits- und Lebensthemen der Teilnehmer zu berücksichtigen und ihre persönliche Entwicklung aktiv zu fördern.

Heilung als menschlicher Entwicklungsprozess

In unserem Kulturkreis ist der Begriff des »Heilens« an eine ärztliche bzw. therapeutische Approbation gebunden. Als Heiler in diesem Sinne darf sich demnach nur jemand bezeichnen, der in einem anerkannten akademischen Heilberuf ausgebildet wurde. Die diese Berufe prägende Heilkunde beruht im Wesentlichen auf modernen wissenschaftlichen Erkenntnissen. Demgegenüber vertritt der Heilbegriff der traditionellen indischen Heilkunst *Ayurveda* sowie auch des Yoga eine ganzheitliche Position. Beide sehen gleichermaßen die grundlegende Ursache für Gesundheitsbeschwerden in energetischen Ungleichgewichten, die es durch verschiedenartige Maßnahmen auszugleichen gilt. Die ihnen zugrundeliegende Tradition ist uralt und reicht mindestens 3000 Jahre, möglicherweise aber auch mehr als 5000 Jahre zurück. Während dieser Zeit ist sie von Menschen erprobt, weiterentwickelt und den jeweiligen Lebensverhältnissen angepasst worden, ohne dabei in ihrer Essenz verfälscht zu werden. Letzteres konnte nur gelingen, weil die Hüter des uralten Wissens dieses stets in dem Bewusstsein der ursprünglichen Quellen aufrechterhielten. Zudem machten sie diesen Schatz über lange Zeit hinweg nur einem ausgewählten Kreis von Menschen zugänglich, den sie zuvor zumeist intensiv angeleitet bzw. unterrichtet hatten. Sicherlich hat diese Exklusivität dazu beigetragen, dass sich die yogischen Lehren überhaupt über so lange Zeit erhalten haben.

Andererseits trug die Weitergabe der Lehren im Rahmen einer langjährigen Ausbildung dazu bei, dass die Schüler ausreichend eigene Erfahrungen mit der Yoga-Praxis sammeln konnten, um diese später in geeigneter Weise wiederum mit anderen Menschen zu teilen. Vor allem aber führte die enge Begleitung durch den Yoga-Meister dazu, dass sich die Schüler nicht nur Wissen aneigneten und Yoga-Übungen praktizierten, sondern vor allem auch persönlich weiterentwickelten. Erst zu Beginn des letzten Jahrhunderts begannen die ersten Yoga-Meister, ihre Lehren einer breiteren Öffentlichkeit zugänglich zu machen, was häufig zu Lasten der bislang obligatorischen Lehrer-Schüler-Beziehung geschah. Dies führte dazu, dass der Yoga heute in vielen Gegenden, vorzugsweise in der westlichen Welt, eher als Fitnesstraining, zu Wellnesszwecken oder zur Entspannung praktiziert wird und den Kontakt zu seinen Wurzeln verliert. Die bereits vielfältig geschilderten geistig-seelischen Aspekte bleiben dabei weitgehend unberücksichtigt. Deshalb besteht die Gefahr, dass ein essenzieller Teil des Yoga dauerhaft verlorengeht, sofern es uns eben nicht gelingt, die verschiedenen Bereiche miteinander zu einer Einheit zu bringen.

Das ist wichtig, da Yoga mehr ist als eine Trendsportart. Yoga ist die Lehre von der Natur des Menschen. Er beinhaltet neben der Yoga-Praxis als solcher auch zahlreiche Erklärungsansätze, wie der Mensch auf all seinen Erfahrungsebenen angesprochen werden kann. Sein Ziel ist die persönliche Gesundheit und die Entwicklung zu einem glücklichen Menschen – Erleuchtung nicht ausgeschlossen!

Ein gutes Beispiel für einen derartigen Entwicklungsprozess liefert B. K. S. Iyengar, der eine eigene Yoga-Tradition begründete. Von ihm ist bekannt, dass er schwach und kränklich war und als Kind fast gestorben wäre. Trotz zahlreicher körperlicher Einschränkungen begann er als junger Mann unter Anleitung seines Meisters eine intensive Yoga-Praxis, die ihn über die Zeit nicht nur physisch stabilisierte, sondern schließlich sogar zur Meisterschaft führte. Wer heute Abbildungen von ihm sieht, in denen er die fast akrobatisch anmutenden Asanas seiner Tradition ausführt, kann sich kaum vorstellen, dass er einmal körperlichen Einschränkungen ausgesetzt war. Nun wirkt der Iyengar-Yoga in seiner Ausführung wie ein extrem körperorientierter Hatha-Yoga. Doch wenn man sich eingehender mit den Schriften von B. K. S. Iyengar beschäftigt, wird schnell offenbar, dass auch diese Tradition alle Yoga-Pfade integriert, die wesentlich für eine bewusste und gesunde Lebensführung sind, einschließlich spiritueller Fragestellungen. So betont Iyengar selbst, dass seine tendenziell als körperbetont wahrgenommene Tradition allumfassend ist:

»Yoga war mein Schicksal und in den letzten siebzig Jahren mein Leben; ein Leben, das von Praxis, der Philosophie und dem Lehren der Kunst des Yoga durchdrungen und erfüllt war. Wie bei allen Schicksalen, wie bei allen großen Abenteuern, kam ich an Orte, die ich mir, bevor ich mich aufmachte, nie vorgestellt hätte. Für mich war es eine Entdeckungsreise. Historisch gesehen, handelte es sich um eine Reise der Wiederentdeckung, die allerdings unter einer einzigartigen Perspektive wahrgenommen wurde: Innovation innerhalb traditioneller Grenzen. Die letzten siebzig Jahre haben mich auf eine ›Reise nach innen‹ geführt, hin zu einer Schau der Seele. … Ich möchte nicht, dass diese breite Popularität (des Yoga) die Tiefe dessen verdeckt, was Yoga den Praktizierenden zu geben hat.«[19]

In Orientierung hieran widmet sich das nachfolgende Kapitel der Frage, inwieweit sich die Yoga-Praxis gezielt für die Schau der Seele und die daraus resultierende persönliche Entwicklung nutzbar machen lässt.

Coaching und Lebensberatung

Wenn wir unsere Gesundheit und auch unsere Talente im Kontext der energetischen Prozesse innerhalb unseres Energiesystems betrachten, ergeben sich neue Handlungsansätze zur Entfaltung des menschlichen Potenzials. Speziell der Kundalini-Yoga verfügt über Methoden, die es erlauben, den Geist zu erforschen und zu kontrollieren. Wenn sich damit mentale Engführungen in unserer Persönlichkeit wie Automatismen im Verhalten oder sich immer wiederholende Denkmuster durchbrechen lassen, öffnen sich neue Horizonte für die individuelle Entwicklung. Dies hat immer auch Rückwirkung auf den physischen Körper und die anderen Energiekörper und damit auf alle Wahrnehmungsebenen sowie unser gesamtes Wohlbefinden.

So wie das Mul-Mantra auf poetische Weise den Weg der Seele durch das Leben beschreibt und auf dieser Reise wie ein Kompass fungiert, so spiegelt das System der zehn Energiekörper die komplexe menschliche Natur wider. Es liefert uns zahlreiche Anknüpfungspunkte, anhand derer wir uns in den unterschiedlichsten Lebenssituationen durch eine gezielte Yoga-Praxis und weitergehende Maßnahmen eigenständig unterstützen können.

Allerdings ergibt sich hieraus kein linearer Umsetzungsplan, der etwa vom Zustand des unbewussten Menschen bis hin zur Erleuchtung Schritt für Schritt abzuarbeiten wäre. Denn jede Situation, jedes Ereignis und jeder Mensch sind einzigartig. Vor diesem Hintergrund der Komplexität unseres Daseins bleibt uns nur, uns mit Hilfe des Yoga in dem gegenwärtigen Moment energetisch auszubalancieren und den Kontakt zu unserer Seele aufrechtzuerhalten. Die Seele kann nur erkannt werden, wenn die Identifikation mit dem Körper endet und der Geist still wird, so wie es in intensiver Meditation erfahren wird. Dann verbindet sich das Licht der Seele mit seiner ursprünglichen Quelle, dem höheren Selbst *(atman),* welches mit einem Zustand des inneren Friedens, Ruhe und Gelassenheit einhergeht. Dies ist der Moment, wo wir ganz im Hier und Jetzt verweilen und uns eins fühlen mit der Welt und dem Universum.

Selbst erfahrene Yogis benötigen hin und wieder Anregungen und Impulse auf ihrem Entwicklungsweg. Denn üblicherweise bewegt sich unser Geist in einem bestimmten Denkrahmen, der sich auf körperlicher Ebene in einer neurobiologischen Struktur manifestiert hat und in dem wir uns leicht festfahren können. Deshalb ist es nötig, dass uns ab und an jemand eine Tür öffnet und den Weg weist, den wir aus eigenem Vermögen heraus nicht finden können. Dies beschreibt in kurzer Form die Aufgabe, die einem Yoga-Lehrer zuwächst, wenn er seinen Unterricht nicht nur als körperorientiertes Fitnesstraining auffasst, sondern das persönliche Wachstum seiner Schüler im Auge hat und die essenziellen Fragen des Daseins aufwirft.

Wer als Yoga-Lehrer kompetent mit solchen Fragen umgehen möchte, kann sich in einem ersten Schritt an der Vorgehensweise anderer professioneller Berater oder Coaches orientieren. Grundsätzlich versteht man unter Coaching die Unterstützung einer Person auf ihrem individuellen Entwicklungsweg. Ein Coaching dient der Identifizierung von Problemen, wobei der Klient seine eigenen Lösungen entwickelt und selbständig umsetzt. Ein Coach begleitet diesen Prozess durch gezielte Fragen und Interventionen.

Dabei nimmt der Coach gegenüber dem Klienten und dessen Anliegen eine neutrale Grundhaltung ein. Er bewertet nicht, sondern bewahrt sich eine Außenperspektive. Der Coach hält sich dadurch seine Handlungsoptionen offen und schützt sich vor Verstrickungen mit dem Problem des Klienten.

Die Neutralität bezieht sich stets auf das Verhalten des Coachs, nicht auf seine inneren Reaktionen. Denn selbstverständlich können manche Themen des Klienten auch bei einem Coach auf Resonanz stoßen, vor allem wenn es um

Fragen geht, die persönlichen Einstellungen widersprechen. In solchen Fällen besteht die Kunst für den Coach darin, sich der eigenen Gefühle bewusst zu bleiben und diese für sich zu verarbeiten – zum Beispiel im Rahmen einer Supervision. Die Haltung des Yoga-Lehrers gegenüber dem Schüler deckt sich im Wesentlichen mit der eines guten Coachs: Er bewahrt sich eine neutrale Grundhaltung, haftet weder an den Problemen noch an der Person des Schülers an und verfolgt stets das Ziel, dessen Potenzial »herauszukitzeln«.

Yoga gilt als der Königsweg, um Körper, Geist und Seele zu verbinden. Die yogische Philosophie und die Yoga-Praxis bieten viele Anknüpfungspunkte für ein ganzheitliches Coaching, das diese verschiedenen Ebenen berücksichtigt und Wirkungszusammenhänge aufdeckt. Dieser Ansatz geht deutlich über die konventionellen Coachings hinaus und eröffnet dem Schüler (= Klienten) weitgefasste Entwicklungsmöglichkeiten.

Idealerweise wird also der Yoga-Einzelunterricht kombiniert mit klassischen Kommunikationsmodellen und Tools aus den professionellen Beratungsansätzen. Unter Einsatz des körperorientierten Yoga kann ein Yoga-Schüler sein inneres Erleben in einem geschützten Raum nachvollziehen und reflektieren. Dies ermöglicht ihm, seine Erfahrungen zu bewerten und zu neuen Erkenntnissen zu gelangen. Darüber hinaus bietet Yoga vielfältige Ansätze, um ein gesundheitsförderndes Verhalten des Yoga-Schülers zu unterstützen, die Selbstheilungskräfte zu aktivieren und / oder ihn dabei zu unterstützen,

- mit vorhandenen Beschwerden besser umzugehen,
- Energie und Kraft für anstehende Veränderungen aufzubauen,
- Sinn- und Lebensfragen nachzugehen und im Rahmen des inneren Erlebens stimmige Antworten zu finden.

Konkrete Vorschläge für die Beratung finden sich in der im Kapitel »Heilarbeit« vorgestellten Übersicht zu den unterschiedlichen Ebenen der Heilung.

Vom Yoga-Lehrer zum spirituellen Lehrer

Im Laufe unserer Lebenszeit sammeln wir Erfahrungen, aufgrund derer wir lernen und uns weiterentwickeln können, sofern wir uns aktiv mit ihnen auseinandersetzen. Meistens ziehen Menschen es jedoch vor, die Vergangenheit mehr oder weniger unreflektiert hinter sich zu lassen und zum nächsten Lebensabschnitt überzugehen. Dabei wiederholen sie Denk- und Verhaltensmuster so lange, bis sie die Lektion verstanden und aus ihr gelernt haben. Im spirituellen Sinne hat ein Yoga-Lehrer die Aufgabe, diesen Lernprozess zu beschleunigen. Dabei geht er aktiv vor und wartet nicht darauf, bis der Yoga-Schüler irgendwann selbst mit seinem Anliegen kommt. Er legt »Hammer und Meißel« an, denn seine Aufgabe ist es, dem Schüler blinde Flecken deutlich bewusstzumachen. Das Ziel ist, dass der Schüler schneller an »seine« Themen gelangt und der Kreislauf der sich ständig wiederholenden Erfahrungen durchbrochen wird. Der spirituelle Lehrer erkennt die Unzulänglichkeiten des Schülers und gibt ihm mit Yoga eine Methode, daran zu arbeiten. Dabei bleibt der Schüler stets frei, dies anzunehmen, seine Fehler zu akzeptieren und an ihnen zu arbeiten. Der Lehrer gibt den Erfahrungen des Schülers einen Raum, weil dies tiefer geht, als den Verstand zu bemühen und in der Theorie über etwas zu diskutieren. In der Ausbildung zum Kundalini-Yoga-Lehrer wird das typische Vorgehen eines spirituellen Lehrers mit der Leitlinie »poke-provoke-confront-elevate« beschrieben:

- »poke«
  Der Yoga-Lehrer »pikt« durch gezielte Fragen und bringt den Schüler zum Nachdenken.
- »provoke«
  Der Yoga-Lehrer provoziert Reaktionen, zum Beispiel durch extreme Stellungnahmen oder besonders herausfordernde Aufgabenstellungen (Yoga-Übungen / Meditationen).

- »confront«
  Der Yoga-Lehrer konfrontiert den Schüler mit dem anstehenden Thema, das heißt, er spricht auch unangenehme Aspekte mutig und direkt an und hebt sie dadurch ins Bewusstsein.
- »elevate«
  Der Yoga-Lehrer zeigt dem Schüler vorhandene Stärken und Entwicklungspotenziale auf, macht Mut, ist wertschätzend, arbeitet unterstützend und stärkend.

Doch darüber hinausgehend zeichnet sich ein spiritueller Lehrer vor allem dadurch aus, dass er unabhängig von persönlichen und materiellen Interessen handelt. Sein Ego tritt hinter das Lehrerdasein zurück; er versteht sich als Diener seiner Schüler. Damit fungiert ein Yoga-Lehrer als Bindeglied zwischen dem Irdisch-Endlichen und Göttlich-Unendlichen. Sein Handeln kennt keine Grenzen bzw. es sprengt alle Grenzen. Er ebnet damit dem Schüler den Weg für eine beschleunigte Entwicklung. Eine solche Haltung setzt ein bestimmtes Maß an persönlichem Wachstum voraus, das sich nur durch die Anleitung eines Meisters, der diesen Weg bereits beschritten hat, und mit einer kontinuierlichen spirituellen Praxis erreichen bzw. aufrechterhalten lässt.

Krisenbegleitung

Was viele Menschen als Krise erleben, ist begründet in überholten Vorgehensweisen, die geradewegs in die aktuelle, schwierige Situation geführt haben. Wer versucht, eine sich unablässig verändernde Umwelt immer wieder den alten Vorstellungen anzupassen, ist zum Scheitern verurteilt. Im Verlauf einer Krise wird immer deutlicher, dass sich etwas grundlegend verändern muss, damit die anstehenden Aufgaben bewältigt werden können. Gerade in derartig herausfordernden Situationen offenbart sich der Wert einer unterstützenden Yoga-Praxis – vorausgesetzt, wir treten der neuen Lage wachen Auges entgegen und stellen uns den mit ihr einhergehenden Aufgaben.

Die meisten Menschen gehen Veränderungen zunächst aus dem Weg. Sie tun sich schwer damit, ihre bisherigen Vorstellungen aufzugeben und neue Konzepte zu entwickeln. Aus diesem Grund halten sie an bestehenden Strukturen fest – manchmal bis zu deren finalem Zusammenbruch. Doch wenn jemand dauerhaft den notwendigen Anpassungen ausweicht, wird der Druck mit der Zeit umso stärker. Diese »Vogel-Strauß-Politik« kostet viel Kraft und Energie, häufig zu Lasten der Gesundheit. Dazu ein Beispiel aus dem realen Leben:

Ein Mann im mittleren Alter, Alleinversorger einer vierköpfigen Familie, steht vor dem beruflichen Aus. Aufgrund einer Produktionsverlagerung hat er von seinem Arbeitgeber das Angebot erhalten, entweder mit seinem Job in eine andere Stadt umzuziehen oder die Kündigung entgegenzunehmen. Ein beruflich bedingter Umzug ist für ihn jedoch aufgrund der Familiensituation undenkbar. Nach 20 Jahren Beschäftigung muss er sich nun mit seiner bevorstehenden Entlassung auseinandersetzen. Statt sich aktiv mit seiner beruflichen Neuorientierung zu befassen, hofft er darauf, doch noch bei seinem alten Arbeitgeber am bisherigen Standort eine neue Aufgabe zu erhalten – den Wechsel in ein anderes Unternehmen mag er sich genauso wenig vorstellen wie den Umzug in eine andere Stadt. Währenddessen entwickelt er zunehmend Schlafstörungen und Schwindelgefühle, die ihn schließlich arbeitsunfähig machen.

Wenn Menschen wegschauen und Veränderungen verweigern, brechen überholte Strukturen schließlich zusammen und führen so die notwendigen Anpassungen herbei. Dies kann sich auch in Form von körperlichen und psychischen Gesundheitsbeschwerden zeigen. So wird das menschliche Bewusstsein schließlich doch angehoben: Was verdrängt wurde, kommt nun mit Macht ans Tageslicht und muss wohl oder übel bearbeitet werden. Denn die Körpersignale können auch als Hinweise auf die dahinterliegenden Themen verstanden werden: »Wer keinen sicheren Boden unter den Füßen spürt und die Orientierung im Leben verliert, dem kann leicht schwindelig werden.«

Der Körper als Spiegel der Seele

Lässt sich das innere Gleichgewicht nicht schnell wiederherstellen, reagiert der Körper häufig mit psychosomatischen Beschwerden und spiegelt so die verdrängte seelische Not wider. Dabei betreffen existenzielle Krisen aus energetischer Sicht den Einflussbereich des ersten Chakras und des Seelenkörpers. Aus dieser Zuordnung ergeben sich folgende typische Beschwerdebilder, die sich häufig bei unbewältigten Veränderungen beobachten lassen:

- Schmerzen in / Verletzung der Fuß-, Knie- oder Hüftgelenke: Im Wort »Bewegungsapparat« liegt bereits die Bedeutung verborgen. Wer sich schwertut, notwendige Schritte zu gehen oder aber zu schnell voranschreiten will, kann es mit Gelenkbeschwerden zu tun bekommen. Insgesamt geht es darum, einen angemessenen Rhythmus zu finden und sich im Einklang mit den eigenen Bedürfnissen und äußeren Anforderungen zu bewegen. Dabei kommt dem emotionalen Ausdruck eine besondere Bedeutung zu: Werden Gefühle verdrängt oder zurückgehalten, entlädt sich die emotionale Spannung über die Gelenke.
- Hexenschuss: deutet darauf hin, dass eine Person innerlich noch nicht dazu bereit ist, eine notwendige Veränderung anzugehen. Eine Entscheidung sowie die daraus folgen-

den Handlungsschritte werden immer wieder aufgeschoben, im Sinne von: »Der Kelch wird noch einmal an mir vorübergehen.«

- Ischiasbeschwerden: stehen im Zusammenhang mit überzogenen existenziellen Ängsten, die sich in dem Gedanken ausdrücken: »Ich werde noch unter der Brücke landen.« Dieser innere Kampf zwischen materiellen Notwendigkeiten und seelischen Bedürfnissen kann sich auf körperlicher Ebene bis zu einem entzündlichen Verlauf steigern.
- Plötzliche Zunahme des Körpergewichts: lässt sich häufig beobachten, wenn Menschen ungeplant den Standort wechseln müssen. Wer zum Beispiel aufgrund einer Arbeitsplatzverlagerung in eine andere Stadt umziehen muss, wird quasi »entwurzelt«. In diesem Fall macht sich der Körper schwer und strebt nach Erdung, indem er zusätzliche Pfunde anlagert.
- Schwindel: spiegelt die geistige Orientierungslosigkeit wider – der Mensch hat im übertragenen Sinne den Boden unter den Füßen verloren und weiß nicht mehr, in welcher Richtung er unterwegs ist.
- Depressives Stimmungsbild: Energetisch werden Depressionen in Verbindung gebracht mit der Unterversorgung des ersten Chakras. Typische Anzeichen hierfür sind anhaltende Sinn- und Hoffnungslosigkeit, mangelndes Urvertrauen und das Gefühl, seinen Platz in der Welt nicht (mehr) zu kennen.

Die geschilderten Krankheitsbilder stellen eine Verbindung der körperlichen Ebene zu den geistig-seelischen Aspekten her, mit denen sich Menschen insbesondere in Krisenzeiten auseinandersetzen müssen. Gesundheitsbeschwerden, die in diesen Lebensphasen auftreten, können als Aufruf zu einer aktiven Krisenbewältigung verstanden werden. Aus diesem Grund sollten bei der Behandlung – neben den notwendigen therapeutischen Maßnahmen – die gesamten Lebensumstände in Betracht gezogen werden. Im Rahmen eines solch ganzheitlichen Coachings rücken folgende Aspekte in den Blick:

Materielle Ebene:
den existenziellen Bedürfnissen Rechnung tragen

Unsicherheit ist eine natürliche, erste Reaktion, wenn wir mit einer neuen, unerwarteten Situation im Leben konfrontiert werden. Jeder Mensch strebt nach Halt, denn man braucht eine feste Basis, um das Leben gestalten zu können bzw. damit zurechtzukommen. Dieses Bedürfnis ist existenziell, da sowohl die materielle Ausstattung als auch die Orientierung über das Lebensumfeld das Überleben sichern.

Zugleich symbolisieren materielle Werte einen Teil unseres Selbstwerts. Jeder von uns identifiziert sich in einem gewissen Maß auch über die eigenen Besitztümer bzw. den jeweiligen Lebensstandard, da darüber »unser Platz in der Welt«, also die Zugehörigkeit zu einem bestimmten Umfeld, abgebildet wird. Gerät dieses äußere Gefüge mehr oder weniger ungeplant in Bewegung, reagieren viele Menschen zunächst einmal mit Existenzängsten. Aus Sorge, die eigene Lebensgrundlage könnte in Gefahr sein, suchen sie häufig in materiellen Dingen nach Stabilität.

In solchen Fällen bewährt es sich, einmal die eigene Existenzgrundlage zu überprüfen und Notwendigkeiten abzuklären. Im Zuge dessen lassen sich meistens sehr schnell realistische Sorgen von überzogenen Angstphantasien unterscheiden:

»Was brauche ich wirklich, um zufrieden zu leben?«

»Was wäre in materieller Hinsicht das Schlimmste, was mir passieren könnte? Sind meine Befürchtungen also wirklich begründet?«

»Welche Schutzmaßnahmen / Risikobegrenzungen stehen mir zur Verfügung?«

»Welche sind die Klötze an meinem Bein? Wovon möchte ich mich definitiv verabschieden? Was brauche ich künftig nicht mehr?«

Wer von Existenzängsten geplagt wird, tut gut daran, für festen Boden unter den Füßen zu sorgen und darauf zu achten, dass diese Bodenhaftung erhalten bleibt. Energetisch lässt sich diese Thematik durch Yoga-Übungen unterstützen, die für eine gute Erdung sorgen und besonders die unteren Chakras ansprechen. Weitere Hinweise zur Stärkung dieses Bereichs finden sich im ersten Teil des Buches im Kapitel zum Seelenkörper. Die Arbeit am physischen Körper und der energetische Aufbau des Prana-Körpers sorgen dafür, dass sich der Mensch sowohl auf körperlicher als auch mentaler Ebene mit seiner ihm innewohnenden Kraftquelle verbindet und den anstehenden Veränderungen mutig entgegentreten kann.

Geistige Ebene: Vergangenes loslassen und Neues wagen

Bei der Krisenbewältigung geht es darum, alte Gewohnheiten und Vorstellungen aufzugeben, um sich den veränderten Bedingungen anzupassen.

Immer, wenn wir uns von bislang Bewährtem und Vertrautem verabschieden, haben wir Trauerarbeit zu leisten. Wer im Rückblick das Gute erkennen und würdigen kann, bewahrt sich diese Erinnerung als einen Schatz, den man mit in die Zukunft nimmt. Dann fällt es leichter, sich aus den alten Strukturen zu lösen und sich den neuen Möglichkeiten zuzuwenden. Hilfreich sind Rituale, mit denen man sich bewusst verabschiedet und so für sich selbst und andere einen erkennbaren Schlusspunkt setzt, zum Beispiel:

- Abschiedsfeiern und -reden;
- ein letzter Rundgang durch das Haus / Stadtviertel / Büro vor dem Umzug;
- ein Abschiedsbrief an jemanden, den man künftig nicht mehr sehen wird (statt den Brief abzusenden, kann er auch verbrannt oder vergraben werden).

Andererseits werden wir aber auch von – mehr oder weniger bewussten – Erinnerungen festgehalten. Dies ist vor allem dann der Fall, wenn wir in der Vergangenheit liegende Geschehnisse noch nicht vollständig abgeschlossen haben. Ein Anzeichen hierfür sind aufflammende Emotionen. Sie weisen auf zurückliegende Verletzungen bzw. eine noch nicht bewältigte Vergangenheit hin. Die Ursache für emotionale Reaktionen liegt demnach häufig nicht in der aktuellen Situation, sondern wird nur durch sie »angetriggert« und ans Licht gebracht. Insofern können aufwallende Gefühle wie zum Beispiel Ärger und Frust, aber auch Traurigkeit, Signale dafür sein, dass wir noch alten Ballast mit uns herumtragen, den es jetzt endgültig abzuwerfen gilt.

In derartigen Fällen bieten spezielle Meditationen aus dem Kundalini-Yoga gute Unterstützungsmöglichkeiten, da sie energetische Reinigungs- und Loslass-Prozesse auf körperlicher wie auch auf geistig-seelischer Ebene fördern, ohne dass eine tiefenpsychologische Therapiearbeit nötig ist. Erinnerungen an vergangene Ereignisse werden im zweiten und sechsten Energiekörper, dem negativen Geist und der Bogenlinie, verarbeitet. Der Mut, den Herausforderungen des Lebens angemessen zu begegnen, entspringt einem ausbalancierten positiven Geist. Der neunte Energiekörper hingegen gilt als der feinstoffliche Träger karmischer Aspekte, die jemand mit in dieses Leben gebracht hat oder die aus seiner Familiengeschichte resultieren.

Seelische Ebene: Einssein mit sich und der Welt

An wem oder was finden wir Halt, wenn das bislang Bewährte und Vertraute ins Wanken gerät? Wie finden wir den Mut, unsere Visionen zu entwerfen und uns über unsere wahren Ziele klarzuwerden?

Ein spiritueller Weg wie die tägliche Yoga-Praxis, begleitet von Meditation und Gebet, führt nach innen – zu unserem höchsten Selbst. Wer sich seiner selbst – und das heißt letztlich seines Selbst – bewusst ist, findet auch in unruhigen Zeiten einen guten Zugang zu seiner inneren Mitte und kann auf die eigene Stärke bauen. In dem Moment, wo der Mensch ein Ziel wählt, das im Einklang mit dem wahren Selbst bzw. der persönlichen Bestimmung ist, verbindet er sich mit dem Unendlichen in sich selbst. Er kann alle begrenzenden Denkmuster hinter sich lassen und ist bereit, das in ihm schlummernde Potenzial voll zu entfalten. Von diesem Augenblick an erfährt er vollkommene Unterstützung: Die universelle Energie stellt auf wundersame Weise alle notwendigen Ressourcen zur Verfügung, öffnet bislang fest verschlossene Türen und räumt alle Hindernisse aus dem Weg. Der Mensch ist eins mit sich und der Welt: Er handelt aus innerer Kraft, nicht aus äußerer Anstrengung. So wird Spiritualität zu einem gangbaren Weg aus der Krise – lebendig, alltagstauglich und ganz und gar pragmatisch. Eine Yoga-Praxis, die diese Entwicklung energetisch unterstützt, setzt bei der Arbeit am Seelenkörper, der Balance der drei Aspekte des Geistes und dem Ausstrahlungskörper an. Des Weiteren ist eine Auseinandersetzung mit Zeit und Raum, der elften und zwölften Dimension, empfehlenswert.

Der Prozess des Wandels

Eine Krise ist ein Prozess des Wandels, der durchschritten werden muss. Um althergebrachte Strukturen zu verändern und neue Maßstäbe zu etablieren, ist es erforderlich, die Welt radikal neu zu denken und unzutreffende Vorstellungen über Bord zu werfen. In solch besonderen Zeiten kann man ungewöhnliche Dinge tun. Wer sich bewusst auf diesen Prozess einlässt, wird bald die Chance auf einen Neubeginn entdecken und den Weg aktiv gestalten.

Von all diesen äußeren Gegebenheiten unberührt bleibt jedoch das eigene Wertesystem, an dem wir uns ausrichten. Denn nicht unsere Ideale verändern sich – es ist die äußere Welt derart in Unordnung geraten, dass die alten Maßstäbe verschoben werden müssen. Es gilt also, die innere Ausrichtung und die veränderte Wirklichkeit neu aufeinander abzustimmen. Auf diese Art entsteht eine völlig neue Handlungsgrundlage für den Alltag.

An dieser Stelle setzt Yoga an. Die Essenz des Yoga ist einerseits die Verbindung: von Körper, Geist und Seele, aber andererseits auch von innerer und äußerer Welt. Wir sind so konditioniert, dass wir die äußere Welt für realer halten als die innere. Eine regelmäßige Yoga-Praxis ermöglicht es, das Bewusstsein allmählich zu erweitern. Als Yoga-Lehrer haben wir die Möglichkeit, Menschen, die sich in Krisensituationen an uns wenden, gezielt zu unterstützen und ein Stück auf ihrem Weg zu begleiten. Die notwendigen Voraussetzungen bzw. Anknüpfungspunkte hierfür wurden bereits in den vorangegangenen Kapiteln beschrieben. Doch Krisenzeiten erfordern grundlegende Änderungen und eine systematische Herangehensweise, um mental stabil und körperlich kraftvoll zu bleiben. Außerdem ist es wichtig, den Zeitfaktor im Auge zu behalten: Grundlegende Veränderungen vollziehen sich selten von einem Moment zum anderen, sondern sind als Weg zu betrachten, der durchschritten und bewältigt werden muss. Neben der Zeit erfordert jede Veränderung vor allem Kraft und Ausdauer. Keine Neuorientierung geht vollständig konfliktfrei ab, und jede Herausforderung bringt Stress mit sich. Nicht selten führt eine solche Stressbelastung zu psychosomatischen Reaktionen des Körpers, denen keine erkennbare organische

Ursache zuzuordnen ist. Der oben geschilderte Praxisfall ist hierfür ein gutes Beispiel.

Aus diesem Grunde kommt es darauf an, gezielt die eigene Leistungsfähigkeit zu erhalten und an der inneren Ausrichtung zu arbeiten. Yoga ist nicht nur eine anerkannte Entspannungsmethode, sondern eignet sich hervorragend dafür, Energie aufzubauen und dem Menschen einen Zugang zu seinen ihm innewohnenden körperlichen und mentalen Ressourcen zu ermöglichen.

Ziel des Kundalini-Yoga ist es, Menschen in die Lage zu versetzen, ihr volles Potenzial zu entwickeln. Krisen und notwendige Veränderungen werden in der yogischen Philosophie als eine Chance verstanden, aus der ein Mensch etwas lernen und gestärkt hervorgehen kann. Es gilt also, diese Herausforderungen anzunehmen und selbst zu gestalten. Dies ist erfahrungsgemäß nur im Rahmen eines Entwicklungsprozesses möglich, der idealerweise in folgenden Phasen verläuft:

1. Bestandsaufnahme: Wo stehe ich?
   Sie verschaffen sich Klarheit über Ihre aktuelle berufliche und persönliche Situation. Neben den Fragen nach Ihren persönlichen Fähigkeiten und Erfahrungen gehört dazu auch ein Blick auf Ihr privates Umfeld und all das, was Ihnen sonst noch wichtig ist im Leben.
   Eine unterstützende Yoga-Praxis während dieser Phase fokussiert auf den Energieaufbau und trainiert Ihre Ausdauer: So sammeln Sie Kraft für die anstehenden Herausforderungen und behalten dabei die Füße am Boden. Hilfreiche Empfehlungen finden Sie bei den Erläuterungen zum ersten, dritten, fünften und achten Energiekörper.

2. Orientierung: Was ist möglich?
   Wer seine Stärken und Fähigkeiten kennt, hat eine gute Ausgangsbasis für weitere Überlegungen. In der Orientierungsphase geht es darum, den Horizont zu weiten und

Raum für Neues zu schaffen. In dieser Zeit aktivieren Sie Ihr Netzwerk und stellen gezielt Kontakte her, um Informationen über die Ihnen offenstehenden Entwicklungsmöglichkeiten zu sammeln. Es hat sich als wichtig erwiesen, auch ungewöhnlich erscheinende Ideen zunächst einmal zuzulassen, um sich eine breite Entscheidungsgrundlage zu schaffen. In dieser Phase kommt es darauf an, alte Gewohnheiten hinter sich zu lassen und sich bewusst für das Neue zu öffnen. Für die meisten Menschen ist es schwierig, Unklarheit und Unsicherheit auszuhalten, solange noch kein konkretes Ziel bestimmt ist. In dieser Zeit ist es besonders hilfreich, ein gutes Gefühl für die eigene Kraft zu entwickeln und sich immer wieder auf die persönlichen Stärken zu besinnen.
Hierbei helfen Ihnen gezielte Yoga-Übungen, die Stress abbauen. Spezielle Meditationen fördern die Vergangenheitsbewältigung, bringen Ihre kreative Energie ins Fließen und richten die Aufmerksamkeit auf die persönliche Kraftquelle. Folgen Sie den Empfehlungen für den zweiten, vierten, siebten und achten Energiekörper.

3. Zielfindung: Wohin geht meine Reise?
Die Bewertung der gesammelten Erkenntnisse – über die eigene Person genauso wie über die realistischen Handlungsoptionen – mündet dann in ein konkretes Entwicklungsziel. Meistens geht die Zielfindung mit einem echten Motivationsschub einher: Wer das Ziel vor Augen hat, wird quasi magisch von ihm angezogen und geht umso leichter darauf zu.
In dieser Phase fördern Meditationen Ihre Vorstellungskraft. Bestimmte Körper- und Atemübungen bauen die Energie auf, die notwendig ist, um eine Entscheidung zu fällen und das Ziel in den Blick zu nehmen. In dieser Phase setzt eine unterstützende Yoga-Praxis vorrangig bei der Arbeit am ersten, dritten und sechsten Energiekörper an.

4. Umsetzung: den Weg gehen
   Wenn Sie wissen, was Sie können und was Ihnen wichtig ist, und wenn Sie Ideen haben, wo Ihr persönliches Wirkungsfeld zu suchen ist, können Sie einen Umsetzungsplan entwickeln und zielgerichtet voranschreiten. Wenn Sie dann noch darauf achten, kraftvoll zu bleiben und überlegte Schritte zu gehen, steht Ihrem Erfolg nichts im Wege!
   In der Zeit der Zielverfolgung sind vorrangig Kraft und Ausdauer gefragt. Kundalini-Yoga kennt viele herausfordernde Übungen und Meditationen, die die körperliche Kondition trainieren und mentale Stärke aufbauen. Empfehlungen finden Sie in den Kapiteln zum dritten, fünften, siebten und zehnten Energiekörper. Mit Blick auf die einzelnen Umsetzungsschritte sollten Sie zudem die Zeit-Dimension angemessen berücksichtigen. In solcher Zeit empfiehlt sich eine Yoga-Praxis, die eine tiefe mentale Entspannung fördert und zugleich die Verbindung zu Ihrem höchsten Selbst aufrechterhält. Zu empfehlen ist beispielsweise die »Kirtan Kriya«, deren Anleitung Sie im Praxisteil finden.

Grundsätzlich haben alle Meditationen einen direkten Einfluss auf Gehirnfunktionen und -strukturen – also auf den Körperbereich, wo wir unseren Geist verorten. Wenn es gelingt, den Gedankenstrom zu beruhigen, wird innerlich mehr Raum geschaffen, der es erlaubt, alte Vorstellungen los- und Neues zuzulassen. Wer regelmäßig meditiert, hat die Chance, die persönliche Entwicklung aktiv zu fördern. Im Laufe der Meditationspraxis wächst das Bewusstsein für die Zusammenhänge zwischen dem eigenen Verhalten, dem persönlichen Wohlbefinden und der jeweiligen Lebenssituation. Auf dieser Basis wächst die Einsicht in die Verantwortlichkeit für das eigene Leben; es entwickelt sich der Mut, dem eigenen Sinn zu folgen. Wer zudem weiß, wie Veränderungen typischerweise verlaufen, kann sich selbst gezielt durch diesen Wachstumsprozess steuern und sich bzw. seine Yoga-Schüler mit Übungen und Meditationen unterstützen.

Visionsarbeit aus energetischer Sicht

Alles, was wir tun, tun wir eines Ziels wegen.
Aristoteles

Solange wir zurückblicken, hängen wir in der Vergangenheit fest. Den Leidensdruck, den wir dann spüren, nennt man in der Psychologie auch »Schubmotivation« – wir sollen, aber wir wollen uns nicht vom Platz bewegen. Das ändert sich schlagartig, wenn wir den Blickwinkel wechseln und nach vorn schauen. Sobald wir unser eigenes Ziel ins Auge fassen, spüren wir in uns eine »Zugmotivation«: Wir werden vom Ziel angezogen. Viele Menschen erfahren dies als eine Erleichterung; sie marschieren automatisch und ohne große Anstrengung weiter.

Vor jeder großen Leistung stand zunächst die gedachte Vorstellung davon, dass sie möglich sein könnte. Wer seine Ziele denken und vor dem inneren Auge sehen kann, erlaubt ihnen, Wirklichkeit zu werden. Die Voraussetzung dafür, Neues zu denken und zu wagen, ist ein weiter Horizont. Nur derjenige, der den Gedanken viel Raum gibt und auch ungewöhnliche Ideen zulässt, erhält die Chance für wahrhaftiges Wachstum. Eine Vision zu entwickeln, entspricht einer kreativen Reise und ist zugleich ein energetischer Prozess, der stets in einer bestimmten Abfolge verläuft:

Vom dritten und siebten Energiekörper (Feuer-Element) über den ersten und neunten Energiekörper (Erd-Element) zum vierten und sechsten Energiekörper (Luft-Element) und dem zweiten und achten Energiekörper (Wasser-Element) hin zu dem fünften und zehnten Energiekörper (Raum-Element).

Die erste dieser fünf Phasen ist davon gekennzeichnet, dass wir den Mut entwickeln, groß zu denken und unsere Ziele zu idealisieren. Dabei ist der positive Geist (dritter Energiekörper) darauf ausgerichtet, unablässig nach Chancen und Möglichkeiten zu suchen und in scheinbar ausweglosen Situationen Hoffnung und Ermutigung zu finden. Die zunächst nur in einer Innenschau entwickelte Vision wird schließlich über den Aura-Körper (siebter Energiekörper) nach außen getragen. Dieser energetische Prozess wirkt wie ein Katalysator: Die geistige Vorstellungskraft kommt in der materiellen Welt an, und notwendige Ressourcen werden magnetisch angezogen. Dieser Vorgang wird gemeinhin in vielen esoterischen Schulen als das »Gesetz der Resonanz« bezeichnet und als Schlüssel für materiellen Wohlstand und ein erfülltes Leben angesehen. Doch mit der Entwicklung einer Vision allein ist es nicht getan. Sie ist lediglich der erste Schritt auf dem einmal eingeschlagenen Weg. Mehrere andere Schritte müssen noch folgen, um sie erfolgreich zu verwirklichen.

Im nächsten Entwicklungsschritt werden wir in Bezug auf unsere tatsächlichen Absichten herausgefordert. In dieser Phase geht es darum, die individuellen, meist dem Ego entsprungenen Ideen zu überprüfen und sie mit den Bedürfnissen unserer Umwelt in Übereinstimmung zu bringen. Nur wenn unser Vorhaben einem übergeordneten Ziel dient und sich mit dem universalen Feld im Einklang befindet, kann die Vision Wirklichkeit werden. Innerhalb dieses Entwicklungsschrittes repräsentiert der Seelenkörper (erster Energiekörper) unsere persönliche Kraftquelle, während der Subtilkörper (neunter Energiekörper) die latent zur Verfügung stehenden Ressourcen unserer Umwelt repräsentiert. Ohne die Verbindung zwischen beiden wird die Vision nichts weiter als ein Luftschloss bleiben. Kommt es zu einem Kontaktverlust mit der seelenvollen Absicht, kann dies zu einer Überhöhung des Ziels und in einen dogmatischen Idealismus münden, der jeden Bezug zur Realität verliert.

Auf der nächsten Stufe werden wir mit unseren Ängsten konfrontiert. Die Auseinandersetzung mit unseren Befürchtungen erfordert Klarheit über die eigenen Prioritäten und die Bereitschaft, eine Verpflichtung zu übernehmen und für die daraus resultierende Verantwortung die Konsequenzen zu tragen. Dies spricht die Qualitäten des vierten und sechsten Energiekörpers an: Der neutrale Geist steht für die Fähigkeit des Dienens und der Fürsorge um etwas, das über unsere individuelle Existenz hinausweist, während die Bogenlinie der energetische Träger unserer Ängste ist und uns dazu befähigt, Illusion und Wirklichkeit zu unterscheiden.

Die vierte Phase stellt eine Art Test dar. Es stellt sich die Frage »Wie geht es weiter?«, die möglicherweise mit Zweifeln an der grundsätzlichen Richtigkeit der Vision einhergeht. Es kann passieren, dass wir die Vision scheinbar komplett verlieren, jedoch nur, um zu einer tieferen Einsicht und dem eigentlichen Ziel unserer Sehnsucht zu gelangen. Aus energetischer Sicht spielt sich dieses auf der Ebene des zweiten und achten Energiekörpers ab, wobei sich aus dem negativen Geist unsere Zweifel und kritischen Betrachtungen speisen, während der Prana-Körper die Verbindung zwischen der ursprünglichen Idee und der letztendlichen Ausrichtung aufrechterhält.

Der komplette Prozess von der Vision bis zum tatsächlichen Erreichen des Ziels wird durch die energetischen Qualitäten des fünften und zehnten Energiekörpers verwirklicht. Dies ist der Bereich, in dem wir uns Raum verschaffen und den physischen Körper in Bewegung setzen, um die notwendigen Handlungen und Umsetzungsschritte zu vollziehen. Auf diese Weise verdichten sich die von der geistigen Vorstellung genährten feinstofflichen Energien und nehmen schließlich die gedachte, materielle Form an.

Nach yogischem Verständnis entspricht dieser Ablauf letztlich jedem anderen kreativen Schöpfungsprozess. Dass etwas in der Welt sichtbar werden kann, erfordert zunächst eine geistige Absicht, den Funken einer Idee. Diese setzt die Entwicklung in Gang und steuert den weiteren Energiefluss. Wenn wir uns diese energetische Grundlage vor Augen halten, ergibt sich von selbst die Möglichkeit, den Visionsprozess durch eine auf die verschiedenen Phasen abgestimmte Yoga-Praxis zu befördern und erfolgreich zum Abschluss zu bringen.

Rückschau

Im Rückblick offenbart sich erst, dass das eigentliche Ziel der Reise nicht das Erreichen desselben ist, sondern der Weg dorthin.

Solange ich denken kann, habe ich mir die großen Fragen nach dem Sinn des Lebens und meinem Platz in der Welt gestellt. Die Antworten habe ich lange Zeit an verschiedenen Stellen gesucht, doch wirklich befriedigende Erkenntnisse stellten sich nicht ein. Dies änderte sich im Wesentlichen auch nicht mit dem Beginn meiner eigenen Yoga-Praxis – meine Gedanken liefen weiter ins Leere. Erst als ich im Verlauf der letzten Jahre begann, mich mit dem System der zehn Energiekörper zu beschäftigen, hatte ich zum ersten Mal das Gefühl, eine Art Kompass entdeckt zu haben, der mir helfen könnte, meine Fragen zu beantworten.

Das Studium der Energiekörper brachte mich doch tatsächlich zu der – kaum überraschenden – Erkenntnis, dass die Antworten nur in mir selbst und nicht im Außen zu finden sind. Wenn ich es so niederschreibe, kommt es mir fast banal vor, aber ich gestehe, dass auch ich zu jenen Menschen gehörte, die Orientierung bei anderen Menschen, in Ratgeberbüchern, in der Religion und Philosophie gesucht haben. Aus meiner persönlichen Erfahrung heraus und aus der Tätigkeit als Yoga-Lehrerin und Coach weiß ich, dass diese Spezies Mensch alles andere als selten ist. Vielmehr fällt es uns allen mehr oder weniger schwer, uns selbst und damit unser inneres Erleben ebenso ernst zu nehmen wie das, was uns von außen erreicht und angetragen wird. In einer Zeit, in der eigentlich jeder über Zeitmangel und ein hohes Arbeitstempo klagt, bleibt anscheinend kein Raum mehr dafür, auf die innere Stimme zu lauschen, den eigenen Wahrnehmungen hinterherzuspüren und dem Folge zu leisten, wozu sie uns aufrufen.

In gewisser Weise ist dies auch kein ungefährlicher Prozess. Bringt er uns doch in Kontakt mit unserer eigentlichen Essenz, mit der Seele, dem höchsten Selbst. Diese essenziellen Anteile unseres Wesens dulden keine Kompromisse. Vielmehr fordern sie uns auf, diejenigen Dinge und Beziehungen in unserem Leben zu ändern, die sich unserer Entwicklung in den Weg stellen. Verschließen wir hiervor die Augen, verleugnen wir uns selbst.

In meinem Fall wurde diese Entwicklung nachhaltig in Gang gesetzt, als ich im Rahmen meiner Yoga-Lehrerausbildung begann, täglich Kundalini-Yoga zu praktizieren. Ohne dass ich bewusst danach rief, kamen nacheinander alle Dinge und Beziehungen auf den Tisch, die in meinem Leben irgendwie nicht stimmig waren und bei denen ich mir selbst im Weg stand.

Besonders eine Meditation, die mir einst von Guru Dev Singh empfohlen wurde, hat mich mit den großen Ängsten meines Lebens konfrontiert. Ich habe seinerzeit nach Wegen gesucht, die Meditation und ihre Auswirkungen zu bewältigen. Guru Dev Singh gab mir eine Atemmeditation als Hilfe, die meine Psyche beruhigte und klärte. Doch meine Seele führte mich immer wieder zum Mul-Mantra, so dass ich mich entschloss, eine Tausend-Tage-Meditation daraus zu machen.

Während dieser Zeit schenkte mir das Leben zahlreiche Fingerzeige, die mich letztendlich auf meinen derzeitigen Weg führten und mich befähigten, Ballast verschiedenster Art abzuwerfen. Diese intensive Meditationserfahrung liegt inzwischen lange hinter mir. Sooft ich jedoch dieses Mantra chante, wiederholt sich die Erfahrung der tiefen, inneren Ruhe, die mir ermöglicht, den Herausforderungen meines Lebens mit Vertrauen und Gelassenheit entgegenzutreten.

Heute, nach dem Studium der zehn Energiekörper, weiß ich, dass dieser Konfrontation ein energetischer Prozess zugrunde liegt, der durch die intensive Yoga-Praxis angeregt wurde. Und ich habe verstanden, dass der Kundalini-Yoga letztlich meine Seele wachgeküsst hat, damit sie sich auf den Weg durch das Leben macht. Das reicht mir vorläufig als Antwort auf meine Sinnfragen.

Jenseits dieser persönlichen Fragen hat mir das Schreiben dieses Buches dabei geholfen, die Systematik, die Yogi Bhajan mit dem Kundalini-Yoga verbunden hat, noch besser zu verstehen. So bin ich dankbar für die Möglichkeit, auch auf diese Art zu lernen und zu wachsen. Beim Entstehen dieses Buches haben mich einige hilfreiche Geister unterstützt, die ich allesamt für ihre Geduld und die vielen inspirierenden Impulse schätze. An dieser Stelle hervorheben möchte ich meinen Lektor Andreas Klaus, der mir stets zur rechten Zeit auf den Zahn gefühlt hat und mit seinen Anmerkungen und Fragen dafür sorgte, dass ich scheinbar schon Eindeutiges noch klarer herausarbeiten konnte. Sichtbar wird mit diesem Buch auch die kreative Arbeit von Matthias Emde, der mit seinen Illustrationen eine Figur entwickelt hat, die mich sicher noch lange begleiten wird. Des Weiteren danke ich Siri Kaur Wilfriede Magerfleisch, die mir hinsichtlich der Meditationsanleitungen wertvolle Hinweise gab und deren Arbeit den Erhalt des KRI-Siegels ermöglicht hat.

Über die Zeit ist das Mul-Mantra mein stetiger Begleiter geworden. Ihm zu lauschen, hat mich auch beim Schreiben dieses Buches unterstützt. In der Tradition des Kundalini-Yoga wird es oft »der Kompass zu Gott« genannt. Es zu verstehen und mit der eigenen Yoga-Praxis zu verbinden, war inspirierend und lehrreich für mich. Vor einiger Zeit stieß ich auf eine sehr schöne musikalische Interpretation der Sängerin Deva Premal[20], mit der ich dieses Buch beschließen möchte:

Mul-Mantra

Om	the primordial sound of the universe
Sat	truth
Chit	pure consciousness
Ananda	bliss
Parabrahma	the supreme creator
Purushothama	the energy which incarnates as an avatar to guide us
Paramatma	the divinity present in every being
Sri Bhagavati	the female aspect of creation
Sametha	in communion with
Sri Bhagavate	the male aspect of creation
Namaha	salutations
Hari Om Tat Sat	OM, the divine absolute truth

Diese Publikation hat das KRI-Prüfsiegel erhalten. Dieses Siegel wird nur den Produkten ausgestellt, die in den entsprechenden Teilen auf Korrektheit und Vollständigkeit im Sinne des Kundalini-Yoga und der 3HO-Lebensführung, wie sie von Yogi Bhajan® gelehrt wurden, geprüft worden sind.

Literaturhinweise zu Kundalini-Yoga

Das Kundalini-Yoga-Handbuch
Satya Singh, Ullstein Verlag, Berlin 2004
Das Buch empfiehlt sich für alle, die eine Einführung zum Kundalini-Yoga suchen. Neben einer gut verständlichen Einleitung zur yogischen Philosophie werden in anschaulicher Weise die Wirkungen von Übungsreihen auf den Organismus dargestellt und mit dem Meridiansystem sowie mit Lebensthemen verknüpft.

Kundalini-Yoga – Harmonie für Körper und Seele durch die Chakra-Energien
Anand Kaur Seitz, Rowohlt Verlag, Reinbek 1999
Die Autorin erklärt die acht Energiezentren und ihre Funktion auf umfangreiche und verständliche Weise. Die vorgeschla-

genen Übungsreihen und Meditationen sind bebildert, die Worterklärungen sehr hilfreich.

Yoga für Frauen
Shakta Kaur Khalsa, Dorling Kindersley Verlag, Starnberg 2003
Das Buch enthält Übungen aus dem Hatha- und dem Kundalini-Yoga und wendet sich speziell an Frauen. Gut erklärte Übungen, mit Fotografien anschaulich gestaltet.

YIU® Yoga in Unternehmen – Gesundheit ohne Stress
Ulrike Reiche und Dagmar Völpel, O. W. Barth Verlag, Frankfurt am Main 2005
Zehn Anti-Stress-Übungsreihen und Meditationen aus dem Kundalini-Yoga mit umfangreichen Informationen rund um das Thema »Stress« und Anregungen, wie Yoga zur »Regeneration«, zum »Energieaufbau«, zur »Entspannung« oder in »belastenden Situationen« eingesetzt werden kann.

Kundalini-Yoga im Internet

www.kundaliniresearchinstitute.org
Online-Auftritt der von Yogi Bhajan gegründeten Non-Profit-Organisation, die mit der Verbreitung seiner Lehren sowie der Zertifizierung der Ausbilder beauftragt ist. Auf der Homepage finden sich umfangreiche Hintergrundinformationen über Kundalini-Yoga und Links zu Ausbildungsinstituten in aller Welt.

www.3HO.de
Homepage von 3HO Deutschland e. V., des deutschen Verbandes von Kundalini-Yoga-LehrerInnen, u. a. Adressliste von Yoga-Lehrern in ganz Deutschland, Aus- und Fortbildungsangebote, Informationen und Veranstaltungstermine.

www.3ho-kundalini-yoga.eu
Einmal jährlich, in der Regel Anfang August, findet in Frankreich ein internationales Yoga-Festival statt, zu dem mehrere tausend Menschen zusammenkommen und in zahlreichen Workshops gemeinsam Kundalini-Yoga praktizieren. Der Höhepunkt ist ein dreitägiger intensiver Meditationsworkshop, das sogenannte »Weiße Tantra«.

www.weissestantra.de
In Deutschland findet das »Weiße Tantra« zweimal pro Jahr, jeweils für einen Tag, statt. Es ist ein integraler Bestandteil der Tradition des Kundalini-Yoga nach Yogi Bhajan. Die Teilnahme ermöglicht eine tiefe meditative Erfahrung; die besondere Ausführung dieser Gruppenmeditation ermöglicht es, mentalen Ballast abzuwerfen und sich für persönliches Wachstum zu öffnen.

www.sat-nam-rasayan.de
Deutscher Auftritt der meditativen Heilkunst aus der Tradition des Kundalini-Yoga nach Yogi Bhajan, Ausbildungsangebote, Veranstaltungstermine und Hintergrundinformationen.

www.shuniya.de
KRI-zertifizierte Yoga-Lehrer-Ausbildungen mit Atma Singh Ahlers. Meditations-Retreats, Sat Nam Rasayan sowie Fortbildungen, u. a. in tantrischer Numerologie.

Anmerkungen

Mul-Mantra

1 Deutsche Übersetzung des Mul-Mantras von Simran Kaur Wester. Gurudass Singh Khalsa (veröffentlicht im *3HO Kundalini-Yoga-Journal*)

Vorwort

1 Karin Brucker, *Die Urkraft Kundalini,* O.W. Barth Verlag, München 2010, S. 22ff.
2 Karin Brucker, *Die Urkraft Kundalini,* O.W. Barth Verlag, München 2010, S. 35ff.
3 KRI, *The Aquarian Teacher™, Die Wurzeln des Kundalini-Yoga,* Kapitel 2, S. 26
4 Shiv Sharan Singh, *Die Wissenschaft angewandter Numerologie,* Dyal Singh Edition, Groß-Umstadt 2001

Einführung

1 Karin Brucker, *Die Urkraft Kundalini,* S. 187ff., O.W. Barth Verlag, München 2010, S. 187ff.
2 Siehe Zitat Yogi Bhajan im Vorwort: *Wenn die Kundalini aufsteigt, um alle Energiezentren zu durchdringen, dann weiß der Mensch, dass er eins mit allem ist. Darum wird gesagt, dass Kundalini-Yoga gefährlich sei. Es ist gefährlich, weil der Mensch nicht mehr dazu geeignet ist, von einem anderen Menschen ausgebeutet zu werden.*
3 KRI, *International Teacher Training Manual Level 1,* S. 241
4 Yogi Bhajan in seinem Vortrag »Das Erwecken der Seele« von 1969, veröffentlicht in KRI: *International Teacher Training Manual Level 1,* S. 26ff.
5 Barbara Ann Brennan, *Lichtarbeit,* Goldmann, München 1987/1998
6 B.K.S. Iyengar, *Licht fürs Leben,* O.W. Barth Verlag, Frankfurt am Main 2007, S. 19
7 B.K.S. Iyengar, *Licht fürs Leben,* O.W. Barth Verlag, Frankfurt am Main 2007, S. 20
8 KRI, *The Aquarian Teacher™, Die Wurzeln des Kundalini-Yoga,* Kapitel 2, S. 26
9 KRI, *The Aquarian Teacher™, Die Wurzeln des Kundalini-Yoga,* Kapitel 2, S. 261–265

Die zehn Energiekörper

1 Yogi Bhajan / Sat Hari Singh Khalsa, *Die Perlen der Weisheit,* Bad Soden 1998, S. 88
2 B.K.S. Iyengar, *Licht fürs Leben,* O.W. Barth Verlag, Frankfurt am Main 2007, S. 222

3 B. K. S. Iyengar, *Licht fürs Leben,* O. W. Barth Verlag, Frankfurt am Main 2007, S. 308
4 Yogi Bhajan / Gurcharan Singh Khalsa, *The Mind: Its Projections and Multiple Facets,* KRI 1998
5 B. K. S. Iyengar, *Licht fürs Leben,* O. W. Barth Verlag, Frankfurt am Main 2007, S. 318
6 Patanjali, *Die Wurzeln des Yoga,* O. W. Barth Verlag, München 2012, S. 21
7 Siehe Zitat Yogi Bhajan im Vorwort: Wenn die Kundalini aufsteigt, um alle Energiezentren zu durchdringen, dann weiß der Mensch, dass er eins mit allem ist. Darum wird gesagt, dass Kundalini-Yoga gefährlich sei. Es ist gefährlich, weil der Mensch nicht mehr dazu geeignet ist, von einem anderen Menschen ausgebeutet zu werden.
8 *The Teachings of Yogi Bhajan,* 18. Juli 1982, Quelle: KRI Daily Notes
9 B. K. S. Iyengar, *Licht fürs Leben,* O. W. Barth Verlag, Frankfurt am Main 2007, S. 90 ff.
10 Yogi Bhajan / Sat Hari Singh Khalsa, *Die Perlen der Weisheit,* Bad Soden 1998, S. 54
11 Yogi Bhajan / Sat Hari Singh Khalsa, *Die Perlen der Weisheit,* Bad Soden 1998, S. 70
12 *The Teachings of Yogi Bhajan,* 20. Juli 1996, Quelle: KRI Daily Notes
13 Yogi Bhajan / Sat Hari Singh Khalsa, *Die Perlen der Weisheit,* Bad Soden 1998, S. 105
14 Yogi Bhajan, *Self Knowledge* (deutsche Ausgabe 1998), Yogi Press Sat Nam Media, Groß-Umstadt, 2005, S. 13
15 B. K. S. Iyengar, *Licht fürs Leben,* O. W. Barth Verlag, Frankfurt am Main 2007, S. 126
16 B. K. S. Iyengar, *Licht fürs Leben,* O. W. Barth Verlag, Frankfurt am Main 2007, S. 125
17 KRI, *The Aquarian Teacher™,* Kapitel 16, S. 264
18 B. K. S. Iyengar, *Licht fürs Leben,* O. W. Barth Verlag, Frankfurt am Main 2007, S. 224
19 Guruchander Singh Khalsa, *Numerology,* Radiant Light Press, USA, 1993
20 Yogi Bhajan, zitiert in Shiv Sharan Singh, *Die Wissenschaft angewandter Numerologie,* Dhyal Singh Edition, Groß-Umstadt 2001, S. 96
21 Yogi Bhajan, zitiert in Shiv Sharan Singh, *Die Wissenschaft angewandter Numerologie,* Dhyal Singh Edition, Groß-Umstadt 2001, S. 98
22 Yogi Bhajan, 4. Juli 1984, Quelle: KRI Quotation of the Day, 28. 10. 2011
23 Hans Rhyner / Kerstin Rosenberg, *Das große Ayurveda-Ernährungsbuch,* Urania Verlag AG, Neuhausen / Schweiz 2003, S. 14
24 B. K. S. Iyengar, *Licht fürs Leben,* O. W. Barth Verlag, Frankfurt am Main 2007, S. 120

Arbeiten mit den zehn Energiekörpern

1 Peter Lauster, *Wege zur Gelassenheit,* Rowohlt Verlag, Reinbek 2007

2 KRI, *The Aquarian Teacher™,* Kapitel 7, S. 86

3 Originaltitel: *Learning to meditate / Meditation für Konzentration in der Handlung,* Quelle: *Aquarian Teacher* (dt. Ausgabe)

4 Originaltitel: *Meditation for the negative Mind,* Quelle: Yogi Bhajan / Guru Charan Singh, *The Mind,* S. 211

5 Originaltitel: *Meditation for the positive Mind,* Quelle: Yogi Bhajan / Guru Charan Singh, *The Mind,* S. 212

6 Originaltitel: *Meditation for the neutral Mind,* Quelle: Yogi Bhajan / Guru Charan Singh, *The Mind,* S. 213

7 Originaltitel: *Clarify the Subtel Body,* Quelle: *Pranee Prana Pranayam,* S. 150 / 151

8 Originaltitel: *Pranayama gegen Negativität und Krankheit,* Quelle: Shakta K. Khalsa, *Yoga für Frauen,* Dorling Kindersley, München 2008, S. 163

9 Originaltitel: *Meditation für ein starkes Schutzfeld,* Quelle: Yogi Bhajan, Guru Darshan K. 1993, S. 40 (entnommen aus: Anand K. Seitz, *Kundalini-Yoga,* Rowohlt Verlag, Reinbek 1999; KRI-Siegel)

10 Originaltitel: *To heal ourselves,* Quelle: *New Millenium* 2000 # 0351

11 Originaltitel: *Kirtan Kriya,* Quelle: *Aquarian Teacher* (dt. Ausgabe), S. 549

12 Originaltitel: *Projektion 27 – Master,* Quelle: Yogi Bhajan / Guru Charan Singh, *The Mind,* S. 263

13 Originaltitel: *Tattvas Balance beyond Stress & Duality,* Quelle: *Aquarian Teacher* (dt. Ausgabe), S. 520

14 Shiv Sharan Singh, *Die Wissenschaft angewandter Numerologie,* Dyal Singh Edition, Groß-Umstadt 2001, S. 78

15 Quelle: KRI, *The Aquarian Teacher™,* Praxisbuch

16 Siehe Praxisteil in diesem Buch

17 Joachim Bauer, *Das Prinzip Menschlichkeit – Warum wir von Natur aus kooperieren,* Hoffmann und Campe Verlag, Hamburg 2006

18 Andreas Weber, *Alles fühlt,* Berlin Verlag, Berlin 2007

19 B. K. S. Iyengar, *Licht fürs Leben,* O. W. Barth Verlag, Frankfurt am Main 2007, S. 14, 15

20 Deva Premal, *The Moola Mantra,* 2007 © Prabhu Music